Aline Roüast
Biographie Erich Wilk

Bibliografische Information der Deutschen Nationalbibliothek
Die Deutsche Nationalbibliothek verzeichnet diese Publikation in der deutschen Nationalbibliografie; detaillierte bibliografische Daten sind im Internet über *http ://dnb.ddb.de* abrufbar.

Stephan Wunderlich Verlag

Gorheimer Straße 16
D-72488 Sigmaringen

Tel : +49 (0)7571 725736
Internet : www.stw-verlag.de

ISBN 978-3-9819041-9-2

Druck: FINIDR, s.r.o., Lípová 1965, 737 01 Český Těšín,
Tschechische Republik

Aline Roüast

Erich Wilk

Annäherung an den Menschen und sein Werk

Für Erich Wilk zum 105. Geburtstag

Inhalt

Vorwort

Erich Wilk ist bekannt als Begründer der sogenannten Atemtypenlehre sowie einer Atemschulung, die heute unter der Bezeichnung „Terlusollogie" gelehrt wird. Erich Wilk war selbst ursprünglich Geiger und so sind es Musiker und vor allem Sänger, die seine Methoden bis heute erfolgreich anwenden. Erich Wilk hat aber auch namhafte Sportler und sogar ganze Nationalmannschaften im Handball, Fußball, Reiten und anderen Sportarten beraten. Er konnte seine Atemtypenlehre auf nahezu alle Bereiche des Lebens anwenden.

Weniger bekannt, dafür aber umso bedeutender ist die Tatsache, dass Erich Wilk auch viele kranke und z.T. schwerkranke Menschen in ihrer Lebensführung beraten und mit seiner Charakteranalyse zu erstaunlichen Heilerfolgen beigetragen hat. Er hat jahrelang zusammen mit der Ärztin Dr. Schaefer-Schulmeyer in ihrem Sanatorium sowie mit Frau Dr. Hagena in Kinderheimen gearbeitet und für die dort untergebrachten Kinder eine Ernährung entwickelt, die die Charakteranlagen und den jeweiligen „Atemtyp" des Kindes berücksichtigt. Auch diesen Bemühungen wurde von den Fachleuten der damaligen Zeit bemerkenswerte Heilerfolge attestiert.

Bei all diesen Erfolgen stellt sich die Frage, wie diese zustande kommen? Welche Erkenntnisse und welches Menschenbild liegt ihnen zugrunde? Und es stellt sich die Frage: wer ist eigentlich dieser Mensch Erich Wilk, der diese Errungenschaften hervorgebracht hat? Wie stand er zu seinen Mitmenschen in Beziehung und auf welchen Beobachtungen und Erkenntnissen beruht sein Denken und Handeln?

Die Autorin Aline Roüast, selbst von Beruf Sängerin und Gesangspädagogin, begibt sich mit dieser Biographie auf eine intensive Spurensuche nach dem Menschen Erich Wilk. Sie besucht die Stationen seines Lebens, forscht in den Archiven und befragt die Personen, die Erich Wilk noch persönlich gekannt haben. Sie sichtet die Dokumente und Notizen aus dem Nachlass, immer mit dem Ziel, den Menschen Erich Wilk tiefer kennenzulernen.

Gerade die zahlreichen bisher unveröffentlichten Notizhefte aus dem Nachlass geben Auskunft über das außergewöhnliche Denken des „Geist- und Naturforschers" Erich Wilk, der sich ebenso sicher in den großen kosmischen Zusammenhängen bewegen, wie diese auch praktisch im alltäglichen Leben zur Umsetzung bringen konnte. Beziehungen, Partnerschaft, Familie, Ernährung, Gesundheit, Sport, Politik, Recht, Religion, Natur sind nur einige der zahlreichen Themen, in denen seine Ideen zur Anwendung kamen.

Obwohl Erich Wilk selbst ein genügsames und bescheidenes Leben führte, begegneten ihm seine Klienten mit größter Ehrfurcht. „Ein großer Mann" bezeichnete ihn die Ärztin Dr. Charlotte Hagena, die, nachdem sie selbst von schwerer Krankheit geheilt wurde, zusammen mit ihrem Sohn hunderte Interessierte in seine Atemtypenlehre einführt.

Die Autorin dieses Buches geht davon aus, dass jede noch so gute Methode mit der Zeit zu erstarren droht, wenn sie nicht immer wieder neu belebt und „beseelt" wird. Sie möchte deshalb in diesem Buch Erich Wilk selbst zu Wort kommen lassen und sich behutsam einem Menschen annähern, über den nicht viel bekannt ist, der dennoch jeden inspirieren kann, dem die zentralen Fragen des Menschseins in der Seele brennen.

Stephan Wunderlich, Sigmaringen den 8.4.2020

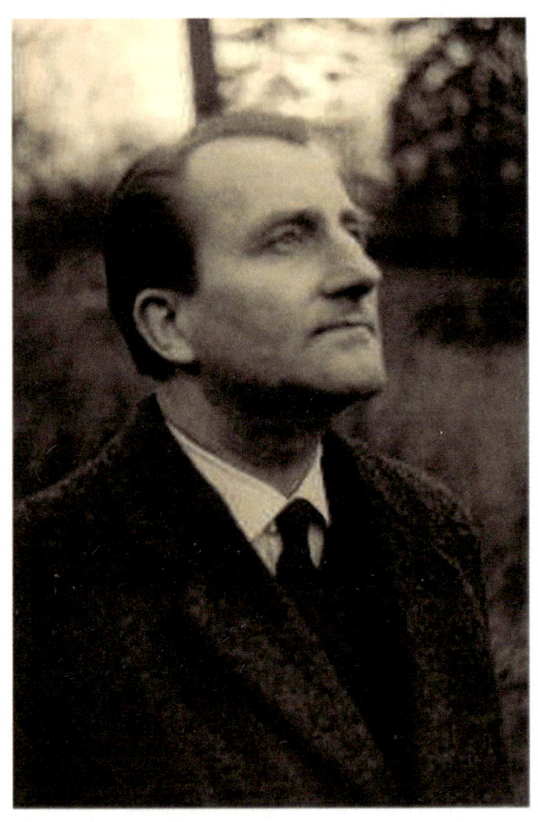

Erich Wilk, Dezember 1961

Erste Begegnung

Es gibt viele Möglichkeiten Menschen zu begegnen und kennenzulernen. Flüchtige Begegnungen finden auf der Straße im Vorbeigehen statt. Man spricht kein Wort miteinander und doch – wenn die Aufmerksamkeit nach außen gerichtet ist – gewinnt man einen ersten Eindruck vom Gegenüber. Die äußere Gestalt, der Gesichtsausdruck, die Bewegungen, die dieses Gegenüber tätigt, sprechen mehr oder weniger bewusst zu uns und geben einen ersten Eindruck des sonst fremden Menschen. In großen Städten geschieht dies millionenfach, allerdings ohne dass man diese Begegnungen bewusst wahrnimmt. Man wäre überfordert jede Sekunde fünf oder mehr Menschen wahrzunehmen und wäre mit nichts anderem mehr beschäftigt. Der Mensch der Großstadt tut deshalb so, als wäre niemand anderes da. Im Gegensatz dazu nimmt man auf einer einsamen Wanderung die Begegnung mit einem Menschen sehr bewusst wahr. Fast immer werden Blicke gewechselt, gefolgt von einer Begrüßung. Sogar Gespräche entstehen mit diesen ganz fremden Menschen. Man lernt sich kennen. Dies ist eine ganz lebendige, natürliche Art der ersten Begegnung.

Im Kindesalter finden Begegnungen im Kindergarten statt, später in der Schule und während der Ausbildung. Selbst für die Eltern sind Elternabende eine Möglichkeit der Begegnung. Begegnungen können im Zug oder im Bus stattfinden, in allen öffentlichen Einrichtungen. Meist löst ein erster Blickkontakt oder die neutrale Frage: „Ist hier noch frei?“ eine Begegnung aus. Man hört die Stimme des Gegenüber, sieht die Bewegungen, spürt die Ausstrahlung. Es sind natürliche, lebendige Begegnungen. Später begegnet man im Berufsleben und bei der Ausübung der Hobbies immer wieder unbekannten Menschen auf diese lebendige Art und Weise. Das ganze Leben ist auf diese Weise erfüllt von Begegnung, mehr oder weniger bewusst wahrgenommen und aktiv gelebt. Die Beispiele ließen sich beliebig ausweiten.

All diese beschriebenen Begegnungen haben eines gemeinsam. Sie geschehen unbeabsichtigt, ungewollt und sind lebendiger Art. Man bekommt einen direkten, ungetrübten, persönlichen Eindruck des Gegenüber.

Nun gibt es aber auch die Möglichkeit Menschen zu begegnen, ohne sie persönlich zu treffen, zu erleben. In den Medien hören, sehen und lesen wir permanent über Menschen, denen wir meistens nicht persönlich gegenübertreten und uns keinen persönlichen Eindruck verschaffen können. Wir verlassen uns auf den Eindruck des Autoren oder der Erzählerin. Wir nehmen stillschweigend an, der Autor habe die gleiche Sichtweise wie wir oder, noch besser, sei objektiv in seiner Sichtweise und Darstellung. Realistisch betrachtet ist die Wahrscheinlichkeit allerdings sehr gering und genauer besehen ist in dem Augenblick der Eindruck über die zu beschreibende Person sozusagen „gefärbt“. Gefärbt durch den persönlichen Eindruck des Autors der Sendung, des Filmes, des Buches, des Artikels oder des Erzählers. Unter Umständen ist der Autor selbst dem Menschen, den er beschreibt oder über den er schreibt, persönlich noch nie begegnet und hat seinerseits Informationen aus dritter, ebenfalls gefärbter Hand übernommen. Auf diese Weise entstehen Vorstellungen und Bilder von Menschen in mehrfach „gefärbter“ Weise, die unter Umständen schon weit von der „Originalfarbe“ entfernt sein können und mit dem betroffenen Menschen nicht mehr viel gemeinsam haben.

Eine freie, individuelle Wahrnehmung eines Menschen kann sich auf diese Weise nur schwer entfalten. Vielleicht würde bei einer lebendigen, natürlichen Begegnung ein gänzlich anderes Bild entstehen, als durch die gelesene, gehörte oder gesehene Darstellung. Es ist fast so, als würden wir die Möglichkeit einer eigenen individuellen ersten Begegnung, und damit die Möglichkeit des persönlichen ersten Eindrucks eines Menschen verwerfen und uns wie willenlos einer fremden Beurteilung überlassen.

Berechtigterweise kann nun eingewendet werden, es sei in der Praxis nicht möglich allen Menschen persönlich zu begegnen, über die etwas geschrieben oder berichtet wird, trotz der modernen Kommunikations- und Reisemöglichkeiten. Allein die Bewusstwerdung dieser Zusammenhänge jedoch kann jeden Menschen dazu veranlassen, entstandene Bilder oder Vorstellungen von Menschen zu „entfärben“. Eine Entkoppelung der zu beschreibenden Person von der beschreibenden Person einzuleiten und zu erreichen. Mit Fragen wie: „Was möchte der Autor oder die Erzählerin vermitteln?“ oder „Was sind seine Motive?“ kann der Bericht, das Buch oder der Film, aber auch das Gespräch, betrachtet werden und so zu einer etwas freieren und individuelleren Sicht auf den unbekannten Menschen führen. Die erste Begegnung wird in einem anderen Licht stehen und kann so auf neutralere und individuellere Weise stattfinden. Zweifelsohne bedeutet diese Vorgehensweise einen Mehraufwand. Man verlässt den passiven Zustand des „Das wird schon stimmen“ und begibt sich auf einen aktiven, denkenden Pfad des „Das prüfe ich“.

Bei Menschen, die schon gestorben sind, ist es noch etwas schwieriger ihnen auf lebendige Weise zu begegnen. Es gibt die Möglichkeit Fotos anzuschauen, Ton- oder Bildaufnahmen aufzuspüren. Briefe sind ein sehr beredtes Mittel, um unbekannten oder auch bekannten Verstorbenen näher zu kommen. Schriftliche Hinterlassenschaften eignen sich zur Begegnung ebenso wie Gespräche mit Menschen zu führen, die diese Person lebendig erlebt haben. So entwickelt sich langsam eine Vorstellung, ein Bild dieser Person. Man kann sich auch fragen: „Was war diesem Menschen wichtig im Leben?" „Was lebt von seinen Gedanken und Erkenntnissen in seinen hinterlassenen Werken und den Menschen, die ihn gekannt haben weiter?" Mit solchen oder ähnlichen Fragestellungen sprechen sich die Materialien, die zur Betrachtung herangezogen werden, auf relativ lebendige Art und Weise aus und das Bild erscheint weniger „gefärbt". Die erste Begegnung wird persönlicher.

Erich Wilk ist am 30.03.2000 verstorben, ohne der Biographin je begegnet zu sein. Um nun eine möglichst natürliche, lebendige und auch persönliche erste Begegnung zu erleben, sei folgendes Foto genauerer Betrachtung unterzogen. Sagen wir, dieser Mensch kommt uns in einem Park entgegen. Was fällt als erstes auf? Die Dynamik? Der Gesichtsausdruck? Der Blick?

Das Foto auf der rechten Seite zeigt Erich Wilk mit einer Aktentasche in der rechten Hand. Er trägt einen Anzug, mit Hemd und Krawatte und läuft durch einen Park. Auffallend ist der energische Schritt und der weit ausschwingende Arm. Er scheint einen gut entwickelten Willen zu haben, ein klares Ziel vor Augen, das er zielstrebig verfolgt. Sein Gesichtsausdruck wirkt konzentriert. Die Augen sind wie zurückgezogen und trotzdem intensiv. Nase und Kinn sind stark ausgeprägt. Die Mund- und Kinnpartie wirken streng, aber nicht unfreundlich. Seine Stirn ist weit. Sie wirkt im Ge-

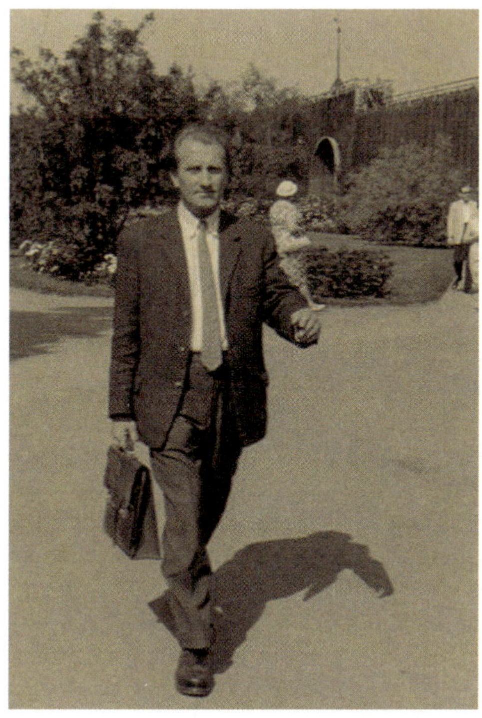

Juni 1961

gensatz zum eher zusammengezogenen Rest des Gesichtes wie aufgedehnt und deutet auf ein ausgeprägtes Denkvermögen hin. Sein Gesamtausdruck wirkt entschlossen und klar. Obwohl er nicht als schön oder attraktiv zu bezeichnen ist, hat er eine intensive Ausstrahlung.

Dieses Foto ist in Bad Pyrmont entstanden, im Juni 1961. Wenn man nun daraufhin das erste Foto noch einmal anschaut, das ein halbes Jahr später, im Winter 61 entstanden ist, kann der erste Eindruck vertieft werden. Der Blick ist sehr intensiv, obwohl die Augen wie nach innen gekehrt erscheinen. Mund und Kinn wirken hier strenger, weichen aber eher zurück. Erich Wilk ist ganz in Gedanken, wie man so sagt. Allerdings gibt er sich nicht passiv einem Gedankenstrom hin, sondern seine Gedankentätigkeit erscheint hoch aktiv. Er „bildet“ sich Gedanken, wirkt wie in einer Meditation und beobachtet scheinbar doch sehr intensiv, vielleicht imaginativ, ein Geschehen über ihm. Auch hier ist ein sich zusammenziehendes Gesicht zu erahnen und eine Stirnpartie, die sich darüber ausdehnt. Selbst die große Nase wirkt zentriert. Man könnte sagen, er ist gleichzeitig im Außen und Innen, im Denken und in der Beobachtung.

Das Foto auf dem Einband stammt von 1950 und könnte ebenfalls zu einer Betrachtung herangezogen werden. Auf diesem Foto erscheint Erich Wilk heiter, fast verschmitzt. Und doch hat dieser Ausdruck auch etwas Ernstes, Überzeugtes. Wieder ist sein Blick weit in die Ferne blickend, der Kopf leicht angehoben. Hier wirken die Proportionen allerdings etwas anders. Die Stirn wirkt nicht so ausgedehnt, das Gesicht nicht so zentriert. Sein Ausdruck ist gelöster, nicht so hoch konzentriert.

Soweit ein erster Eindruck, die erste Begegnung mit Erich Wilk.

Die ersten Jahre

Elternhaus – Jugend

Am 28.5.1915 bekundet der Bergmann Peter Wilk vor dem Standesbeamten in Bochum-Mitte, dass tags zuvor, am 27.5.1915, sein erster Sohn, Erich Hermann, abends um 18.30 Uhr in seiner Wohnung in der Von-der-Recke-Straße 57 geboren sei.

Im Laufe des ersten Weltkrieges sollte die junge Mutter Anna Wilk, geb. Köchel, noch zwei weitere Kinder zur Welt bringen: Schon ein Jahr später wird der zweite Sohn, Wilhelm Herbert, am 25.9.1916 geboren. Und am 5.8.1918 bringt sie eine Tochter namens Ilse Marianne zur Welt. Drei Kriegskinder, der Vater Bergmann, die Mutter ohne Beruf. Eine Bergarbeiterfamilie. Der Vater arbeitet im Kohlebergwerk unter Tage und wird deshalb offensichtlich nicht zum Kriegsdienst eingezogen.

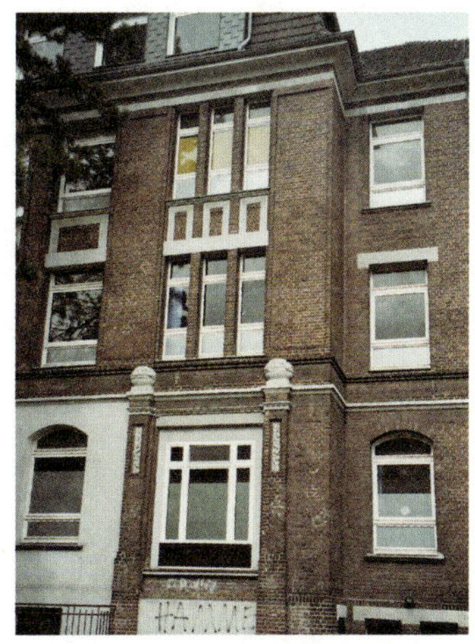

Geburtshaus

Als kleiner Junge zieht Erich Wilk mit seiner Familie nach dem Ende des ersten Weltkrieges in die Hiddemannstraße 18 in ein kleines Reihenhaus mit kleinem Garten, das auch jetzt noch bewohnt ist und damals für die Familien der Bergbauarbeiter neu gebaut worden war, ganz in der Nähe der Zeche. Dort verbringt Erich Wilk seine Kindheit und Schulzeit.

Niemand weiß, wie es dazu kommt, dass der kleine Bergarbeiterjunge aus dem Zechenmilieu eine Geige in die Hand bekommt und die Liebe zur Musik, zur klassischen Musik, entwickelt. Aus einem Brief der Mutter geht hervor, dass Vater und Mutter der Musik sehr zugetan sind. Ein so feines, zartes Instrument mit den Möglichkeiten der feinen, zarten Klangerzeugung muss im Hause Wilk wie die Verkündung besserer Zeiten ertönen und erscheinen. Tatsache ist jedenfalls, dass Erich Wilk noch vor seinem 6. Geburtstag Geigenunterricht erhält und schon bald bei Familienfeiern und später auch bei Hochzeiten vorspielt. Offensichtlich ist er so talentiert, dass er schon als 11-Jähriger solistisch in Cafés und Restaurants auftritt und auf diese Weise sehr früh für finanzielle Einkünfte und die Unterstützung seiner Familie sorgt.

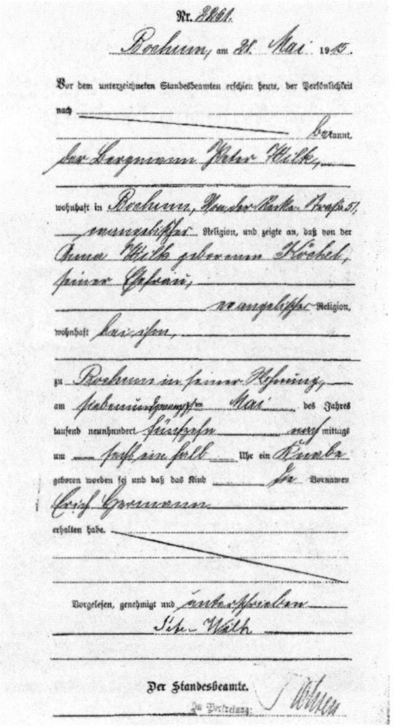
Nr. 2261.

Bochum, am 28. Mai 1915.

Vor dem unterzeichneten Standesbeamten erschien heute, der Persönlichkeit nach bekannt,

der Bergmann Peter Wilk,

wohnhaft in Bochum, Von-der-Recke-Straße 51,

evangelischer Religion, und zeigte an, daß von der

Anna Wilk geborene Köbel,

seiner Ehefrau,

evangelischer Religion,

wohnhaft bei ihm,

zu Bochum in seiner Wohnung,

am siebenundzwanzigsten Mai des Jahres

tausend neunhundert fünfzehn nachmittags

um fünf ein halb Uhr ein Knabe

geboren worden sei und daß das Kind die Vornamen

Erich Hermann

erhalten habe.

Vorgelesen, genehmigt und unterschrieben

Peter Wilk

Der Standesbeamte.

In Vertretung: [illegible]

Geburtsurkunde

Er ist derart talentiert, dass er die Volksschule in Bochum frühzeitig verlässt und mit 13 Jahren einen Platz am Musikgymnasium der Folkwangschule in Essen, damals Orchesterschule genannt, erhält. Ab April 1929 ist er dort Schüler und schließt seine Schulzeit im März 1932 mit sehr guten Ergebnissen ab. Vor allem im Fach Geige wird ihm bei fleißigem Üben eine solistische Karriere in Aussicht gestellt. Außerdem bescheinigt man ihm Führungsqualitäten für ein Quartett oder gar ein ganzes Orchester. Im Nebenfach lernt er Oboe und Klavier und kann überall gute Ergebnisse vorweisen.

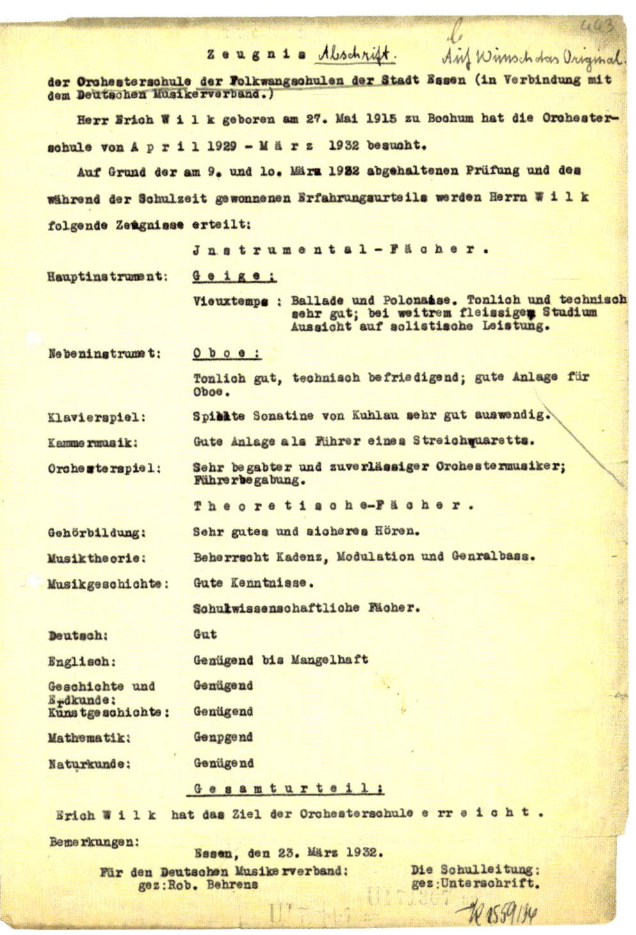

443

Z e u g n i s Abschrift. Auf Wunsch das Original.

der Orchesterschule der Folkwangschulen der Stadt Essen (in Verbindung mit dem Deutschen Musikerverband.)

Herr Erich W i l k geboren am 27. Mai 1915 zu Bochum hat die Orchesterschule von A p r i l 1929 - M ä r z 1932 besucht.

Auf Grund der am 9. und 1o. März 1932 abgehaltenen Prüfung und des während der Schulzeit gewonnenen Erfahrungsurteils werden Herrn W i l k folgende Zeugnisse erteilt:

J n s t r u m e n t a l - F ä c h e r .

Hauptinstrument: G e i g e :

Vieuxtemps : Ballade und Polonaise. Tonlich und technisch sehr gut; bei weitrem fleissigem Studium Aussicht auf solistische Leistung.

Nebeninstrumet: O b o e :

Tonlich gut, technisch befriedigend; gute Anlage für Oboe.

Klavierspiel: Spielte Sonatine von Kuhlau sehr gut auswendig.

Kammermusik: Gute Anlage als Führer eines Streichquartetts.

Orchesterspiel: Sehr begabter und zuverlässiger Orchestermusiker; Führerbegabung.

T h e o r e t i s c h e - F ä c h e r .

Gehörbildung: Sehr gutes und sicheres Hören.

Musiktheorie: Beherrscht Kadenz, Modulation und Genralbass.

Musikgeschichte: Gute Kenntnisse.

Schulwissenschaftliche Fächer.

Deutsch: Gut

Englisch: Genügend bis Mangelhaft

Geschichte und Erdkunde: Genügend

Kunstgeschichte: Genügend

Mathematik: Genpgend

Naturkunde: Genügend

G e s a m t u r t e i l :

Erich W i l k hat das Ziel der Orchesterschule e rr e i c h t .

Bemerkungen:

Essen, den 23. März 1932.

Für den Deutschen Musikerverband: gez:Rob. Behrens

Die Schulleitung: gez:Unterschrift.

Zeugnis der Folkwangschule

Mit dem erfolgreichen Abschluss der Orchesterschule schafft Erich Wilk wahrscheinlich den Absprung von der Zechekarriere. Normalerweise werden die Söhne der Bergarbeiter wiederum Bergarbeiter, so wie auch deren Väter und Großväter sozusagen in die Kohlegrube hineingeboren wurden. Nicht selten werden die Väter durch die harte Untertagemaloche mit 30 – 40 Jahren arbeitsunfähig, wenn sie dieses Alter überhaupt erreichen. Nicht selten zwingt ein Unfall zur Invalidität oder die Lungen geben nichts mehr her. Es ist also nicht unüblich, dass die Söhne frühzeitig mithelfen müssen und Geld verdienen. Vor dem ersten Weltkrieg ist es noch eine Ausnahme, wenn eine Frau arbeiten geht, um Geld zu verdienen. Ein weiterer Erich Wilk, der lediglich zwei Tage nach Erich Hermann Wilk ebenfalls in Bochum geboren wird, kann dem Schicksal der Kohlearbeiterkarriere nicht entkommen und stirbt im Jahre 1952, nur siebenunddreißigjährig, in Bochum. Die Adressbücher der Zwanziger und Dreißiger Jahre geben ein lebendiges Bild der damaligen Situation der Bergarbeiterfamilien. Oft wohnen die verschiedenen Generationen zusammen in einem Mietshaus und hinter jedem zweiten Namen steht als Berufsangabe Invalide. Zum Teil sind diese vielen Arbeitsunfähigkeiten allerdings auch den Folgen des ersten Weltkrieges zuzuschreiben.

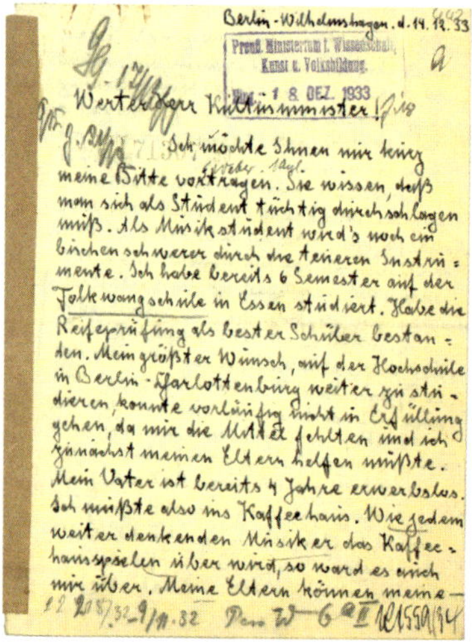

Brief an den Kultusminister

Auch Peter Wilk ereilt dieses Schicksal. Seit 1929 ist er Invalide und erwerbslos. Später, nach dem zweiten Weltkrieg, berichtet Erich Wilk, das kranke Bein seines Vaters kuriert zu haben, als seinen ersten Klienten. Doch davon später mehr.

1929 ist Erich Wilk 14 Jahre alt, fährt jeden Tag von Bochum nach Essen und lernt an der Orchesterschule, nachmittags und abends tritt er in Cafés und Restaurants mit seiner Geige auf, um seine Eltern und Geschwister zu ernähren. *„Mein Vater ist bereits vier Jahre erwerbslos. Ich mußte also ins Kaffeehaus. Wie jedem weiterdenkenden Musiker das Kaffeehausspielen über wird, so ward es auch mir über."* So schreibt er am 14.12.1933, nun schon in Berlin-Wilhelmshagen, in einem Brief an den Kultusminister in Berlin. Früh lernt er Armut, den Kampf ums Überleben und Verantwortung zu übernehmen kennen. Umso erstaunlicher ist die Tatsache, dass trotz dieser finanziell schwierigen Verhältnisse, in denen das Ehepaar Wilk drei Kinder großzieht, dem ältesten Sohn ermöglicht wird, ein klassisches Instrument zu erlernen. Sie geben ihm und seinen Geschwistern die Kraft, die Zuversicht und den starken Willen mit, aus dem verhängnisvollen Kreislauf der Zechegenerationen herauszukommen. In dem Brief an den Kultusminister schreibt der junge Erich am 14.12.1933:

> *„Werter Herr Kultusminister! Ich möchte Ihnen nur kurz meine Bitte vortragen. Sie wissen, dass man sich als Student tüchtig durchschlagen muß. Als Musikstudent wird's noch ein bischen schwerer durch die teueren Instrumente. Ich habe bereits sechs Semester auf der Folkwangschule in Essen studiert. Habe die Reifeprüfung als bester Schüler bestanden. Mein größter Wunsch, auf der Hochschule in Berlin-Charlottenburg weiter zu studieren, konnte vorläufig nicht in Erfüllung gehen, da mir die Mittel fehlten und ich zunächst meinen Eltern helfen mußte."* [...] *„Meine Eltern können meine Unterstützung vorläufig entbehren. Ich bin, um auch meinen Dienst am Vaterland zu machen wie jeder andere Student, am 7. August d. J. in die Arbeiterdienstkapelle der Gruppe 91 eingetreten. Hier habe ich es bereits*

bis zum Konzertmeister und Ensemble-Leiter gebracht. Wir machen sehr viel Kammer- und Streichmusik. Mein größter Wunsch ist es nun, im April 1934 mein Studium auf der Hochschule in Berlin-Charlottenburg zu beginnen. Ich werde es bestimmt so weit schaffen, dass ich nach einem Jahr eine Freistelle bekomme. Vor allen Dingen will ich ein großer Geiger und Musiker werden. Und ich schaffe es. Sie werden doch sicher etwas für mich tun können, damit ich wenigstens ein Stipendium für ein Jahr bekomme. Ich bin jederzeit bereit Ihnen und einer Prüfungskommission vorzuspielen. Vielleicht interessiert Sie, dass ich von meinem elften Lebensjahr an als Solist aufgetreten bin." [...]

Er unterschreibt: *„Mit deutschem Gruß ‚Heil Hitler' Erich Wilk Musiker Berlin-Wilhelmshg. Arbeitsdienstlager"*

Bei dieser Unterschrift denkt man unweigerlich an einen Anhänger der Nationalsozialisten. Aber diese Grußformel ist seit Anfang Dezember 1933 an allen Schulen staatlich verordnet und gefordert, für ein solches Bewerbungsschreiben an das Kultusministerium also unerlässlich. Schon zwei Jahre später wird sich Erich Wilk deutlich von der nationalsozialistischen Ideologie distanzieren und zwar aus völlig selbständig errungenen Einsichten und Erkenntnissen heraus. Doch im Augenblick des Entstehens dieses Briefes sieht er die einzige Möglichkeit einer finanzierbaren Ausbildung in dem Studium an der Hochschule für Musik, samt Unterstützung durch ein Stipendium. Er plant also im Jahre 1933, gerade 18-jährig, Geige in kürzester Zeit zu studieren, um so schnell wie möglich in einem Orchester eine Vakanz, eine Freistelle, anzutreten und ein gesichertes Einkommen zu haben, um seine Eltern zu entlasten. Mit dem Entschluss, 1933 nach Berlin zu ziehen, löst er sich gewissermaßen von seiner Kindheit und Jugend und der direkten Einflusssphäre durch seine Eltern ab. Im Nachhinein betrachtet der erwachsene Erich Wilk seine Kindheit als glücklich. *„Eine glückliche Jugend ließ mich auch noch dem Sport huldigen."*

Studium – erste Entdeckungen

Parallel zu diesen äußeren Geschehenissen gibt es in Erich Wilks Leben aber auch noch andere Dinge, die ihn brennend interessieren. Schon als Kind beobachtet er, dass sein Ton und seine Fingergeläufigkeit auf der Geige, sein Vermögen auswendig zu spielen, Noten zu lesen und das Harmonisieren nicht konstant gleich sind, sondern äußerst schwankend. Er führt dies nicht auf Unpässlichkeiten, längere oder kürzere Übungszeiten zurück, sondern sucht die Ursachen auf einer anderen Ebene zu ergründen. In seiner Erstveröffentlichung von 1949 schreibt er auf Seite 3:

> *„In meiner frühesten Jugend machte ich bereits die Entdeckung, daß es Kräfte gab, die außerhalb des irdischen Bereiches lagen. Als jugendlicher Violinvirtuose kämpfte ich oft mit den Tücken des Objekts, die hauptsächlich darin bestanden, daß ich an manchen Tagen ohne Mühe die schwierigsten Passagen meisterte und mich seelisch vollkommen in ein Stück verlieren konnte, aber zu anderer Zeit genau das Gegenteil erleben mußte. Übungsstunden und Lebensweise hatten darauf keinen Einfluß. Seit der Zeit ließ mich der Gedanke nicht mehr los, diesem Geheimnis auf die Spur zu kommen."*

Als sich nun „sein größter Wunsch" erfüllt und er im Frühjahr 1934 einen Studienplatz in der Klasse von Prof. Karl Klingler an der Musikhochschule Berlin erhält, stürzt er sich nicht nur in sein Musikstudium, sondern erhält vor allem neue Impulse – „Nahrung“ – für die Erforschungen dieser „Kräfte“, des großen „Geheimnisses“. In derselben Veröffentlichung von 1949 schreibt er auf Seite 4:

> *„Während meiner Hochschulzeit bekam diese Idee neue Nahrung. An Ort und Stelle hatte ich Gelegenheit, die so oft gepriesenen Rassetheorien zu überprüfen. Und was war das Resultat? Ausländische Juden und Andersrassige interpretierten in größter Vollendung die deutschen Klassiker und waren in der gleichen Art selbstschöpferisch tätig, während reinrassige Nordländer eine ausgesprochene Schwäche und Begabung für slawische und orientalische Musik hatten. Ich entdeckte sehr schnell innerhalb der einzelnen Volksmusiken eine scharfe Zweiteilung: Die eine Richtung war sehr melodiös und beweglich, während die andere sich aus einer dominierenden Harmonik und Rhythmik aufbaute. Diese Zweiteilung machte sich bei den Künstlern ebenfalls bemerkbar. Daß meine Musikstudien, zum Leidwesen meiner Lehrer, nun zu kurz kamen, weil ich hier einer Angelegenheit auf die Spur gekommen war, die mir von ungeheurer Bedeutung erschien, dürfte verständlich sein. Eine gute Veranlagung, verbunden mit einem selbst erfundenen System des Geigens, ließen mich mein Pensum ohne viel Mühe bewältigen und in der Freizeit wurde Psychologie betrieben. Um unbeeinflusst zu bleiben, las ich nicht ein einziges Werk bekannter Psychologen. Dafür ließ mich mein Erlebnisdrang keine Gelegenheit versäumen, Menschen in allen Lebenslagen kennen zu lernen. Und selbst die Unterwelt wurde in all ihren Schattierungen studiert, denn nirgends kommt die Unzulänglichkeit unserer heutigen Weltordnung klarer zum Ausdruck als dort. Wenn ich mit Gangstern diskutierte und einfach aus dem Staunen nicht herauskam, so-*

viel Klugheit und Findigkeit hinter diesen interessanten Gesichtern zu finden, dann dachte ich mir immer wieder, welch eine Wohltat es für die Gesellschaft sein müßte, diese Menschen ihrer Begabung entsprechend erzogen zu wissen und anstelle verkalkter Bürokraten arbeiten zu lassen. Das Gefasel von dem vererblichen Verbrechertum fand von der Zeit an bei mir kein Gehör mehr. Diese Vererbungstheoretiker lud ich ein und stellte ihnen verschiedene Gangstergrößen vor, deren Eltern nicht aus armen, sondern aus den wohlbemittelten Kreisen stammten."

In diesem Zusammenhang erscheint es sinnvoll Erich Wilks Einstellung zu seiner Zeit und dem Nationalsozialismus zu erörtern. Geboren während des ersten Weltkrieges, erlebt er die gesamte Weimarer Republik. Er erlebt die Weltwirtschaftskrise und die wachsende Radikalisierung zwischen rechten und linken Parteien. Er ist 17-jährig, als die NS-Herrschaft beginnt. Die prägende Zeit seines Lebens – Kindheit und Jugend – steuert auf den Nationalsozialismus zu. Nicht nur das Denken wird geprägt, auch die Sprache wird geprägt. Seine Mutter und er selbst unterschreiben offizielle Briefe aus den Jahren 1933 und 1934 an Professoren und Rektoren gezwungenermaßen mit einem „Deutschen Gruß". Erich Wilk begibt sich im August 1933 in ein Arbeitsdienstlager, um seinen „Dienst am Vaterland" zu leisten. Der FAD, der Freiwillige Arbeitsdienst war 1931 als Beschäftigungsprogramm von der Reichsanstalt für Arbeitsvermittlung gegründet worden. Sein Ziel war, Arbeitslose zu unterstützen, finanziell und moralisch. Es gab die unterschiedlichsten Träger quer durch alle Parteien und Konfessionen. Für maximal 20 Monate konnte man in Arbeitslagern arbeiten und Geld verdienen. Doch schon ab Mitte 1934 sind alle Gruppen gleichgeschaltet und unterstehen dem NS-Regime.

Abgesehen von den vorgeschriebenen Grußformeln gibt es keine Hinweise ob Erich Wilk zu Beginn der NS-Zeit ein Befürworter des Regimes oder eher eine distanzierte Position einnahm. Laut Aussagen des Bundesarchivs in Berlin wird er weder Mitglied der NSDAP, noch der SS oder der SA. Jedoch zeugt seine Mindener Veröffentlichung von einer kritischen Auseinandersetzung mit den verbreiteten „Rassentheorien" schon während seiner Berliner Studienzeit. Jemand, der Worte wie Rasse oder dergleichen benutzt, ist noch lange kein Nationalsozialist. Er beginnt seine Umwelt zu beobachten und eigene Überzeugungen, die sich nicht mehr mit denen der Nationalsozialisten decken, zu entwickeln. Schon 1935/36 kommt er zu dem Schluss, dass künstlerisches Empfinden und Talent nicht den Deutschen vorbehalten sei und dass jede Kultur ihre eigenen Qualitäten besitze. (Interessant ist in diesem Zusammenhang, dass sein Violinprofessor Karl Klingler dem Regime gegenüber eine kritische Haltung einnimmt und sogar Widerstand leistet.) Außerdem wird Erich Wilk früh klar, dass Verbrecher nicht als Verbrecher geboren werden, sondern dazu gemacht werden und bringt in seinem Bekanntenkreis Vertreter der Vererbungstheorie mit Gangstergrößen zu Diskussionen zusammen. In kleinem Rahmen ist er also durchaus tätig. Es gibt allerdings kein Zeugnis darüber, dass Erich Wilk im Widerstand tätig gewesen wäre. Seine Ausdrucksweise behält er jedoch bei. Er spricht auch nach dem Krieg z.B. noch von „Rasse". Die Wortbedeutung ist allerdings nicht nationalsozialistisch geprägt, sondern vielmehr in den Zusammenhang mit seinen Entdeckungen zu stellen. Er teilt in unterschiedliche Menschengruppen ein, ohne aber die eine über die andere zu erheben. Er stuft die eine nicht als besser oder schlechter als die andere ein. Auch Religionszugehörigkeit oder Nationalität sind keine Kriterien für Wilks Einteilung. Deshalb kann man bei Erich Wilk nicht von einem nationalsozialistischen Denken sprechen.

Im Gegenteil sogar findet er wissenschaftliche Begründungen, weshalb die Theorien des Nationalsozialismus völlig unhaltbar sind.

Erich Wilk beginnt sein Musikstudium von vornherein mit einem zweiten großen Anliegen, das zusehends an Raum und Zeit in seinem Leben einnimmt. Bemerkenswert ist, dass er ganz bewusst darauf verzichtet, sich in die schon vorhandene Psychologie und Philosophie einzulesen und einzudenken. Er möchte ganz bewusst unbeeinflusst bleiben und seine Beobachtungen und Entdeckungen unberührt von anderen Einflüssen wissen. Auch ist zu erkennen, dass ihn der Wunsch leitet, Ungerechtigkeiten und Missstände seiner Zeit zu benennen, sie aufzudecken und mit Hilfe seiner Forschungen zu erklären und sogar zu beenden.

> *„Als ich in meiner Studienzeit einen Professor der Psychologie einmal fragte, ob der Mond einen Einfluss auf den Charakter des Menschen ausübe, verneinte er streng diese Frage. Der Charakter, so betonte er, sei eine Frage der Konstitution. Die Schädelform, mit all ihren rassischen Merkmalen sei der einzige Ausgangspunkt psychologischer Betrachtungen. Wieso, fragte ich naseweiser Student, gibt es bei allen Völkern der Erde mondsüchtige Menschen, die alle mit den gleichen Merkmalen schlafwandlerischer Sicherheit auf Dachfirsten oder an Abgründen entlang spazieren. Der Professor räusperte sich und meinte dann schlussendlich, dass das ein Geheimnis der Natur sei, das noch nicht erforscht werden konnte. Als ich dann weiter fragte, ob es möglich sei, an der Schädelform zu erkennen, ob jemand melodiös oder akkordisch komponiere, seine Körperhaltung beim Spiel vorher festlegen könne, oder ihm ein rhythmisches – oder rubato – Empfinden nachsagen könne, da sagte er mir vorwurfsvoll, dass ein Mensch in meinem Alter doch wissen müsste,*

dass das eine Frage der Erziehung sei. Mein Einwurf, dass die Praxis das Gegenteil beweise, half nicht mehr. Ich war in Ungnade gefallen ob solcher dummer Fragen. Und nun musste ich mir anhören, dass Menschen mit dieser oder jener Nasenform mutig und kraftvoll seien, die Inhaber dieser u. jener Nasen aber zaghaft und weichlich. Gut und Böse, Freigebigkeit und Geiz, Intelligenz und Dummheit, Fairness und Niederträchtigkeit, alles würde auf Nasenform, Mundgröße, Augenabstand und Schädelform verteilt. Mein letzter Versuch, zu beweisen, dass es gute Dackel und Schäferhunde gebe, und böse Kaltblüter und Vollblüter, dass es bei allen Rassen Intelligente und Dumme, Mutige und Zaghafte gebe, endete mit einem sofortigen Abbruch der Diskussion. Für mich war es der Beginn eines neuen Lebens. Ich wusste, dass es auf psychologischem Gebiet noch viel zu entdecken gab. Dass meine Entdeckungsreise nicht bei den Menschen beginnen dürfte, war mir klar. Der einzige Weg war der, mit den Naturkräften Verbindung aufzunehmen, denn dort allein wusste ich Gesetzmässigkeit."

Diese Zeilen stehen am Anfang einer 11-seitigen handschriftlichen Ausführung aus seinem Nachlass, die, wenn man nach seiner Handschrift geht, in den Fünfziger Jahren nach dem Krieg entstanden sein muss. Hier sprechen ein Professor der Psychologie, der ganz der nationalsozialistischen Ideologie und seinem angeeigneten Wissen verfallen ist und ein junger, mutiger Student, der versucht, Gegenargumente und eine logische Beweiskette aufzubauen, die die Falschheit der propagierten Ideologie beweist. Später beschreibt er seine Versuche gegen die herrschenden Rassevorstellungen logisch denkend und argumentativ voranzugehen folgendermaßen.

„Ganz wenige machten den Versuch, diesem Geheimnis der Anpassungsfähigkeit auf die Spur zu kommen." Hier spricht er von

der Fähigkeit als „Nichtdeutscher“ vollendet die deutschen Klassiker zu interpretieren, bzw. als „Nordländer“ eine Vorliebe für slawische oder orientalische Musik zu haben. *„Also begann man“*, nämlich er selbst, *„zu vermuten und damit für eine materialistische Welt den gefährlichsten Weg einzuschlagen; denn nichts hassen die Materialisten mehr als eine Beweisführung durch Ideen.*
Wenn ich nun, als einer der so oft geschmähten und verspotteten Idealisten, den Versuch unternehme, einen großen Teil vieler ungelöster Probleme zu erklären, dann bitte ich nur darum, meine Erkenntnisse nüchtern und genau zu überprüfen. Wer den richtigen Weg gefunden hat, mögen die Resultate beweisen. Erfolg aber hat nur der, der mit den Naturgesetzen arbeitet. Sie zu erkennen und nach ihnen zu leben, ist die größte Weisheit.“

Materialisten sind im Sinne Wilks Menschen, die Forschungsergebnisse, die auf Grund einer Geistforschung identifiziert und in der sinnlich wahrnehmbaren Welt überprüft wurden, nicht anerkennen. Sie lassen entweder rein sinnlich wahrnehmbare Schlüsse zu oder die reine geistige Tätigkeit, die ohne Bezug zur Sinneswelt bleibt. Die Verbindung von beiden Bereichen, dem Geist und dem Körper, ist ihnen verhasst, wie Erich Wilk schreibt. Erich Wilk ist also „Naturgesetzen“ auf die Spur gekommen und will sie weiter erforschen, ihr Wirken auf die Menschen studieren. Seine Unternehmungen bleiben nicht unbemerkt. Sowohl sein Professor als auch seine Familie machen sich zusehends Sorgen um seine Lebensführung. Seinem Professor und seiner Familie gegenüber spricht er von „Geschäften“, die er habe. Sie interpretieren, er suche nach Arbeit, um seinen Unterhalt zu erhöhen. Seine Mutter fürchtet, er würde beginnen in Bars oder Nachtlokalen zu spielen und so auf die „schiefe Bahn“ geraten. Sein Professor beklagt seine laxe Haltung dem Üben gegenüber. Ein Briefwechsel zwischen der besorgten Mutter und Wilks Professor ist erhalten und gibt Zeugnis.

„Bochum, d. 10.5.34
Werter Herr Prof.
In der größten Besorgnis um meinen Sohn Erich, wende ich mich an Sie. Ihnen ist vielleicht bekannt, das mein Sohn mit einer kleinen Summe Geld nach Berlin gefahren ist. Der Eifer, immer weiter zu lernen veranlasste Ihn zu diesem Schritt. Trotz meiner Bedenken ließ sich der Junge nicht davon abhalten. Er behauptete immer, sich das Geld zum Studium und Lebensunterhalt verdienen zu können. Meine Befürchtungen gaben mir Recht. In dem letzten Brief schreibt Er, das Er trotz vieler Bemühungen keine Arbeit gefunden habe. Er bezog hier Wohlfahrtsunterstützung. Hätte sich vielleicht halten können wenn er Unterstützung bekäme in Berlin. Seitdem ich weiß, das mein Sohn mittellos in einer Großstadt sitzt habe ich keine Ruhe mehr. Ich als besorgte Mutter bitte Sie deshalb höfl. den Jungen im Auge zu behalten. Selbst wenn er Arbeit bekäme, würde es nach meiner Ansicht schwer halten [sic] *das Studium durchzuhalten. Es wird bestimmt wegen Überanstrengung eine Krise einsetzen. Mein Sohn dürfte, um sein Studium nicht zu vernachlässigen, nur Sonntags spielen. Werter Herr Prof. Mein Mann u. Ich bedauern sehr, das wir dem Jungen nicht weiter helfen können. Wir sind eigentlich Schuld, das* [sic] *der Junge in Musik so früh reif wurde. Wenn der Junge zu Hause ist, kann ich für ein geregeltes Leben sorgen und verhüten so eine Nervenzerrüttung. Liebe und Leidenschaft zur Musik veranlassten uns dazu das der Junge Musik lernte. Wir legten ständig Wert darauf, das Er gute Lehrmeister hatte und haben keine Mittel gescheut. Auch hat er schon als 11-jähriger selbst helfen müssen, denn für eine sechsköpfige Familie reichte nicht immer der Verdienst. Wenn*

nun mein Sohn das Studium nicht durchhalten kann, dann bitte ich Sie, geben Sie dem Jungen Ratschläge wie er sich weiterhelfen kann. Wir möchten nur eins verhüten, Er darf nicht in Nachtlokale arbeiten dazu ist er zu jung. Auch wird es Ihm nicht gelingen, seine Tango's (Eigene Komp.) an den Mann zu bringen. So ein junger Mensch ist oft zu eifrig und übersieht die Schattenseiten im Leben. Um meinen Sohn in seinem Ehrgeiz nicht zu kränken, bitte ich Sie höfl. Ihn von diesem Schreiben nicht zu unterrichten.
Mit deutschem Gruß
Frau Anna Wilk
Heil Hitler!"

Hier spricht eine überaus besorgte Mutter, die sich Vorwürfe macht, an einer vermeintlich negativen Entwicklung ihres Kindes schuld zu sein. Dass die Sorgen völlig unberechtigt sein könnten und dass sie ihren Sohn im Gegenteil zu einer starken, selbstbewussten, verantwortungsbewussten Persönlichkeit erzogen hat, kommt ihr gar nicht in den Sinn.

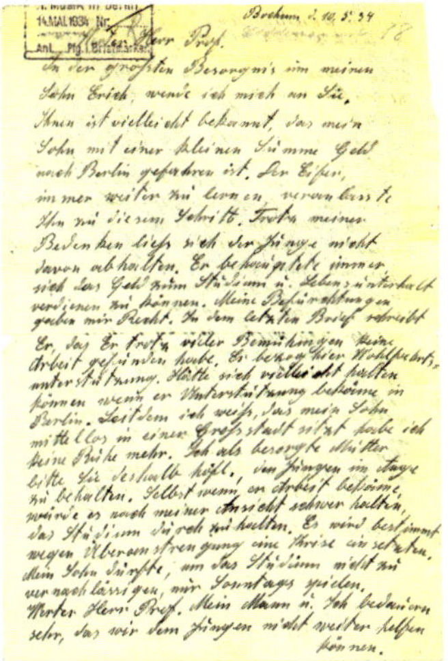

Erste Seite des Briefes an Prof. Klingler

Der Adressat dieses Briefes, Herr Professor Karl Klingler selbst, ist ein genaueres Hinschauen wert. 1879 in Straßburg geboren, wird er 1904 der 2. Konzertmeister bei den Berliner Philharmonikern unter Arthur Nikisch und übernimmt 1910 die Professur seines Violinprofessors Joseph Joachim an der Staatlichen Hochschule für Musik in Berlin. Er wird auch frühzeitig als Bratschist in das berühmte Quartett seines Lehrers, das

Joachim-Quartett, aufgenommen. Neben all seinen Tätigkeiten komponiert er Lieder, Sonaten, Streichquartette und ein Violinkonzert, das er mit den Berlinern uraufführt. Von 1920 bis 1928 unterrichtet er als einzigen Privatschüler den Japaner Shinichi Suzuki, der später die inzwischen weltweit verbreitete Suzuki-Methode entwickelt. Ab 1934 wird Karl Klingler öffentlich angegriffen, weil er mit dem Cellisten Silberstein, der Jude ist, in einem Quartett spielt und auftritt. Anfang 1936 leistet Karl Klingler aktiven Widerstand gegen den Bildersturm an seiner Hochschule, dem die Büste seines verehrten jüdischen Violinprofessors Joseph Joachim zum Opfer fällt. Zum 30. April 1936 verliert er seine Professur und wird in Ruhestand versetzt. Außerdem bekommt er Auftrittsverbot in Deutschland. Vorübergehend emigriert er in die Schweiz. Es ist auffällig, dass Erich Wilk zeitgleich sein Studium abbricht. Ob er mit seinem Lehrer sympathisiert und seine Krankheit nur vortäuscht, oder sogar ebenso aktiven Widerstand leistet, ist nirgends belegt und bleibt bis auf weiteres Spekulation. 1945 entgeht Karl Klingler knapp einem Haftbefehl der Nazis und verbringt später seinen Lebensabend in München, wo er 1971 stirbt. Doch zunächst einmal zurück zum Geschehen von 1934.

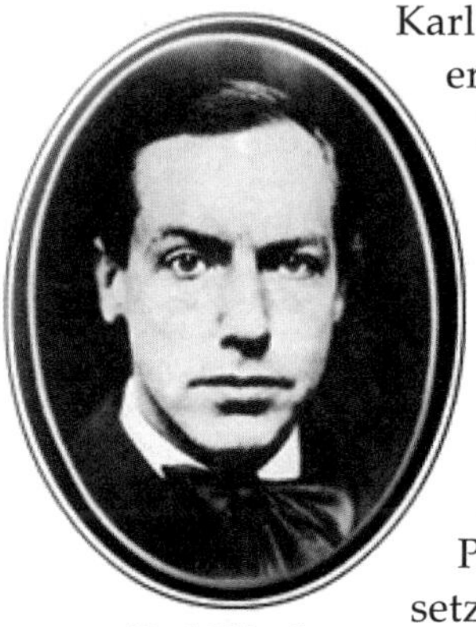

Karl Klingler

Dass sich Prof. Klingler den Brief und die Sorgen der Mutter seines Studenten zu Herzen nimmt, zeigt folgender, mit Schreibmaschine geschriebener Brief, der an die Direktion der Hochschule gerichtet ist.

„Karl Klingler.
Berlin-Charlottenburg 2
Sophienstr.11. *15.6.34.*

Um nach dem Wunsche der Mutter, meinen Schüler WILK nicht vermuten zu lassen, dass ein Brief aus seinem elterlichen Hause die Veranlassung meiner Fragen sei, musste ich eine passende Gelegenheit abwarten, um mir die gewünschten Aufschlüsse zu verschaffen. Das konnte gestern geschehen.

Die Besorgniss hinsichtlich des Aufenthalts des 19-jährigen Sohnes in der Grosstadt erscheinen insofern nicht recht begründet, weil er bei einer Tante wohnt, die es an wachsamer Aufmerksamkeit nicht fehlen lassen dürfte.

Zurzeit spielt er auch nicht in irgendeiner Kapelle, verliert aber leider viel kostbare Zeit auf der Suche nach einem „Geschäft". Er hatte geglaubt in Berlin mit Leichtigkeit eine Verdienstgelegenheit zu finden, um sein Studium zu ermöglichen. Darin sieht er sich getäuscht, nutzt aber nicht die ihm völlig zur Verfügung stehende Zeit, um mit verdoppeltem Eifer die Lücken im Fundament auszugleichen, die immer vorhanden sind, wenn eine Beschäftigung mit „Geschäften" schon gegeben war und der Sinn auch weiterhin darauf gerichtet ist als auf ein wahrhaft ernstes Studium."

Hier spielt Karl Klingler auf die jahrelangen Kaffeehausauftritte in Bochum an, die wahrscheinlich den Ton und die Technik des Violinspiels Wilks beeinflusst haben, wohl nicht nur zum Guten, wie es scheint. Weiter im Brief:

„Meine Aufgabe ist es, ihn zu gutem, konzentrierten Üben zu erziehen, ihn im vorhandenen Streben nach Vervollkommnung nicht erlahmen zu lassen und die Neigung einzudämmen, allzu nachsichtig mit sich und Entschuldigungen für Mängel stets zur Hand oder besser ‚zu Mund' zu sein.

Eine Krise aus Überanstrengung ist nicht zu befürchten, weit eher eine solche in Ermanglung eines eisernen Willens. Da er aber begabt und ein aufgeweckter Mensch ist, kann die zielbewusste Führung ihn durch die Beschäftigung mit schönen Aufgaben auch zur Bewältigung derselben erziehen.

Eine sorgenfreieres Studium gewährleistende Unterstützung kann ich im Hinblick auf die Veranlagung befürworten.

Karl Klingler"

Erich Wilks Violinprofessor, der seinen Brief ohne die von offizieller Seite geforderte Floskel schlicht mit seinem Namen unterschreibt, erkennt Talent und das aufgeweckte Wesen seines Studenten. Doch auch er ahnt offenbar nicht, welcher Art Wilks „Geschäfte" sind. Und er ahnt außerdem nicht, wie eisern der Wille des Studenten Wilk in Wirklichkeit ist. Weniger als seine Mutter macht er sich Sorgen über Gesundheit und Umgang, als um die Ernsthaftigkeit seines Übens und Lernens. Im allgemeinen erwartet man, wenn ein junger Mensch aus einer kleinen Stadt in die Hauptstadt zieht, dass er das Leben dort kennenlernen will, mit Freunden durch die Gegend zieht und Erfahrungen in der neu gewonnenen Freiheit sammelt. Doch im Falle von Erich Wilk haben da sowohl Mutter als auch Professor weit gefehlt. Erich Wilk scheint wie an einer Aufgabe zu arbeiten, die ihm gestellt wurde. Die vielen Fragen und Beobachtungen, die sich ihm aufdrängen, zu verstehen und zu beantworten. Dass er dabei das Nachtleben kennenlernt und Eingang ins Gangstermilieu Berlins erhält, bringt ihn weder von seinem Weg ab oder auf eine „schiefe Bahn", sondern im Gegenteil sucht und benötigt er dieses „Milieustudium" für seine weiteren Entdeckungen.

Die Antwort auf Anna Wilks Brief erhält sie vom Rektor der Hochschule, ebenfalls mit Schreibmaschine getippt und verfasst am 24.6.1934.

> *„Nach meinem eigenen Eindruck und nach den Angaben des Herrn Prof. Klingler ist Ihr Sohn ein sehr geweckter und umsichtiger junger Mann, der sich in der Großstadt nicht so leicht verlieren wird und dem es im Laufe der Zeit sicher nicht schwer fallen dürfte, sein Fortkommen zu finden."* […] *„Um ihm zunächst einmal über die dringendste Verlegenheit hinwegzuhelfen, habe ich ihm eine einmalige Unterstützung von 30 M bewilligt, die Mittel für die Zahlung der Unterrichtsgebühren sind ihm ja bereits vom Ministerium zur Verfügung gestellt worden."* Und er hofft abschließend, *„.diese Nachricht wird Sie fürs Erste beruhigen."*

Doch was sind das nun für „Geschäfte", mit denen sich Erich Wilk befasst, was hat es mit diesen Erkenntnissen auf sich? Hierzu kommt er am besten selbst zu Wort. Er erklärt in seiner Mindener Veröffentlichung von 1949 auf Seite 5:

> *„Meine erste große Entdeckung machte ich in einer hellen Vollmondnacht. Theorieaufgaben, die bei Tage nicht gelingen wollten, standen plötzlich nachts in zehnfacher Aus-*

führung auf dem Notenblatt. Mitten im Schlaf wurde ich wach. Der Vollmond ließ mich einfach nicht zur Ruhe kommen. Ich konstatierte nun: Wenn der freundliche Herr Ebbe und Flut verursacht, dann wird er wohl auch Einfluß auf die 80% Wasser in meinem Körper haben. Ich machte nun Aufzeichnungen und siehe da, mit dem Mond kamen die Ideen und mit ihm gingen sie. Ich stellte Betrachtungen an, inwieweit Zusammenhänge zwischen dem Mondeinfluß und dem Körpergeschehen bestehen können. Das Bewegungsprinzip war offensichtlich, zumal ich beim Sport den gleichen Einfluß feststellte. Also prägte ich für die Mondkraft das Wort Dynamik. Was reizt nun mehr, als neben einen festen Begriff einen zweiten zu setzen, der als Gegengewicht für die sogenannte lebenserhaltende Spannung sorgt. In meinen philosophischen Betrachtungen hatte ich schon das Vorhandensein einer Dynamik und einer Statik erkannt."

Nun folgt eine Passage, die nicht ganz einfach zu erfassen ist, aber einen guten Einblick in das Verständnis und die Begriffsnutzung Wilks gibt:

„Dynamik stellte ich gleich Bewegung planenden Geist und Statik gleich Festigkeit planenden Verstand. Das erste galt nur für alle beweglichen Fragen des Lebens und das zweite nur für alle ruhenden Fragen. Dabei ging ich von dem Prinzip aus, daß z.B. die Planung eines Wagenbaues eine bewegliche Frage ist, während die Planung eines Hauses eine ruhende Frage ist. Den Begriff Seele unterordnete ich dem beweglichen Geist und den Begriff Sinne dem festigenden Verstand. Die Seele und die Sinne nannte ich Intuitive oder Unbewusste und den Geist und Verstand das Intellektuelle oder auch Bewusste. Also Geist als das Bewußtsein der Seele und Verstand als das Bewußtsein der Sinne. Physikalisch

bezeichnete ich das Zellinnere als die Seele und das Zelläußere als die Sinne. Die Seele nimmt nach meiner Terminologie nur das Bewegliche wahr, während der Geist das Aufgenommene erklärt. Die Sinne nehmen nur alles Ruhende wahr, während der Verstand dieses erklärt."

Soweit der philosophische Exkurs, die Betrachtung und Einteilung nicht ganz leicht fassbarer Begriffe durch Erich Wilk. Schon sehr früh also prägt er die Begriffe Dynamik und als ihren Gegenspieler die Statik. Interessant ist, dass nach Wilk die Seele alles Bewegliche wahrnimmt und die Sinne alles Ruhende. Hier bemerkt man schon, dass die Ausführungen Erich Wilks durchaus die Ergebnisse geistiger Auseinandersetzungen sind. Es folgt direkt anschließend:

„Der Begriff Dynamik hatte also seinen Erzeuger gefunden. Für die Statik wählte ich mutig die Sonne, denn nichts schien mir offensichtlicher, als die Polarität dieser beiden kosmischen Kräfte. Eine Beobachtung kam mir dabei noch zustatten. Bei Sonnenschein oder mondfreien Nächten hatte ich eine Freude am Harmonisieren, das ja bekanntlich eine statische Angelegenheit ist, im Gegensatz zum dynamischen Kontrapunkt. Und im Sport trat eine Neigung zu Kraftübungen in Erscheinung, welche ebenfalls bekanntlich statisch sind, im Gegensatz zu den beweglichen, lockeren dynamischen Übungen. Da ich für die jeweiligen Denkvorgänge gleich verschiedene Gehirnzentren erkannte, konstruierte ich nun Mond- und Sonnenkopfteile. Eine Überprüfung ergab, daß bei beweglichem Hören und Sehen das Blut in den Hinterkopf zog und dort stärker arbeitete. Bei der Beschäftigung mit ruhenden Fragen, z.B. statischem Lesen oder rhythmischem, akkordischem oder statisch/sachlichem Hören, konzentrierte sich das Blut stärker in den vorderen Kopfpartien.

Mit dem Körper war es nicht anders. Bei starker Bewegung dominierten Oberkörper, Arme und Beine und bei Kraftübungen der Hals, das Becken und der Unterleib."

An dieser Stelle erscheint es wichtig, auf die Begriffe einzugehen, die Erich Wilk benutzt. Selbst Ausdrücke, die landläufig bekannt und klar zu sein scheinen, wie „Materialist", „intuitiv" oder „intellektuell" benutzt er in einer eigenen Bedeutung. Intuitiv handelt der primär empfindende Mensch und denkend der primär intellektuelle Mensch bei Erich Wilk. In der schon erwähnten Veröffentlichung schreibt er dazu auf S. 70:

„Denken und Empfinden sind neutrale Begriffe. Speziell und bezeichnend werden sie erst, wenn ich von einem dynamischen Denken und Empfinden oder einem statischen Denken und Empfinden spreche. Mit unzähligen anderen Begriffen ist es ebenso. Bevor man diskutiert, muß man sich darüber einig sein, um nicht aufgrund einer Begriffsverwirrung das Finden von Wahrheiten zu gefährden."

Aus diesem Grunde erscheint es wichtig, Begriffe soweit es irgend möglich ist, zu erläutern, da das Welt- und Menschenbild Erich Wilks sehr komplex ist.

Nach Wilks Entdeckung der kosmischen Kräfte in Form des Mondes und der Sonne als Gegenspieler und ihre Wirkung auf den Menschen, gab es für Erich Wilk wohl kein Halten mehr und er beobachtet und forscht unentwegt weiter. Aus den bisherigen Zitaten ist herauszulesen, dass er ein außergewöhnlich guter Beobachter ist und allem, was er beobachtet, auf den Grund gehen will. Er sieht nichts als gegeben und normal an, hinterfragt jeden Begriff und gibt ihm eine ursprüngliche, neu erscheinende Bedeutung. Seine Gedankengänge sind überraschend und er wendet ungewöhnliche Methoden an. Er zieht mutige und ungewöhnliche Schlussfolgerungen und formuliert überraschende Ergebnisse. Sein Studium läuft mittlerweile wahrscheinlich nebenher. Im Juli 1936 schreibt er an den Direktor:

> *„Werter Herr Direktor! Ich bin leider immer noch nicht in der Lage, meinen Unterricht aufzunehmen. Durch übermäßiges Üben nach dem langen Aussetzen, habe ich zu meinem Unglück auch noch einen Finger überspielt. Ich glaube, daß es für mich in jeder Beziehung von großem Nutzen ist, meinen Unterricht so bald wie möglich wieder aufnehmen zu können. Mit dem ärztlichen Attest werde ich persönlich vorstellig.*
> *Heil Hitler!*
> *Erich Wilk"*

Es ist nun die Frage, ob sein langes Aussetzen einer Krankheit oder seinen „Geschäften" geschuldet ist. Oder ob er vielleicht seinem Professor nachfolgt, der zum 30.4. die Hochschule wegen rassistischer Verfolgung verlassen muss, drei Monate bevor dieser Brief Wilks entsteht, in dem er über langes Aussetzen klagt. Vielleicht werden weitere Forschungen Antworten auf diese Fragen bringen. Am unteren Rand von Wilks Brief steht in Sütterlin folgender Vermerk notiert:

> *„Wilk ist erschienen, aber ohne ärztl Attest und mit unklaren Angaben über nervöse Schmerzen in den Fingern. Gleichzeitig erbittet er eine weitere Unterstützung obwohl er eigentlich am Unterricht nicht teilnehmen kann. Mit Hinblick auf die Undurchsichtigkeit seines Verhaltens habe ich jede weitere Unterstützung abgelehnt und Wilk anheimgestellt, sich abzumelden."*

Es scheint also wahrscheinlich, dass er die Mittel für sein Studium nicht mehr aufbringen kann. Wie dem auch sei, er exmatrikuliert sich. Wahrscheinlich auf Anfrage erhält er am 16. Mai 1939 eine Bescheinigung, aus der hervorgeht, dass er vom April 1934 bis August 1936 an der Staatlichen Akademischen Hochschule für Musik eingeschrieben war.

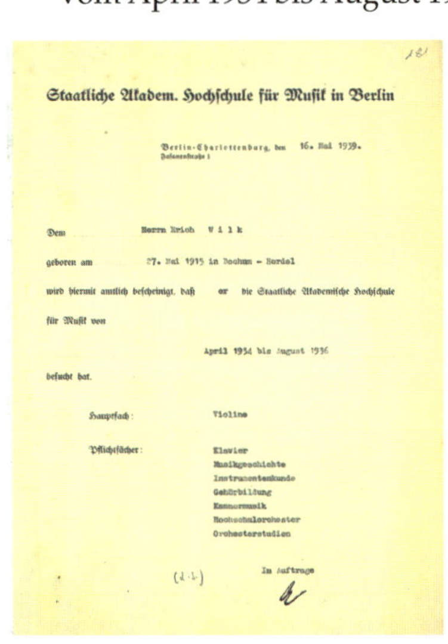

Staatliche Akadem. Hochschule für Musik in Berlin

Berlin-Charlottenburg, den 16. Mai 1939.
Fasanenstraße 1

Dem Herrn Erich Wilk

geboren am 27. Mai 1915 in Bochum - Hordel

wird hiermit amtlich bescheinigt, daß er die Staatliche Akademische Hochschule für Musik von

April 1934 bis August 1936

besucht hat.

Hauptfach: Violine

Pflichtfächer: Klavier
Musikgeschichte
Instrumentenkunde
Gehörbildung
Kammermusik
Hochschulorchester
Orchesterstudien

Im Auftrage

Studienbescheinigung

Aus einem handschriftlichen Brief an die Reichsmusikkammer vom 5.11.1938 wird ersichtlich, dass er im Anschluss an sein Studium vom 15.11.36 bis zum 28.10.38 eine militärische Ausbildung erhält. Wahrscheinlich wird er zum Wehrdienst eingezogen. Danach kehrt er mit der Absicht sein Musikstudium wieder aufzunehmen zurück nach Berlin. Zu diesem Zweck bewirbt er sich bei der Reichsmusikkammer. Interessanterweise ist sein späterer Violinprofessor Gustav Havemann nach Richard Strauss, der der 1. Vorsitzende der Kammer ist, gleich an dritter Stelle im Präsidialrat vertreten und Vorsitzender der Reichsmusikerschaft. Aus der Rückseite des Briefes wird ersichtlich, dass er ein Zimmer zur Untermiete in Berlin hat.

Seine Pläne durchkreuzt der Kriegsausbruch im September des nächsten Jahres. Am 10.10.1939 wird Erich Wilk, 24-jährig, eingezogen und in der 3. Kompanie der Kradschützen – Ersatz – Abteilung für motorisierte Aufklärungseinheiten 3 als Obergefreiter erfasst und in Stahnsdorf, südwestlich von Berlin, stationiert. Trotzdem erreicht er sein Ziel und erhält noch einmal einen Studienplatz an der Hochschule für Musik in Charlottenburg. Dieser Studienplatz schützt ihn sehr wahrscheinlich vor dem sofortigen Einsatz im Kriegsgeschehen. In den Archiven der Universität der Künste Berlin ist dokumentiert, dass er für den Verlauf von weiteren zwei Semestern in der Zeit vom Oktober 1940 bis Ende Juni 1941 als ordentlicher Student eingeschrieben ist. Diesmal in der Klasse von Professor Gustav Havemann, ebenfalls ein Schüler von Joseph Joachim. Aus dieser Zeit gibt es keine Dokumente, keine Studienbescheinigung. Auch verlässt Erich Wilk, mittlerweile 26-jährig die Musikhochschule ohne Abschlussprüfung.

Bln. d. 5.11.38

Wilk, Erich

An
die Reichsmusikkammer!

Ich bitte um Ausstellung einer neuen Mitgliedskarte. War in der Zeit vom 15.10.36 bis zum 28.10.38 Soldat. Meine alte Karte ist mir leider abhanden gekommen. Einige Angaben die für die Neuausstellung vielleicht erforderlich sind. Bin am 27.5.1915 zu Bochum geboren. Studierte vor meiner Soldatenzeit das 5. Semester an der Hochschule für Musik, Hauptfach Violine. Habe augenblicklich keine feste Anstellung. Mit deutschem Gruß!
Erich Wilk

Trotz des offiziellen Schreibens unterschreibt Erich Wilk hier schon distanzierter.

In einer personenbezogenen Karteikarte wird als nächstes eine Prellung am rechten Mittelfinger erwähnt, die er sich im August 1941 zuzieht, wie ein Eintrag aus dem Reservelazarett in Berlin Tempelhof belegt. Er ist also weiterhin in Berlin als Soldat stationiert.

Die nächsten Lebenszeichen Erich Wilks sind in Ägypten zu finden. Mitten im Kriegsgeschehen des Jahres 1942.

Krieg und Gefangenschaft

Aus den geschichtlichen Quellen geht hervor, dass Rommel in Nordafrika 1941 zunächst große Erfolge vorzuweisen hat. 1942 finden, unterstützt von neuen Nachschubkräften aus Deutschland, zwei Schlachten um die Küstenstadt el-Alamein, gut 100 km westlich von Alexandria, statt. Die zweite Schlacht, die Ende Oktober bis Anfang November stattfindet, ist eine sehr erfolgreiche Gegenoffensive der Alliierten. Am 4. November ordnet Rommel den Rückzug nach Libyen an, obwohl Hitler ihm befiehlt die Stellung zu halten und nach Kairo vorzurücken. Im März 1943 will Rommel, der den Afrikafeldzug als verloren erahnt, die Front verkleinern und auf Tunis konzentrieren. Als Hitler dies aber verbietet, tritt er seine Rückkehr nach Deutschland an und begibt sich in Kur. Seinem Nachfolger v. Arnim bleibt, nachdem die Achsenmächte im April 1943 eingeschlossen werden, nur die Kapitulation im Mai 1943. Den überlebenden Soldaten wird von Hitler ein Rücktransport nach Deutschland verweigert. 152.000 Tote allein auf der deutschen Seite und 255.000 Gefangene, Italiener und Deutsche, sind die traurige Bilanz. In Deutschland ist vom zweiten Stalingrad die Rede. Diese zweite Schlacht von el-Alamein markiert den Wendepunkt im zweiten Weltkrieg.

Mitten in diesem Schlachtengetümmel ist Erich Wilk am 5. September 1942 im Feldlazarett 200 bei der ägyptischen Hafenstadt Marsa Matruh wegen einer Urethritis zu finden.

Der nächste Eintrag in seiner Personenkartei besagt, dass Erich Wilk am 15.1.1943 20 km ostwärts der Faschia vermisst sei und vermutlich in englische Gefangenschaft geraten sei. In den libyschen Landkarten ist kein Ort, Wadi oder

Berg mit Namen Faschia vermerkt. Wer aber Landkarten aus der römischen Zeit studiert, wird ein Kleinkastell mit Namen Kasr el-Faschia, südlich vom heutigen Misrata finden. Es diente im 2. – 4. Jahrhundert n. Chr. dem Schutz einer wichtigen Zisterne und war an einer viel genutzten Wüstenpassage gelegen. Diese Kreuzung inmitten der Wüste ist auch heute noch in den Landkarten vermerkt. Im Juni 43 wird in der Personenkartei eingetragen, dass Erich Wilk am 16.1.1943 bei Faschia (Kasr el-Faschia) in britische Gefangenschaft geraten ist und in das POW (prisoner of war) Camp 308 gebracht wurde. Sein Gesundheitszustand sei gut. Man muss dazu wissen, dass bis Ende des Jahres 42 alle gesunden Gefangenen in die USA verschifft wurden. Erich Wilk ist also einer der ersten, die in Ägypten in ein britisches Gefangenenlager kommen. Mit ihm zusammen freilich Tausende anderer Soldaten.

Laut dieser Aussagen ist es wahrscheinlich, dass Erich Wilk an der entscheidenden Schlacht von el-Alamein in Ägypten Ende Oktober 1942 in irgendeiner Weise beteiligt war. Ob er als Kradschütze im Einsatz war, als Flak-Abwehrschütze oder in einem Panzer gefahren ist, ist derzeit unbekannt. Laut einer Karteikarte, die in britischer Gefangenschaft von Erich Wilk geführt wurde, war er Gruppenführer und zum Zeitpunkt seiner Gefangennahme Unteroffizier.

Er selbst äußert sich nur einmal in seinen Aufzeichnungen über seine Erfahrungen als Soldat im zweiten Weltkrieg.

> *„Meine Soldatenzeit aber war die härteste psychologische Schule. Wer die Menschen in diesen Situationen beobachten konnte, und sich vor allen Dingen selbst dabei nicht vergaß, der hatte Gelegenheit, der Natur etwas abzulauschen, was sie sonst diskret für sich behält."*

Erich Wilk überlebt die harte Zeit als Soldat im Einsatz, die in seinem Falle maximal ein Jahr dauert. Die weitaus längere Zeit, nämlich fast auf den Tag genau vier Jahre, ist er Gefangener in der Wüste.

Das Camp 308 liegt bei Fayed am Bittersee, südlich von Ismailia. Allerdings wird dieses Lager schon kurze Zeit später aufgelöst, sodass Erich Wilk nach einer Woche in das Camp 307 kommt. Auch dort bleibt er nur kurze Zeit und muss noch einmal „umziehen" in das Camp 306. Dort verbringt er die allerlängste Zeit seiner Gefangenenjahre.

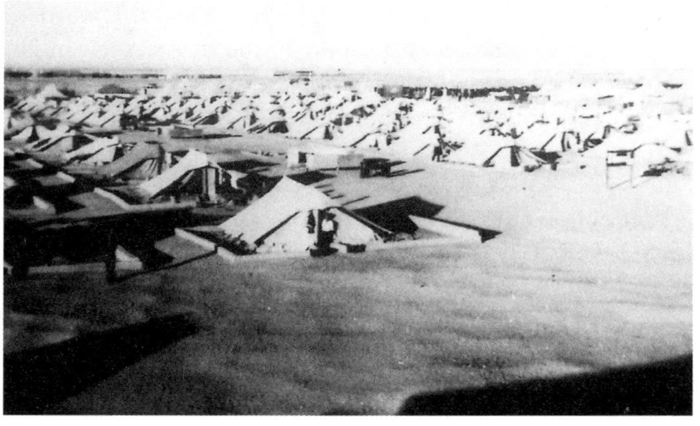

POW Camp

Das Gebiet der Lager für die POWs erstreckt sich von der Westküste des Bittersees bis hin zum Wadi Tumilat im Nordwesten. Das Wadi befindet sich östlich vom Nildelta und erstreckt sich über ca. 50 km bis zur Stadt Ismailia. Ein Wadi ist ein Flussbett, das nur bei starken Regenfällen Wasser führt. Heute ist das Wadi von Bewässerungsgräben durchzogen und vorwiegend landwirtschaftlich genutzt. Damals, gegen

Ende des zweiten Weltkrieges, sind dort mehrere Gefangenenlager mit ausschließlich deutschen Gefangenen. Von Mithäftlingen, die über ihre Zeit in der ägyptischen Wüste erzählen, ist zu erfahren, dass sie von den Briten gut und menschlich behandelt werden. Es gibt zwar nur wenig zu essen, aber es reicht. Es gibt Kleidung, Decken und Essgeschirr, ein Zeltdach über dem Kopf und Arbeit, für die es eine Entlohnung gibt, mit der sie sich zusätzliche Dinge kaufen können. Auch der Kontakt nach Deutschland ist möglich, es gehen Briefe und Päckchen ein und aus. Trotzdem ist die Situation wohl klimatischer Art so extrem, dass viele es nicht ertragen und sich das Leben nehmen oder durch Krankheit sterben. Auf den Soldatenfriedhöfen vor Ort liest man oft als Sterbejahr 1946 oder 1947.

Es ist sehr schwer vorstellbar, unter welchen Bedingungen die Gefangenen in der ägyptischen Wüste leben. Nachts wird es in den Monaten Januar und Februar bitter kalt und im Sommer tagsüber unerträglich heiß. Keine lindernden Klimaanlagen oder Heizungen, nicht einmal ein Dach oder kühlende Mauern gibt es zum Schutz vor den Witterungseinflüssen. Lediglich Zeltplanen als Dach. Die einzelnen Zelte sind vier auf vier Meter groß und in jedem Zelt leben 8 bis 10 Gefangene. Aufrechtes Stehen ist nur möglich, wenn man den Sandboden aushebt, der durch seine Härte aber wohl gut die Form behält. Lediglich nachts ist es, abgesehen von den Wintermonaten, erträglich. Jeden Tag müssen die Gefangenen vor der „Visite“ all ihr Hab und Gut ausräumen und vor das Zelt bringen, jeden Kamm, jeden Löffel, jedes Buch. Schlimm sind die heißen Sandstürme, die zwei bis drei Tage anhalten, Kopfschmerzen und flatternde Unruhe verursachen und denen die Gefangenen schutzlos ausgeliefert sind. Feinster Staub, der sich in jede kleinste Öffnung legt, im Essen ist und den Sonnenschein milchig werden lässt. Schlimm sind die plötzlichen Wasserfluten, die alles, Matten, Essgeschirr und Zelte mit sich fortreißen. Es regnet nur selten im Jahr, aber wenn es so weit ist, sind die Wassermassen erheblich. So lebt Erich Wilk von 1943 bis zu Beginn des Jahres 1947. Vier Jahre Leben in der Wüste.

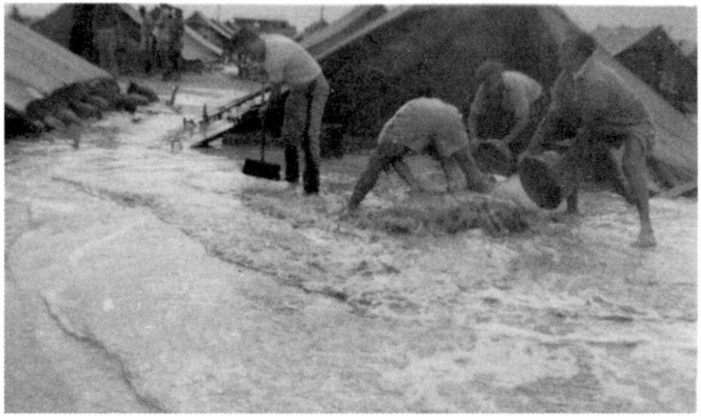

Ein recht lebendiges Bild der Verhältnisse dieser Jahre schildert der deutsche Schriftsteller Erhart Kästner in seinem „Zeltbuch von Tumilat". Er beschreibt und verarbeitet seine Eindrücke poetisch und philosophisch. Die oben geschilderten Sandstürme und Wasserfluten in der Wüste entstammen seinen Beschreibungen. Er selbst war 1945 auf Rhodos von Briten wegen Spionageverdacht verhaftet und nach Alexandria ins Gefängnis gebracht worden. Von dort kam er in ein Lager in Fayed. Relativ zu Anfang seines Buches berichtet er von einer Episode im Gefängnis Alexandrias, wo die Gefangenen vorübergehend untergebracht sind. Aus einer abgelegenen Zelle habe er abends das Violinkonzert in D-Dur von Beethoven gehört. Es sei ein Deutscher, mit dem Dem-Hören-Sagen-nach sonst aber nichts los sei. Hier kann es sich allerdings nicht um Erich Wilk handeln, da er ja schon zwei Jahre zuvor in Kriegsgefangenschaft geraten war. Später, im Lager in der Wüste angekommen, berichtet Erhart Kästner von mehreren Musikern, die zu einem Quintett zusammengefunden hatten. Heimlich lauscht er, hinter einer Zeltwand versteckt, der Probe des Quintetts, ohne die Musiker zu sehen. Den 1. Geiger vermutet und beschreibt er als einen ruhigen, scheinbar beobachtenden Menschen, der nicht redet. Er habe einen einfachen, klarkühlen Strich, sodass sein Klang etwas Reines habe, einer Knabenstimme gleich. Wohl müsse er auch noch recht jung sein. Erhart Kästner, selbst im März 1904 geboren, mutmaßt, dieser Musiker müsse ein ganz uneitler Mensch sein, der sein Können und seine Gefühle in ganz selbstverständlichem Anstand hinter den Tönen zurücklasse. Eine Beschreibung, die durchaus zu Erich Wilk zu passen scheint. Ein weiteres Indiz dafür, dass Kästner hier tatsächlich Wilk beschreibt, ist die Tatsache, dass das Gefangenenlager Nr. 306 in Fayed am Bittersee im Februar 1947 aufgelöst wird und auch Erhart Kästner im Februar 1947 aus der Kriegsgefangenschaft entlassen ist. Nicht nur Musik wird in den Camps betrieben, auch sonst gibt es allerhand Aktivitäten in den Lagern. Es gibt Theateraufführungen und Feiern an Weihnachten und Silvester. Ein Orchester entsteht, dessen Konzerte zu einem Höhepunkt im Lageralltag werden. Viele Gefangene stellen aus Konservenbüchsen Tabak- und Zigarettendosen her, die sie reich mit den neuen Eindrücken der arabischen Kultur verzieren. Es entstehen viele Zeichnungen und Bilder, die mit selbst hergestellten Farben die neuen Eindrücke der Wüste wiederspiegeln. Auch Geschichten, Artikel, Comics und eine Art Lagerzeitung entstehen. Zu den sportlichen Aktivitäten zählen vor allem Fußball, aber auch Boxen und Schwimmen im Bittersee.

Neben diesen Höhepunkten des Lebens in der Wüste beschreibt Kästner vor allem die Nächte mit dem überwältigenden Anblick des Sternenmeeres. Und er sinniert, dass dieser Anblick Nacht für Nacht wohl den Menschen verändere, wenn man zudem tagsüber vor Helligkeit nichts sehen könne. Aus solchen Nächten in der Wüste seien alle Religionen entstanden. Auf der Rückseite seines Buches steht: *„Jedermann braucht etwas Wüste"*.

Auch Erich Wilk betrachtet Nacht für Nacht diesen Sternenhimmel. Was mag er wohl, wenn man seine ersten Erkenntnisse in der Vollmondnacht in Deutschland bedenkt, in diesen Nächten für Erkenntnisse gewonnen haben? Was lauscht er der Natur ab, „was sie sonst diskret für sich behält"?

Ausgerechnet diese Jahre der Gefangenschaft geben Erich Wilk neben seinen bisherigen Forschungen und Erkenntnissen die entscheidenden Hinweise und Impulse. Er erfährt und erkennt Sonne und Mond ganz hautnah als gegensätzliche Kräfte der Natur und kann anknüpfend an seine bisherigen Erkenntnissen seine Lehre weiterentwickeln. Er entdeckt „in einer glücklichen Stunde" das Naturgesetz der ständigen Veränderung der Spannungsverhältnisse zwischen Sonne und Mond. Und er schlussfolgert, unter welchen Bedingungen ein Mensch zu einem Dynamiker wird und unter welchen Bedingungen ein Mensch zu einem Statiker wird.

> *„Die Ursache ist ein Naturgesetz, das ich 1945 entdeckt habe. In der Natur besteht ein dauerndes, variables Spannungsverhältnis zwischen der horizontalen Mondenergie und der vertikalen Sonnenenergie. Dominiert am Tage der Geburt eines Menschen die Mondenergie, kommt nach meiner Typenlehre ein Dynamiker zur Welt. Das ist ein Bewegungsmensch, der aufgrund einer starken Dehnungs-*

tendenz in der Natur am Tage seiner Geburt den Hauptwert auf ein aktives Einatmen legt und passiv ausatmet. Für diesen Atemrhythmus hat ihn die Natur so geschaffen, dass bei ihm Hinterkopf, Oberkörper, Arme und Beine sehr dehnungsfähig sind, aber Vorderkopf, Hals und Becken sich umsomehr verengen.

Dominiert nun am Tage der Geburt eines Menschen die Sonnenenergie, dann kommt ein Statiker zur Welt. Das ist nach meiner Typenlehre ein Beruhigungsmensch, der aufgrund einer starken Verengungstendenz in der Natur am Tage seiner Geburt den Hauptwert auf ein aktives Ausatmen legt und passiv einatmet. Für diesen Atemrhythmus hat ihn die Natur so geschaffen, daß bei ihm Hinterkopf, Oberkörper, Arme und Beine sehr verengungsfähig sind, aber Vorderkopf, Hals und Becken sich umso mehr dehnen." *

Der Mond wirkt in der Natur horizontal dehnend, das bedeutet nach Wilk, bei einem mondbetonten Dynamiker dehnen sich die Rippen des Brustkorbes aktiv nach außen, die Luft kann frei und leicht einströmen. Wenn die Rippen wieder zusammensinken, entweicht die Luft passiv. Es entsteht ein Atemrhythmus: aktiv einatmen – passiv ausatmen, aktiv einatmen – passiv ausatmen, das sich ergänzende Zusammenwirken von dominanter Mondkraft und sekundärer Sonnenkraft. Da durch die aktive Dehnung eher Bewegung, Dynamik entsteht, nennt Wilk den aktiven Einatmer auch Bewegungsmenschen oder Dynamiker.

Die Sonne wirkt nach Wilk in der Natur vertikal ziehend, das bedeutet, beim sonnenbetonten Statiker ziehen sich die Rippen im Oberkörper aktiv zur Wirbelsäule hin zusammen, die Luft kann frei und leicht ausströmen. Wenn die Rippen sich wieder lösen, strömt die Luft passiv ein. Es entsteht ein

Atemrhythmus: aktiv ausatmen – passiv einatmen, aktiv ausatmen – passiv einatmen, das sich ergänzende Zusammenwirken von dominanter Sonnenkraft und sekundärer Mondkraft. Da durch die aktive Verengung oder Zentrierung eine Tendenz zur Entschleunigung entsteht, nennt Wilk aktive Ausatmer auch Beruhigungsmenschen oder Statiker. Doch wie hängen diese Kräfte des Mondes und der Sonne zusammen? Warum haben sie eine so starke Wirkung auf die Erde? Was hält den gesamten Kosmos im Gleichgewicht? Erich Wilk hat während seiner Gefangenschaft viel Zeit, Fragen zu stellen. Mehrere Jahre erlebt und beobachtet er Nacht für Nacht den Kosmos über sich und hält seine Entdeckungen später schriftlich fest.

„Alle Erden im All sind Vereinigungen von Monden
und Sonnen.
Es gibt im All nur Erden, Monde und Sonnen, und die
unzähligen Entwicklungsstadien und -situationen.
Alle Erden drehen sich auf der Stelle um sich selbst.
Ein Mond umkreist eine Erde auf runder Bahn,
links herum.
Eine Sonne umkreist eine Erde in ovaler Bahn
rechts herum.
Alle Monde haben Dehnungstendenz und werden darin
durch den Sonneneinfluss begrenzt.
Alle Sonnen haben Verengungstendenz und werden durch
die Monde darin begrenzt.
Die Grundstoffe aller Monde sind Dehnungsstoffe
(Metall usw.)
Die Grundstoffe aller Sonnen sind Verengungsstoffe
*(Stein usw.)“ **

Das sind außerordentliche Beobachtungen und Schlussfolgerungen, die allem zu widersprechen scheinen, was Wissenschaft und Forschung in den letzten Jahrhunderten beschrieben haben und als Wahrheit propagiert wird. Nach Wilk dreht sich die Sonne um die Erde und die Erde lediglich um sich selbst. Diese Vorstellung entspricht der des Ptolemäischen Weltbildes, auch geozentrisches Weltbild genannt, das schon zur Zeit der Antike Bestand hatte. Erst seit Kopernikus entwickelt sich unser heute gültiges heliozentrische Weltbild. So gesehen also erst seit relativ kurzer Zeit. Die sehr viel längere Zeit vorher, galt die Vorstellung, die Sonne drehe sich um die Erde. Die Entstehung des Kosmos stellt Erich Wilk sich folgendermaßen vor und geht dabei von regelrechten Zeugungen aus.

> *„Das Zusammenwirken von dynamischem und statischem Kosmos führte zur Entstehung von Monden und Sonnen. In getrenntem Zustand war die Spannung so geartet, dass die Mondenergie die Sonnenenergie in Bewegung zu setzen bestrebt war und die Sonnenenergie die Mondenergie zur Ruhe zu zwingen bestrebt war. Dieses Wechseln der Spannungen mit abwechselndem Mond und Sonnendominieren führte dazu, dass bei Nachlassen einer Energie eine Kollision, mit anschliessender Verschmelzung von Mond und Sonne stattfand. So entstand eine Erde. War die dominierende Energie ein Mond, so wurde es eine Mond-Erde. War es eine Sonne, wurde es eine Sonnenerde."* [...] *„Unsere Erde steht also aus dem Grunde mit unserem Mond und unserer Sonne in anziehender und abstossender Verbindung. Weil kosmische Mondenergie zur irdischen Mondenergie will, und kosmische Sonnenenergie zur irdischen Sonnenenergie, ist das Bestreben dieser beiden kosmischen Faktoren zur Erde hin da. Weil aber der kosmische Mond und die kosmische Sonne sich abstossen, kommt es nicht zu einer Vereinigung mit der Erde."* *

Erich Wilk erlebt in der Wüste hautnah das abwechselnde Dominieren von Mond- und Sonnenenergie. Sowohl im Temperaturunterschied als auch in dem Wechsel von gleißender Helligkeit zu tiefer Schwärze. Wer schon einmal in der Wüste war, weiß wie hell es tagsüber ist und wie schwarz es nachts ist. Wahrscheinlich entwickelt Erich Wilk aus dieser Anschauung heraus die Vorstellung, dass der Mondkosmos schwarz ist und die Erde nachts ummantelt und der Sonnenkosmos weiß ist und die Erde tagsüber einkleidet.

> *„Der Mondkosmos ist schwarz, die Monderde ist blau. Der Sonnenkosmos ist weiss. Die Sonnenerde ist rot. Die Mondatmosphäre ist grau-grün, die Sonnenatmosphäre ist grau-gelb."*

Aus der durch Gedankenprozesse gewonnenen Überzeugung heraus, dass Monde und Sonnen die Erden im All durch Verschmelzung ihrer Atmosphären zeugen, erlebt Erich Wilk das Bestreben der kosmischen Kräfte von Mond und Sonne zur Erde hin besonders intensiv. Er schlussfolgert, dass es genau wie beim Menschen dynamische und statische Erden geben muss. Eine Monderde ist demnach monddominiert und erscheint Wilk blau und eine Sonnenerde ist sonnendominiert und erscheint ihm rot.

Erich Wilk ist in seiner ägyptischen Gefangenschaft mit völlig anderen Inhalten beschäftigt als seine Leidensgenossen. Er forscht. Deshalb spricht er wohl nur wenig, beobachtet dafür umso mehr. Vielleicht erfragt er die Geburtsdaten seiner Mitgefangenen und notiert seine Beobachtungen. Er überlebt diese harten Kriegs- und Gefangenschaftsjahre nicht nur mit Hilfe seiner geistigen Regsamkeit, „vergisst sich selbst und seine Aufgabe nicht", sondern „lauscht der

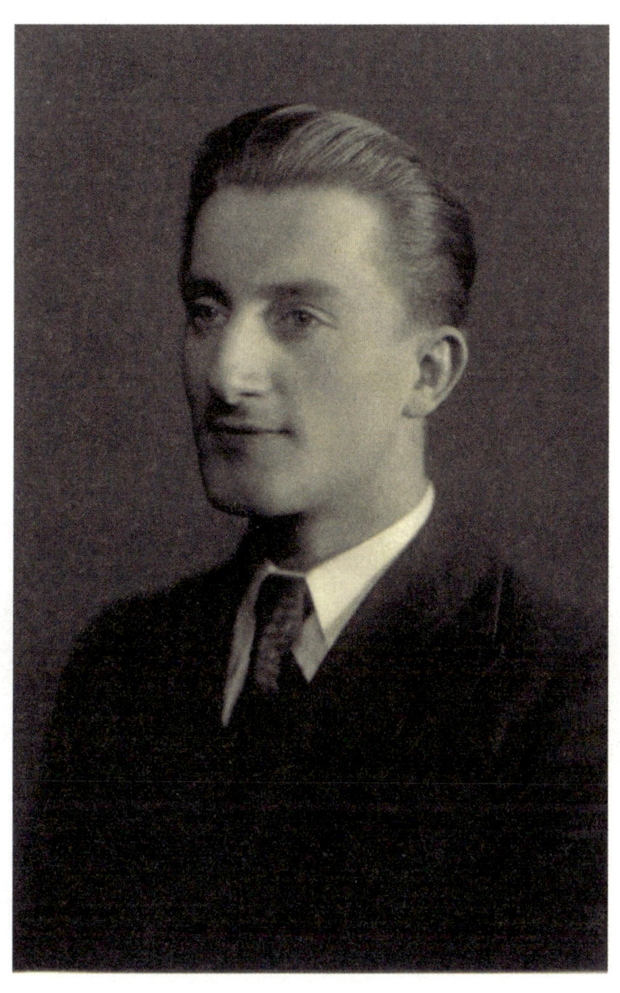

1947 nach der Rückkehr aus der Kriegsgefangenschaft

Natur etwas ab, was sie sonst diskret für sich behält". Seine „Beweisführung durch Ideen" nimmt konkrete Form an.

Am 17.12.1946 kommt er in ein weiteres Lager, Camp 380. Eine Tatsache, nach der sich wahrscheinlich jeder Gefangene gesehnt haben mag. Es ist nämlich ein Übergangslager für alle Gefangenen, die entlassen werden sollen. Am 14.1.1947 ist es laut englischer Karteikarte soweit und Erich Wilk wird aus der Gefangenschaft entlassen.

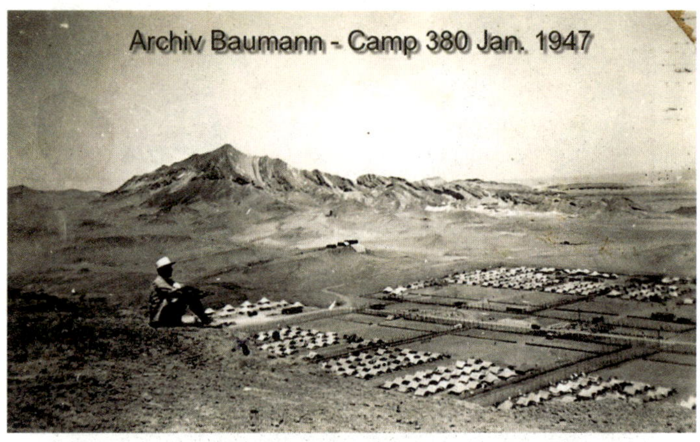
Archiv Baumann - Camp 380 Jan. 1947

Bereichert durch seine Entdeckung „in einer glücklichen Stunde", wie er sich später schriftlich ausdrückt, kehrt er aus der Kriegsgefangenschaft nach Deutschland zurück. Mit einer großen Aufgabe vor sich. Anfang Februar des Jahres 1947 trifft er in Minden ein.

Mindener Jahre

Zurückgekehrt aus der Kriegsgefangenschaft in Ägypten, ist Erich Wilks erste Anlaufstelle in Deutschland die Stadt Minden in Westfalen. Er ist nun 31 Jahre alt. In Minden lebt sein jüngerer Bruder Wilhelm und wahrscheinlich hat Wilhelm auch seinen Vater aus Bochum mitgebracht. Von der Mutter der beiden Brüder ist keine Spur mehr zu finden. Von der Schwester Ilse ist nur noch bekannt, dass sie im Juni 1940 heiratet. Am 7.2.1947 meldet sich Erich Wilk in Minden beim Einwohnermeldeamt an und lebt anfangs in der Hermannstraße 30. Ab dem 21.4.1948 ist er in der Friedrichstr. 8 gemeldet. Sein Bruder Wilhelm heiratet kurz nach seiner Ankunft im September 1947 und auch Erich findet sich mit der jungen Jutta Katharina Lambrecht zusammen. Sie heiraten am 23.2.1951. Jutta nimmt seinen Nachnamen an und heißt nun Jutta Wilk. Die wenigen Fotoaufnahmen, die von Erich Wilk erhalten sind, stammen aus der Nachkriegszeit bis Anfang der Sechziger Jahre. Hier steht er mit seiner Verlobten vor dem Standesbeamten.

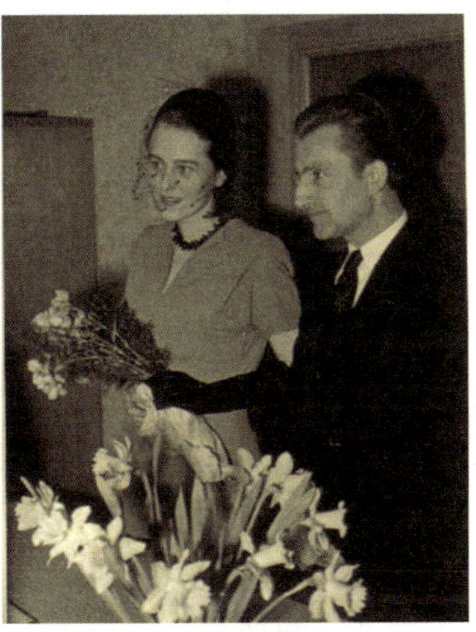

Es ist zu vermuten, dass Erich Wilk sofort mit großem Eifer an die Ausarbeitung seiner Lehre geht. Er plant eine erste Veröffentlichung seiner Entdeckungen, in der er seine bisherigen Erkenntnisse darlegen will. In Ägypten entdeckt er die Wirkungen der kosmischen Kräfte von Sonne und Mond auf die Erde und alles Leben auf ihr. Mithilfe dieses Wissens entdeckt er die entsprechenden Bewegungs- und Beruhigungszonen beim Menschen. In Minden geht er nun weiter ins Detail und untersucht Knochendichte, Hautbeschaffenheit, Blutkonsistenz und Zellenstärken beim Menschen. Er vermutet, dass die Knochenstärke in den verschiedenen Zonen – er nennt sie nun Mond- und Sonnenkörperteile – unterschiedlich sein muss und das sichtbar sein sollte. Hierzu begibt er sich in Schlachthäuser, um an toten Tieren Untersuchungen vorzunehmen:

> *„Als ich die Mond- und Sonnenkörperteile entdeckte, sagte ich mir, daß sich diese Merkmale auch körperlich stark unterscheiden müssten. Die Unterschiedlichkeit der Reizempfindlichkeit war offensichtlich, aber andere Punkte bedurften einer genaueren Untersuchung. Ich theoretisierte, daß empfindliche Stellen eine dünne Haut und viel sauerstoffreiches, stark zirkulierendes Blut haben müßten, und unempfindliche Stellen eine dickere Haut, sowie dickes, schwachzirkulierendes Blut. Dazu ging ich von der Gesetzmäßigkeit aus, daß auf eine Mondstelle eine Sonnenstelle folgen muß, um überhaupt eine Spannung zu ermöglichen. Dann stellte ich die Theorie auf, daß die Knochen an den Mondkörperteilen hart und dünnwandig mit großem Volumen in Erscheinung treten müssen und an den Sonnenkörperteilen weich, dickwandig und mit wenig Volumen. Tierschlachtungen bewiesen sofort die Richtigkeit. Der Schluß, daß in den Mondteilen mehr elektrische oder magnetische Spannung sein müßte, als in den Sonnenteilen, war wirklich leicht."*

Auf diese Art und Weise betrachtet und untersucht er mithilfe seiner geistigen Annahmen die physischen Gegebenheiten und kommt zu erstaunlichen Ergebnissen. Körperstellen mit dünnerer oder dickerer Haut, unterschiedliche Blutdicken in ein und demselben Körper, Knochen von unterschiedlicher Dichte sollen in jedem Menschen zu finden sein.

Die Lehre nimmt Gestalt an

Nun gilt es, diese Unterschiede bei den einzelnen Menschen auf einen Blick feststellen zu können und in der Praxis zu belegen, was er forschend entdeckt. Zu diesem Zweck entwickelt Erich Wilk eine Sonnentabelle und eine Mondtabelle. Er nutzt für seine Arbeit jede Methode und jedes Hilfsmittel, das ihm sinnvoll erscheint, eindeutige Belege für seine Thesen zu finden und zu erbringen.

> *„Als ich nun meine Mond- und Sonnentabelle konstruierte, um die Richtigkeit meiner Theorien zu überprüfen, berechnete ich bei mir den höchsten Prozentsatz an Pluselektrizität, den ein Lebewesen bekommen kann. Ich sagte mir, was auf dem Papier steht, muss sich beweisen, und so unternahm ich den ersten Schritt ins Reich der Medizin. Von Magnetopathen hatte ich genug gehört. Warum sie sich nicht durchsetzen konnten, das wollte ich jetzt herausfinden. Meine Berechnung hieß nun: Krankheit entsteht, wenn ein Körperteil durch typenwidriges Verhalten nicht die Durchblutung und damit elektrische oder magnetische Spannung besitzt, die er haben muß. Umgekehrt können die Körperteile, die von Natur aus wenig Spannung besitzen, durch falsche Tätigkeit zu viel haben. Der erste Versuch mußte die Richtigkeit meiner These beweisen. Mit Hilfe des siderischen Pendels, das bei mir auf Anhieb wundervoll ausschlug, begann ich nun, das rheumatische Bein meines Vaters zu behandeln. In jahrelanger ärztlicher Behandlung wurde seine Krankheit schlimmer statt besser. Von mir*

bekam er fünf Behandlungen und ist seitdem wohlauf. Und was tat ich dazu? Meinen Magnetismus steuerte ich dorthin, wo mein Vater in gesundem Zustand viel haben mußte, aber aufgrund seiner Krankheit nicht hatte. Ich steuerte also sein Blut mit meinem Willen. Was er dabei empfand, als meine elektrischen Ströme seine verengten Zellen infolge stärkerer Durchblutung erweiterten, kann sich jeder vorstellen." [...] *„Um mit der Ärzteschaft den Frieden zu halten, behandelte ich nur solche Patienten, denen durch ärztliche Kraft nicht mehr zu helfen war. Und das waren, zum Nachteil unserer heutigen Medizin, nicht wenige."*

Heutzutage steht die Mehrheit der Gesellschaft dem Siderischen Pendel eher kritisch gegenüber, da die moderne Wissenschaft die Ergebnisse als nicht nachvollziehbar und empirisch nicht belegbar bezeichnet. Es ist damit als Hilfsmittel nicht anerkannt. Früher aber waren das Pendel und auch die Rute alltägliche, wirkungsvolle und anerkannte Hilfsmittel und Werkzeuge des Menschen, um mit den Sinnen unsichtbare Dinge sichtbar und erkennbar zu machen. Wilk sieht sich durch das Pendel in seinen vorher aufgestellten Thesen bestätigt und beginnt bei seinem Vater praktische Erfahrungen mit der Umsetzung zu sammeln. Hier wird der Heilungsansatz von Erich Wilk deutlich. Da er davon ausgeht, dass das kosmische Gleichgewicht von Plus- und Minuskraft, von Dehnungs- und Zentrierungskraft, auch im Menschen wirkt, wird ein Körperteil krank, in dem die kosmische, lebenserhaltende Spannung nicht ausreichend vorhanden ist. Es muss also die richtige Spannung wieder hergestellt werden. Erich Wilk lernt mit seinen Händen und seiner Vorstellungskraft das Blut zu steuern. Nicht nur am Blut, an den Knochen und der Haut stellt er die beiden unterschiedlichen Zonen fest. Auch an den Haaren der unterschiedlichen Körperzonen erkennt Wilk die Richtigkeit seiner Annahmen.

„Bei beiden Typen sind die Knochen an den Mondteilen hart und an den Sonnenteilen weich. Mit der Behaarung ist es ebenso."

Das bedeutet, die Behaarung jedes einzelnen Menschen ist an den Dehnungsstellen dünner und deshalb härter – von festerer Konsistenz – als an den Sonnenteilen, an denen die Behaarung dicker und deshalb weicher – von lockerer Konsistenz – ist. Direkt anschließend heißt es im Zitat:

„Da der Mond das Bewegungsprinzip verkörpert und meiner Meinung nach die Plus-Elektrizität bildet, regt er die entsprechenden Körperteile an. Er regt natürlich alle Körperteile an, nur unterschiedlich, und zwar in dem Verhältnis der Stärke zueinander. Mit der Sonne ist es ebenso. Der Dynamiker ist nun dank seines Mondeinflusses mit den Körperstellen in steter Bewegung, die dazu prädistiniert [sic!] *sind. Alles ist locker, fließend und weich. In dem Moment, wo er gegen dieses Prinzip verstößt und sein Blut sich durch zu schnelle Bewegung der Sonnenkörperteile in diesen konzentriert, treten bei ihm Kreislaufstörungen auf, da die B-Teile aufgrund ihrer dicken Zellwände keine starke Durchblutung vertragen. Zunächst macht sich nur ein Unlustgefühl bemerkbar, dann tritt ein Nervenschmerz mit vorheriger Nervosität auf, und die letzte Erscheinung ist organischer Art."*

Nun kann er mit dem Heilen auf ganz praktische Art beginnen.

„Wie sieht nun die Therapie aus: Die Mondteile müssen sofort wieder in Bewegung gesetzt werden, sei es durch direkte Betätigung, durch Schockwirkung mit Elektrizität oder

heißem Wasser an den A-Stellen, und mit kaltem Wasser an den B-Stellen. Feuchtwarme Packungen an den A-Teilen sind genau so wirksam wie wärmeentziehende Packungen an den B-Teilen. Am besten macht man beide zur gleichen Zeit, um die natürliche Spannung wieder herzustellen."

Hier erscheint es sinnvoll die Begrifflichkeiten zu klären: Für den Begriff „Mondkörperteile" benutzt Wilk auch Beschreibungen wie „A-Stellen", „Mondteile", „Dehnungsteile", „Dehnungsstellen", „Pluskörperstellen" oder auch „A-Teile". Für den Begriff „Sonnenkörperteile" verwendet er auch die Ausdrücke „B-Stellen", „Sonnenteile", „Verengungsteile", „Minuskörperstellen" oder auch „B-Teile". Statt „Verengung" könnte man auch „Zentrierung" sagen, was dem Empfinden des Sonnentyps, auch Beruhigungsatmer, näher kommt.

Erich Wilks Forscherdrang findet Betätigung und Bestätigung in überraschenden Zusammenhängen:

„Meine Behauptung, daß die Zellwände an den Pluskörperstellen dünner seien als an den Minuskörperstellen, wurde durch Sektionen an plötzlich Verstorbenen bewiesen. Ich ging sogar soweit, die Körperstellen zu bestimmen, die zu wenig und die zu viel Blut hatten."

Offenbar hat er Kontakte zu Krankenhäusern, die ihn zu solcher Art Sektionen hinzurufen. Jede Gelegenheit und jede Begegnung in seinem Leben nutzt Erich Wilk, um mit seiner ganz speziellen Sicht die Welt und ihre Phänomene wahrzunehmen und zu erklären.

„Ich hatte Gelegenheit, die vielfältigsten Krankheiten zu heilen. Die Ursachen lagen immer in einem typenwidrigen

Verhalten der Patienten, sei es durch falsche Ernährung, sonstige Lebensweise, Beruf, Aufregungen usw.“

Einer dieser Kontakte ist schriftlich erhalten. Der Chefarzt Dr. Eschbaum bescheinigt Erich Wilk sein Wirken bei seinen Patienten. Erich Wilk verarbeitet solche Belege. Sie werden abgetippt und vervielfältigt.

„Chefarzt Dr. Eschbaum
Bad Godesberg 23.5.50

Herrn Erich Wilk bestätige ich, dass er bei meiner Patientin Frau Dr. Bussmann mit gutem Erfolg ein jahrelang bestehendes schmerzhaftes Leiden im Bauche (Mesenterialdrüsen?) durch 3 Sitzungen soweit gebessert hat, dass die Beschwerden verschwunden sind. Die vor der Behandlung fühlbare Resistenz, rechts neben d. Nabel, war nach der Behandlung nicht mehr festzustellen. Die Patientin fühlt sich auch heute noch vollkommen wohl.

Auch bei einer anderen Patientin mit sehr lange bestehenden heftigen Kopfschmerzen, die bis in die Brust ausstrahlten, hat Herr Wilk einen recht guten Dauererfolg erzielt.

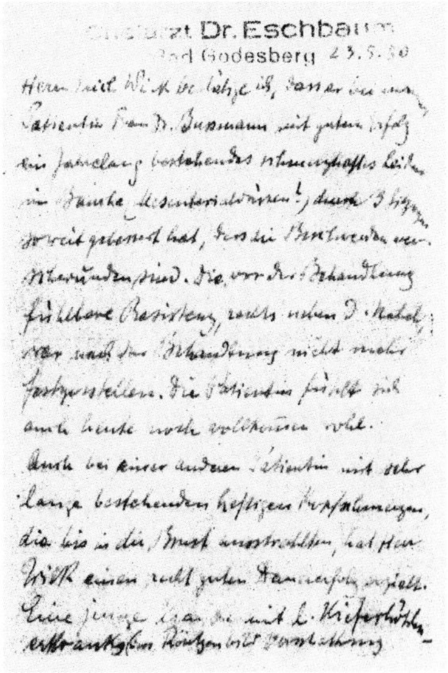
Chefarzt Dr. Eschbaum
Bad Godesberg 23.5.50

Eine junge Kranke mit l. Kieferhöhlenerkrankung (im Röntgenbild Verschattung der l. Kieferhöhle) u. heftigen

Schmerzen, die in die ganze l. Gesichtshälfte ausstrahlten, wurde durch 2 Sitzungen geheilt.

Bei einer 4. Kranken mit Kieferhöhleneiterungen beiderseits (durch Röntgenaufnahmen und Operation festgestellt) u. heftigen Kopfschmerzen u. schwerer Beeinträchtigung des Allgemeinzustandes, war der Erfolg einer einzigen, aber längeren Sitzung augenblicklich. Der letztere Fall war durch stationäre Behandlung in einer Nervenklinik nicht gebessert worden.

Gez: Dr. Eschbaum
Chefarzt des Sanatoriums Dr. Schorlemmer"

Wie sahen aber nun Erich Wilks Behandlungen aus? Er spricht einerseits von Kalt- und Warmanwendungen und andererseits von Blutsteuerung. In einem Bericht der philosophischen Fakultät der Universität in Bonn, der nur 10 Tage vorher entsteht, wird ein Experiment beschrieben, das seine Behandlung darstellt. Weiterhin ist dieses Dokument besonders interessant, weil es ein wissenschaftliches Experiment beschreibt und das Untersuchte und die Aussagen Erich Wilks zu 100 Prozent bestätigt. Diese Bescheinigung ist in einer Abschrift erhalten. Sie ist zwar nicht als identisch mit dem Original gegengezeichnet oder beglaubigt, aber an der Richtigkeit der Abschrift gibt es keinen Grund zu zweifeln. Im Nachlass von Erich Wilk finden sich viele solcher Abschriften, die alle mit derselben Schreibmaschine getippt sind. Das Original dieser Experimentbeschreibung existiert nicht mehr.

„Philosophisches Seminar Abt. B der Universität Bonn, den 13.5.1950

<u>Bescheinigung</u>

Herr Erich Wilk, Verfasser eines 1949 in Minden erschienenen Werkes über Typenlehre, erschien am 12.5.1950 im Psychologischen Institut der Universität vor einem Kreis von etwa 20 Studierenden, Psychologen und Medizinern, und führte 2 Stunden lang Versuche vor. Es war ausdrücklich vereinbart worden, dass Diskussionen über Hypothesen (Welcher Art immer) unterbleiben sollten. Was also „Magnetismus" sei, oder was „Suggestion", was unter „statisch" und „dynamisch" zu verstehen sei, stand wissenschaftlich nicht zur Diskussion. Gegenstand der Untersuchung war einzig und allein ein vereinfachtes Experiment, das eindeutige Voraussagen möglich machte, – ganz gleichgültig, wie man sie eines Tages erklären oder deuten könnte.

Herr Wilk liess sich den Geburtstag der zwölf Versuchspersonen geben und machte daraufhin zu Protokoll eines reiferen Studenten genaue Voraussagen über eindeutig zu bestimmende Ereignisse, – nämlich über die Bewegungen eines Ringes, der an einem Faden zwischen den Fingern der Versuchspersonen gehalten wird (sogenanntes „siderisches Pendel"). Das Pendel schlug entweder im Sinne eines Uhrpendels oder der Ring schwang im Kreise. Das einzige, was Herr Wilk sichtbar tat, war dies, dass er die Hände (beide) mit entschiedenem aber nicht schmerzlichem Druck auf die Stirn und andernfalls auf das Hinterhaupt der Vpn. legte. Es waren also folgende Verkettungen möglich:

Hand auf Stirn – Kreisen
Hand auf Hinterkopf – Kreisen
Hand auf Stirn – Pendelschlag
Hand auf Hinterkopf – Pendelschlag

Die Bewegungen des Pendels wurden von einem Beobachter (Dr. med. und phil.) kontrolliert. Die Vpn. wurden von Wilk in S-Typen und D-Typen eingeteilt, – gleichfalls nur zu Händen des Protokollanten. Die Vpn. erfuhren also weder, ob sie zum S-Typ oder zum D-Typ gehören sollten, noch was geschehen werde, wenn Stirn oder Hinterkopf berührt wurde. Das Verfahren war unwissentlich.

Was an „Kräften" und „Ursachen" immer im Spiel gewesen sein möge, – soviel ist sicher und durch Zeugen festgestellt, dass die perfekten Voraussagen von Herrn Wilk in all diesen Fällen zu 100 % eingetroffen sind. Und das ist zweifellos bemerkenswert. Man kann das ja ganz positivistisch aussagen. Wenn St. oder Hk berührt wird, dann schlägt das sP bei S Personen unter Einfluss eines m Elements entweder in der Form Kr oder in der Form Up Die Relationen bestehen.

St – S – Kr	*Hk – S – Up*
St – D – Up	*Hk – D – Kr*

Die theoretischen Diskussionen darüber, was ein Statiker, was ein Dynamiker sei, welche „Kräfte" das Pendel in Bewegung setzen, werden davon garnicht berührt.
Und das ist eben der wissenschaftliche Vorzug jenes gelungenen Experimentes.

Nur soviel darf hinzugefügt werden, dass <u>*verbale*</u> *Suggestion mit Sicherheit ausgeschaltet war.*

Weitere Versuche waren gleichfalls höchst interessant, doch trugen sie einen vorläufigen Charakter. Man würde die oben getroffenen Feststellungen nur entwerten, wenn man einen Bericht über Vorversuche mit denen über einen geschlossenen Versuch vermengen wollte.

Professor Dr. Siegfried Behn
gez: Siegfried Behn

Siegel Psychol. Institut der Universität Bonn VAS

Stempel: Siegfried Behn, Bonn, Friedrich-Wilhelmstrasse 8"

A b s c h r i f t.

Philosophisches Seminar Abt. B
der Universität Bonn. den 13.5. 1950.

B e s c h e i n i g u n g

Herr Erich W i l k, Verfasser eines 1942 in Minden erschienenen Werkes über Typenlehre, erschien am 12.5.1950 im Psychologischen Institut der Universität vor einem Kreis von etwa 20 Studierenden, Psychologen und Medizinern, und führte 2 Stunden lang Versuche vor. Es war ausdrücklich vereinbart worden, dass Diskussionen über Hypothesen (welcher Art immer) unterbleiben sollten. Was also "Magnetismus" sei, oder was "Suggestion", was unter "statisch" und "dynamisch" zu verstehen sei, stand wissenschaftlich nicht zur Diskussion. Gegenstand der Untersuchung war einzig und allein ein vereinfachtes Experiment, das eindeutige Voraussagen möglich machte, – ganz gleichgültig, wie man sie eines Tages erklären oder deuten könnte.

Herr Wilk liess sich den Geburtstag der zwölf Versuchspersonen geben und machte daraufhin zu Protokoll eines reiferen Studenten genaue Voraussagen über eindeutig zu bestimmende Ereignisse, – nämlich über die Bewegungen eines Ringes, der an einem Faden zwischen den Fingern der Versuchspersonen gehalten wird (sogenanntes "siderisches Pendel"). Das Pendel schlug entweder im Sinne eines Uhrpendels oder der Ring schwang im Kreise. Das einzige, was Herr Wilk sichtbar tat, war dies, dass er die Hände (beide) mit entschiedenem aber nicht schmerzlichem Druck auf die Stirn und andernfalls auf das Hinterhaupt der Vpn. legte. Es waren also folgende Verkettungen möglich:

Hand auf Stirn – Kreisen Hand auf Hinterkopf-Kreisen
Hand auf Stirn –Pendelschlag Hand auf Hinterkopf-Pendelschlag.

Die Bewegungen des Pendels wurden von einem Beobachter (Dr. med und phil.) kontrolliert. Die Vpn. wurden von Wilk in S – Typen und D – Typen eingestellt, – gleichfalls nur zu Händen des Protokollanten. Die Vpn. erfuhren

Wie in dem Bericht beschrieben, hält Erich Wilk offensichtlich beide Hände an der Versuchsperson, die untersucht wird, das Pendel aber ist in der Hand der Versuchsperson, die unwissend über die Ereignisse ist, welche Wilk mit Hilfe des Geburtsdatums vorher vorausgesagt und schriftlich zu Protokoll gegeben hat. Aus der Experimentbeschreibung geht klar hervor, dass Erich Wilk mit seinen Händen gearbeitet hat und das Pendel der Versuchsperson eindeutig ausschlug, sodass in allen Fällen die Vorhersagen Wilks eintrafen. Auch die Beschreibung des Pendels ist interessant. Es ist ein Gewicht, in diesem Fall ein Ring, an einer Schnur. In dem Experiment wird beschrieben, was Erich Wilk in seiner Veröffentlichung beschreibt. Mit den Händen steuert er das Blut, in die Dehnungsbereiche hinein beschleunigt er es, in die Beruhigungszonen hinein verlangsamt er es und das Pendel bewegt sich bei dynamischer Beschleunigung im Kreis und bei statischer Verlangsamung schwingt es hin und her. Es wird ersichtlich aus der Experimentbeschreibung, wie wichtig es ist, sich nicht an Begriffen oder sichtbaren und unsichtbaren Kräften zu stoßen und darüber zu diskutieren, bis der eigentliche Wert der Entdeckung entkräftet ist. Durch die Ausklammerung der Begriffe und Kräfte entsteht eine objektive Sicht auf das Experiment. Hier wird erkennbar mit welcher Klarheit Erich Wilk denkt.

Er arbeitet an seiner Veröffentlichung, fasst zusammen und formuliert:

> *„Zunächst nun meine Typenlehre: Ich unterscheide einen dynamischen oder auch Bewegungstyp und einen statischen oder auch Ruhetyp. Als Nebenbezeichnung gilt für*

den Dynamiker noch das Wort „Mondtyp" und für den Statiker das Wort „Sonnentyp". Der Zellenbau des Körpers unterliegt diesen beiden Kräften, und zwar konstruiert der Mond das Zellinnere und die Sonne das Zelläußere. An den Mondkörperstellen ist das Volumen der Zellen groß und die Wände sind dünn, an den Sonnenkörperstellen ist das Volumen klein und die Wände sind dick. Die elektrische oder, besser gesagt, magnetische Kraft ist in den A- oder Plusstellen groß, das Blut ist dünner, also sauerstoffreicher und in den B- oder Minusstellen klein, wo das Blut sauerstoffärmer und dicker ist. Beim Blutkreislauf nehmen nun die betreffenden Körperstellen die Stoffe aus dem Blut auf, die sie zu ihrem Aufbau und zur Erhaltung brauchen.

Die A- oder Mondteile des Mondtyps sind: Hintere Kopfhälfte, einschließlich Ohren, Oberkörper bis zum Nabel, Arme und Beine. Die B- oder Sonnenteile sind: Vordere Kopfhälfte, Gesicht, Hals, Unterleib und Becken."

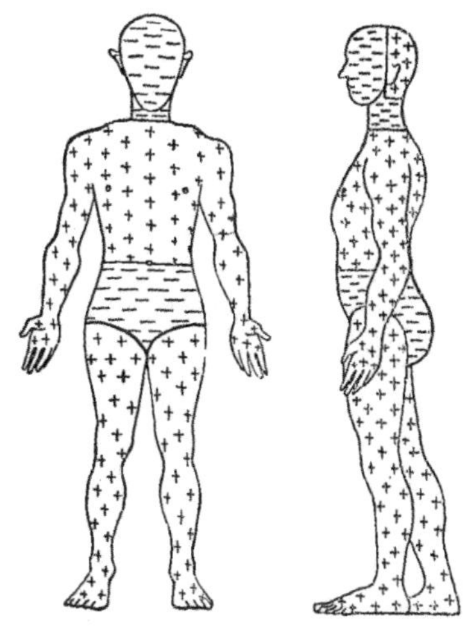

Diese Originalskizze zeigt die Bewegungs- und Beruhigungszonen beim Dynamiker. Die Pluszeichen zeigen die Dehnungsbereiche und die Minuszeichen die Beruhigungszonen. Es überwiegen die Bewegungszonen, daher der Name Bewegungstyp. Auffällig sind die mehrheitlich horizontalen Übergänge und der eine vertikale Übergang im Schädel, welcher relativ flach skizziert ist. Auffällig ist weiterhin das längliche Becken.

„Die A- oder Mondteile des Sonnentyps sind: Vordere Kopfhälfte, Gesicht, Hals, Unterleib und Becken. Die B- oder Sonnenteile sind: Hintere Kopfhälfte einschließlich Ohren, Oberkörper bis zum Nabel, Arme und Beine."

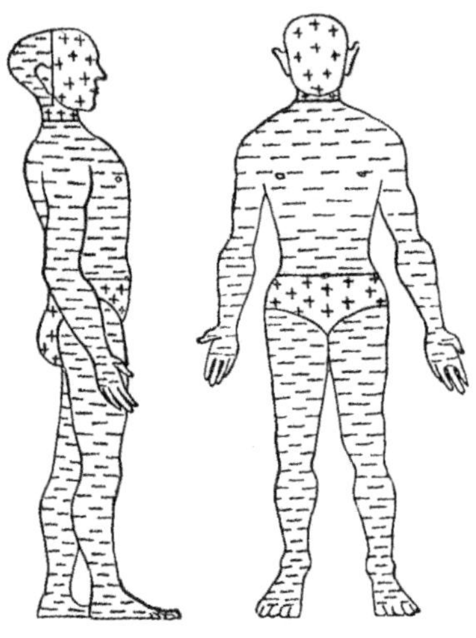

Diese Originalskizze zeigt die Beruhigungs- und Bewegungszonen beim Statiker. Die Minuszeichen zeigen die Beruhigungszonen und die Pluszeichen die Bewegungszonen. Hier überwiegen die Beruhigungszonen, daher der Name Beruhigungstyp. Auffällig sind auch hier die überwiegend horizontalen Übergänge und der eine vertikale Übergang im Schädel, welcher ausladender als beim Dynamiker skizziert ist. Das Becken ist wesentlich kürzer dargestellt.

Im weiteren Verlauf seiner Forschungen kommt Erich Wilk nun an einem sehr interessanten Punkt an:

„Sehr schnell fand ich innerhalb meiner Typenlehre noch eine zweite Unterteilung, nämlich die Empfindungs- und Denktypen, also Intuitive und Intellektuelle. Bei den Intuitiven konzentriert sich das Blut hauptsächlich in den Körperteilen und bei den Intellektuellen im Kopf. Es war für mich leicht, Diagnosen zu stellen, wenn ich anhand des Geburtsdatums den Typ feststellte: Hier war die Frage, ob falsches oder richtiges Denken, zu viel oder zu wenig Denken, mit einem Blick in die Tabelle gelöst. Auf diese Art und Weise konnte ich sogar eine Gehirnblutung in kürzester Zeit heilen."

„Empfindungstypen“ sind nach Erich Wilks Erkenntnis Menschen, die zuerst intuitiv Entscheidungen treffen, dann über Umsetzungsmöglichkeiten, deren Vor- und Nachteile nachdenken und schließlich handeln. Der „Denktyp“ überlegt zuerst intellektuell seine Möglichkeiten, wägt Vor- und Nachteile ab und kann erst nach Einstellung eines Gefühls zur Entscheidung und zum Handeln kommen. Dies alles kann sich bei beiden Typen blitzschnell abspielen oder ein langwieriger Prozess sein.

Die Berechnung

Als nächstes beschreibt Wilk die theoretische Grundlage seiner Mond- und Sonnentabelle.

> *„Die Berechnung der Einflußkräfte geht nun folgendermaßen vonstatten: Der Mond bewirkt den Plus-Magnetismus und die Sonne den Minus-Magnetismus. Bei Neumond haben wir den geringsten Einfluß an Dynamik, bei Vollmond den größten. Neumond gleicht 1 Prozent, Vollmond gleicht 100 Prozent. Ist nun ein Mensch an einem Tage geboren, an dem wir gerade Halbmond hatten, hat er 50 Prozent Mondeinfluß. Es ist dabei gleich, ob abnehmender oder zunehmender Mond war. Da die Zeit von Neumond bis zum Vollmond 14,75 Tage beträgt, hat ein Mondtag rund 6,66 Prozent Einfluß. Ist jemand also drei Tage vor oder nach dem Neumond geboren, hat er 20 Prozent Mondeinfluß oder Plus-Magnetismus. Der Sonneneinfluß rechnet von der Neusonne am 21.12. bis zur Vollsonne am 21.6. und rückwärts. Ist nun jemand am 21.3. oder am 21.9. geboren, dann hat er 50 Prozent Sonneneinfluß oder auch Statik, das heißt Minus-Magnetismus. Am 21.12. ist der Sonneneinfluß 1 Prozent und am 21.6. 100 Prozent. Der Prozentsatz,*

den der Mensch am Tage seiner Geburt mitbekommt, ist entscheidend, da er in diesem Moment zum ersten Male selbständig atmet. Ein Sonnentag hat 0,55 Prozent Einfluß. Ist nun jemand 10 Tage vor oder nach dem 21.6. geboren, dann hat er 94,5 Prozent Sonneneinfluß. Nehmen wir nun als Beispiel einen Menschen, der am 21.3. zu einer Zeit geboren wurde, in der wir gerade Vollmond hatten, dann ist dieser Mensch ein Mondtyp oder Dynamiker, weil die Mondkraft 100 Prozent betrug und die Sonnenkraft nur 50 Prozent. Die Kraft, die dominiert, ist entscheidend für die Individualität des betreffenden Wesens. Ist ein Mensch am 21.6. zu einer Zeit geboren, in der wir gerade ¾ Mondeinfluß hatten, dann besitzt er 100 Prozent Sonneneinfluß, aber nur 75 Prozent Mondeinfluß. Er ist also ein Sonnentyp oder auch Statiker.“

In der Mindener Ausgabe erscheint nicht nur diese Beschreibung der Errechnung, sondern im Anhang sogar eine Mondphasentabelle zur Errechnung der Mondstärke für jedwedes Jahr, eine Tabelle für die Sonnenwerte für jeden Tag im Jahr und eine Jahrgangstabelle vom 11. Jh. bis 1969. Den Tabellen geht eine Tabellenerklärung und eine Anweisung zur Handhabung der Tabellen voraus.

Nun zur Errechnung der Intuitiven und Intellektuellen:

„Innerhalb der beiden Grundtypen unterscheide ich noch einen intuitiven und einen intellektuellen. Hat jemand unter 50 Prozent Einflußkraft (der Dynamiker z.B. Mondkraft, oder der Statiker Sonnenkraft), dann gehört er zu dem Intuitiven-Typ, bei dem das Blut hauptsächlich im Körper zirkuliert. Hat jemand aber über 50 Prozent Einflußkraft, dann konzentriert sich das Blut hauptsächlich im Kopfe und charakterisiert ihn als Intellektuellen. Hier ist es wich-

tig, Wissen von Denkkraft genau zu unterscheiden. Es gibt intuitive Professoren, die instinktmäßig handeln, und es gibt intellektuelle Arbeiter, die jede Tätigkeit planen. Wissen ist immer Intuition, aber Kombinieren und Planen verlangt Denkkraft. Muss ein Intuitiver planen, wird er kopfkrank. Wird ein Intellektueller gezwungen, viel körperlich zu arbeiten, wird er körperlich krank. Mit dem Willen ist da nichts auszurichten. Die Natur hat jedem die Grenzen gesetzt."

Um es ganz klar auszudrücken, nur wenn der höhere Wert von beiden unter 50 Prozent liegt, automatisch liegt der untere dann auch unter 50 Prozent also beide Werte unter 50 Prozent liegen, handelt es sich um einen Intuitiven Typen. Mit „Wissen" meint Erich Wilk hier nicht Allgemeinbildung, sondern eher etwas wie „Gewissheit".

Erste Beobachtungen zu diesen doch ungewöhnlichen Beschreibungen des Intuitiven und Intellektuellen macht er als Student in Berlin im Gangstermilieu und bei seinen Professoren.

Nicht nur die Ausarbeitung seines Buches nimmt Form an, auch seine Tätigkeit als Heiler wird wahrgenommen und spricht sich in Minden herum. Menschen mit den verschiedensten Problemen finden den Weg zu ihm und so nimmt es nicht Wunder, dass auch die Ärztewelt mehr und mehr auf seine Heilungen aufmerksam wird. Erich Wilk überlegt:

„Nach meiner Typenlehre ist es möglich, die Plus- und Minusaufladung eines Menschen festzustellen und damit im Krankheitsfalle auch jede Veränderung. Ebenso ist es möglich, festzustellen, welcher Arzt magnetische Kräfte hat. Wer nun nicht mit diesen Kräften arbeiten kann, der hat

zumindest die Möglichkeit, seine Therapien und Injektionen typenrichtig anzuwenden."

Und spricht sie direkt an.

„Wenn ich mich nun an die Ärzteschaft wende und sie bitte, meine Ausführungen objektiv zu lesen, dann tue ich das aus dem Grunde, um zu verhüten, daß meine Erkenntnisse von Kurpfuschern und sonstigen Geldmachern ausgenützt werden."

Später lässt er sich aus diesem Grund seine Lehre durch Copyright schützen. Der Grund also, dass sich das Siderische Pendel nicht durchsetzen konnte, liegt nach Wilk darin, dass nur wenige Menschen von ihrer kosmischen Veranlagung her dafür geeignet sind mit diesen Kräften zu arbeiten.

Nicht nur im Gesundheitsbereich wendet Erich Wilk die kosmischen Entdeckungen an. Er entwickelt anscheinend auch ein Gerät, das einem Polygraphen, einem Lügendetektor, zu gleichen scheint.

„Ich bin durch exakte Forschung soweit gelangt, dass ich Lüge und Wahrheit absolut feststellen kann. Eine Apparatur wird in Kürze der Öffentlichkeit übergeben."

Wilk unterscheidet zwischen Wissenschaft und Forschung. Unter Wissenschaft versteht er reine Denktätigkeit, die Fähigkeit Wissen zu erschaffen, durch das Hinterfragen der beobachteten Erscheinungen und das Aufstellen von Thesen infolge geleisteter Gedankenarbeit. Forschung bedeutet bei ihm die Untersuchung der Erscheinungen und Phänomene unter Hinzunahme der aufgestellten These.

Ob Erich Wilk sein Polygraphen-Projekt umsetzen konnte, ist unbekannt. Es sind keine von ihm entwickelten Polygraphen bekannt. Er beschreibt seine Erfindung nicht genauer, so dass anhand der Funktionsweise der unterschiedlichen Geräte, die im Umlauf sind, keine Rückschlüsse auf eine Weiterentwicklung seiner Erfindung gezogen werden können. Die ersten Polygraphentests wurden schon in den dreißiger Jahren unternommen. Die Anwendung dieser Technik hat vor allem in den USA große Verbreitung gefunden.

Neben all diesen Tätigkeiten findet Erich Wilk die Zeit, Geige zu spielen. Vielleicht plant er öffentliche Konzerte. Vielleicht knüpft er auch an sein ursprüngliches Ziel eines Orchestermusikers an, um seinen Lebensunterhalt zu sichern. Zumindest lässt er professionelle Fotos erstellen.

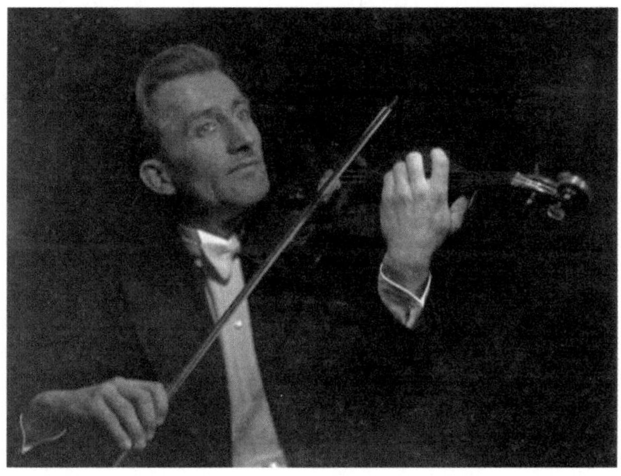

Um 1950

Ob er Auftritte als Violinist hat, ist nicht bekannt. Jedenfalls wird Musik nicht Mittelpunkt seines Lebens werden. Seit seiner Kriegsgefangenschaft ist ihm wahrscheinlich klar, seine Lehre und deren Entwicklung und Verbreitung in seinen Lebensmittelpunkt zu rücken. Diese Lebensaufgabe, dieses große Ideal, hat für ihn eindeutigen Vorrang. Offensichtlich kann er auch schon bald von der Arbeit als Lebensberater und Heilender leben.

Erste Veröffentlichung

Im Jahre 1949 erscheint seine erste Veröffentlichung im Dr. Francis Ising Verlag Minden i.W. Eine blaue Broschüre in DinA 5 Format mit genau 80 Seiten.

Im Nachwort heißt es dazu:

> *„Wenn ich meine Erkenntnisse in dieser kurzen Form der Öffentlichkeit übergebe, dann tue ich es, um zu beweisen, daß es nicht immer notwendig ist, dicke Bücher zu schreiben. Die augenscheinliche Vielfalt aller Lebensgebiete ist mit einfachsten Mitteln zu ordnen. Der naturgesetzliche Dualismus gestattet eine absolute Einordnung. Entweder sind Ideen, Begriffe und Gegenstände dem Dynamischen zugeordnet oder dem Statischen. Entweder dominiert das Intellektuelle oder das Intuitive. Die Benutzung dieses Schlüssels ermöglicht jedem Suchenden Einblick in die Naturgeheimnisse, deren Kenntnisse eine Sicherheit geben, die schwierigsten Probleme klar und leicht erscheinen zu lassen. Es gibt kein Lebensgebiet, auf das diese Gesetze nicht anwendbar wären. Die erste Voraussetzung aber, sie anzuwenden, ist, sich ohne Vorurteile und in voller Abgeschiedenheit von allen störenden Einflüssen mit ihnen zu beschäftigen."*

Diese Zeilen vermitteln Souveränität, Klarheit und eine felsenfeste Überzeugung der Wahrheit bezüglich der Inhalte seiner Lehre. Sie zeigen auch die idealistische Überzeugung, unter der Wilk antritt, der Menschheit mit seinem Lebenswerk zu dienen. Nicht alle Menschen reagieren begeistert auf seine Ideen und Therapievorschläge. Es scheint nicht leicht zu sein, sich auf seine Vorstellungen einzulassen. Vorurteile sind da und lassen sich nicht so leicht abbauen. Manche nehmen seine Hilfe vielleicht dankend an, bis sie wieder einigermaßen gesund sind und kehren dann in ihren Alltag zurück. Sie nutzen seine Lehre lediglich als Methode, um im Kampf um die Lebensexistenz nicht ins Hintertreffen zu geraten. Wilk möchte aber eine grundlegende Entwicklung im Menschen anregen, die, wie er beteuert, Zeit und Muße zum Nachdenken erfordert. Er möchte zu einem Denken anregen, das sich ohne Vorurteile und in voller Abgeschiedenheit von störenden Einflüssen abspielt. Erich Wilk beschreibt da die Aktivität der Meditation, ohne jemals diesen Ausdruck zu gebrauchen.

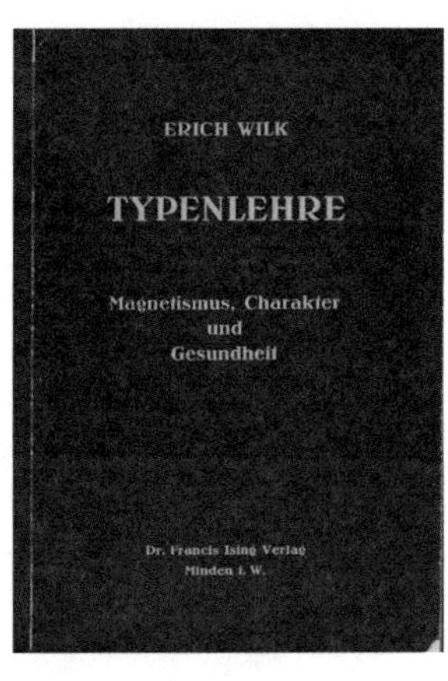

Die Höhe seiner ersten Auflage ist nicht bekannt, eine zweite Auflage erscheint nicht. In Erich Wilks Aufzeichnungen gibt es weder einen Hinweis noch eine Erklärung für diese Tatsache. Das eröffnet weiten Raum für Spekulationen. Ob nun der Dr. Francis Ising Verlag, der noch bis zum Jahre 1995 weiter besteht, einem weiteren Druck widerspricht oder ob Erich Wilk selbst eine weitere Verlegung nicht wünscht, ist unbekannt. Es ist nicht zu bezweifeln, dass er von der vollständigen Richtigkeit seiner Inhalte überzeugt ist. Vielleicht möchte er jedoch zeitgerechter formulieren. An vielen Stellen benutzt er Begriffe wie „Rasse“. Gleich auf der ersten Seite im ersten Absatz heißt es:

„Man ignorierte mit diplomatischer Gelassenheit die Tatsache, daß ein großer Teil der Weißen an der schwarzen Kultur und ihrem Heimatboden mehr Gefallen hatten als an den Segnungen der eigenen, rassisch und blutsgebundenen Stammesangehörigen. Als man dann feststellte, daß in umgekehrter Weise viele Schwarze mit den europäischen Verhältnissen so schnell fertig wurden, daß man ihnen weder Doktor- noch Professortitel vorenthalten konnte, da berief man sich auf abgespielte Theorien, die von der großen Gefahr orakelten, der alles ausgesetzt sei, was mit den schwarzen Teufeln in Berührung komme. Ganz wenige machten den Versuch, diesem Geheimnis der Anpassungsfähigkeit auf die Spur zu kommen.“

Oberflächlich gesehen mag man heutzutage erschrecken über diese Formulierungsweise. Wer aber um den Inhalt seiner Aussage bemüht ist, wird bald bemerken, dass die Ausdrucksweise Wilks nicht das geringste mit Rassismus zu tun hat, sondern lediglich Ausdrücke wie „Rasse“ benutzt. Genau im Gegensatz zu rassistisch diskriminierendem Denken versucht Erich Wilk die Gesetze zu ergründen, wie es zu den unterschiedlichen Farben und Formen in den menschlichen Erscheinungen kommt und so wissenschaftliche Belege für die Unhaltbarkeit der „abgespielten Theorien“ zu finden.

„Wer der Astrologie, dem Standesdünkel und dem Rassismus frönt, beweist, dass er nicht wissenschaftlich denken und nicht forschend wahrnehmen kann. Dynamiker und Statiker, egozentrische, altruistische, objektive, subjektive,

funktionelle, haltungsbetonte, aktive, passive, maskuline, feminine, idealistische und realistische gibt es bei allen Rassen, in allen Berufen und unter allen Sternbildern."

Erich Wilks Typenlehre ist sozusagen eine globale, die weder an Grenzen noch an Küsten halt macht, sondern den gesamten Erdball umspannt und alle Menschen gleich behandelt, niemanden bevorzugt und niemanden benachteiligt. Teilweise wird behauptet, dass er im Nachhinein mit der Herausgabe seines Schlüssels zur Berechnung der Atemtypen hadert. Jeder Mensch, der zu ihm kommt und Hilfe sucht, wird anhand dieser Tabellen als Dynamiker oder Statiker, Intellektueller oder Intuitiver identifiziert, behandelt und beraten. Für jede Berechnung des Atemtyps wird er von seinen Klienten bezahlt. Insofern sind die Tabellen u.a. ein Garant für seine Existenz. Allerdings wird er sich bewusst gewesen sein, dass mit der Herausgabe nun auch ohne sein Dazutun jeder Leser den eigenen Typ errechnen kann. Wahrscheinlich war sogar genau das seine ursprüngliche Absicht. Es ist also wenig wahrscheinlich, dass die Offenlegung seines „Geheimnisses" der Grund für den Stopp des Büchleins verantwortlich ist. Mit den Jahren bemerkt er aber, dass die Menschen nicht alleine durch das Wissen um ihren Atemtypen auf einen guten Entwicklungsweg kommen, sondern viel mehr Hilfe und Anleitung brauchen, als er angenommen hatte. Seine vielzähligen Darlegungen über die Gefahren der unsachgemäßen und missbräuchlichen Handhabung seiner Entdeckungen lassen viel eher den Schluss zu, dass er fürchtet mehr Schaden als Segen mit seiner Veröffentlichung anzurichten.

„Da das Schreiben etwas Künstliches ist, widerstrebt es mir, eine Angelegenheit, die den Urwert des Lebens ausmacht, schriftlich darzulegen. Meine Erfahrung hat mich gelehrt,

die Menschen nicht zu überschätzen, zumal dann nicht, wenn sie sich bereits so weit von der Natur entfernt haben, wie es schon unzählige taten. Natürliches soll man erleben und das geschieht am besten von Mensch zu Mensch. Erst einzeln, dann in Gesellschaft und zuletzt in Gemeinschaft." *

Die teilweise befremdlich wirkende Sprache Wilks auf der einen Seite, als auch Sorge um unsachgemäße Nutzung des Inhalts auf der anderen Seite scheinen die beiden Gründe für das Ausbleiben weiterer Auflagen zu sein.

Die Übungen

Wilk ist in Minden nicht nur mit seiner Veröffentlichung und den Menschen, die bei ihm Hilfe suchen, beschäftigt. Er überlegt, wie er weitere wirksame Heilmethoden entwickeln kann. Wie kann jeder Mensch selbsttätig erreichen, dass das Spannungsverhältnis der Plus- und Minusstellen wieder hergestellt bzw. erhalten wird? Wahrscheinlich wird er sich diese oder ähnliche Fragen gestellt haben und zu dem Schluss gekommen sein, dass das beste Mittel dazu die eigene Bewegung sei. Erich Wilk hat schon in seiner Jugend viel und gerne Sport betrieben. Rückblickend erwähnt er sinngemäß auf Seite 5 des Mindener Büchleins, dass er dieser Tatsache alle späteren Erfahrungen betreffs der Körperfunktionen verdanke und sie so bis ins kleinste beweisen konnte. Er plant also heilsame, selbstregulierende Bewegungsabläufe zu entwickeln, einen für Dynamiker und einen zweiten für Statiker.

„Zur Selbstgesundung habe ich für Bewegungsatmer und Beruhigungsatmer Übungen geschaffen, die nicht nur die Gesundheit stärken, sondern auch Störungen und Behin-

derungen in einem Beginnen anzeigen, das mit anderen Mitteln nicht feststellbar ist. Alle Krankheiten, die durch Verstösse gegen die naturgegebene Eigenart entstanden sind, können nur mit einer dieser Eigenart entsprechenden Lebensweise und den Übungen selbst geheilt werden. Das bedeutet also: Selbstuntersuchung, Selbstlinderung und Selbstheilung.“ *

Dies schreibt er später in seinen Aufzeichnungen, die im Nachlass erhalten sind. Zur Entwicklung der Körperübungen nimmt er Kontakt zur Kölner Sporthochschule auf. Sein Verlag, der Dr. Ising Verlag, setzt im Dezember 1949 in einem Brief die Sporthochschule Köln von der Neuerscheinung Erich Wilks in Kenntnis und betont die Relevanz in sportlicher Hinsicht. In einem Antwortschreiben bedankt sich der Unterzeichner J. Herberger und bestellt ein Exemplar. Es handelt sich hier um den berühmt gewordenen Fußballtrainer Sepp Herberger, der in der Zeit von 1947 bis 1950 Dozent der Sporthochschule Köln war. Es ist also durchaus möglich, dass Sepp Herberger über die Wilksche Atemtypenlehre im Bilde war. Aufgrund dieses Kontaktes kam es dann im Dezember 1950 zu einem mehrtägigen Aufenthalt Wilks in der Sporthochschule. In den Archiven der Sporthochschule sind keine Berichte über Erich Wilks Wirken vor Ort zu finden. Man kann also davon ausgehen, dass er dort privat die Körperübungen mit Studenten entwickelt. Belegt ist sein mehrtägiger Aufenthalt durch verschiedene

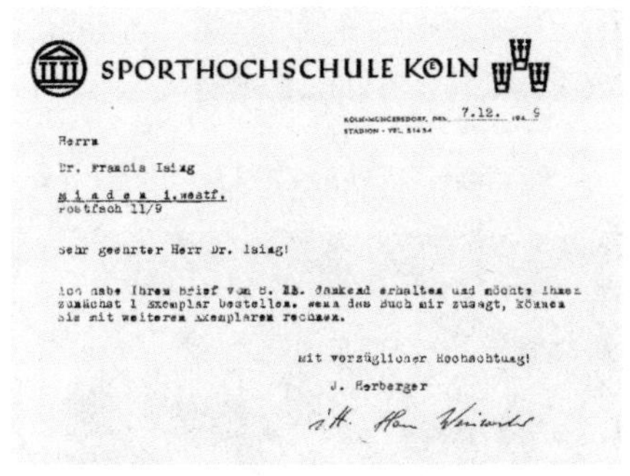

SPORTHOCHSCHULE KÖLN

Köln-Müngersdorf, den 7.12. 1949

Herrn

Dr. Francis Ising

Minden i. Westf.
Postfach 11/9

Sehr geehrter Herr Dr. Ising!

Ich habe Ihren Brief vom [illegible] dankend erhalten und möchte Ihnen zunächst 1 Exemplar bestellen. Wenn das Buch mir zusagt, können Sie mit weiteren Exemplaren rechnen.

Mit vorzüglicher Hochachtung!

J. Herberger

i.A. [illegible]

schriftliche Bescheinigungen unterschiedlicher Dozenten. Adalbert Dickhut, einer der Unterzeichner, war zu dieser Zeit Lehrer und Dozent an der Sporthochschule Köln.

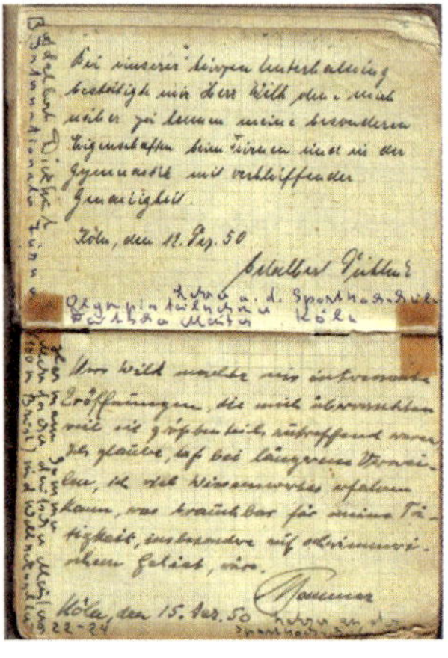

Text von Dickhut: *„Bei unserer kurzen Unterhaltung bestätigte mir Herr Wilk, ohne mich näher zu kennen meine besonderen Eigenschaften beim Turnen und in der Gymnastik mit verblüffender Genauigkeit. Köln, den 12. Dez. 50 Adalbert Dickhut"*
Handschriftlich von Wilk hinzugefügt: *„Adalbert Dickhut Internationaler Turner Lehrer an der Sporthochschule Köln Olympiateilnehmer Deutscher Meister"*

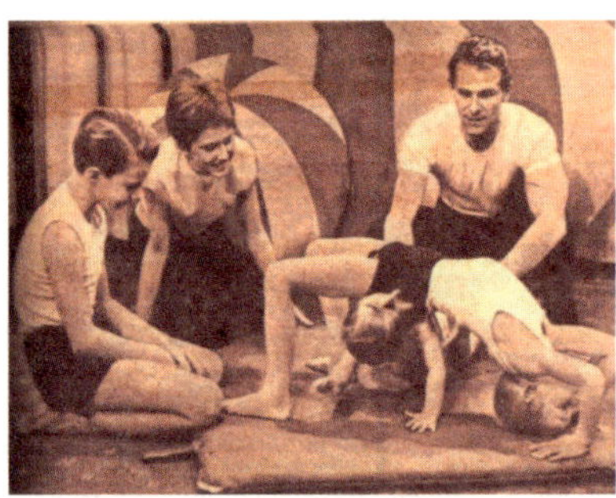

Adalbert Dickhut (1923 – 1995) war Geräteturner und Mitglied der Nationalmannschaft. Später gründete er die deutsche Turnschule in Frankfurt a. Main. Er wurde vor allem ab 1956 bekannt, als er die Fernsehsendung „10 Minuten mit Adalbert Dickhut" begann. Vier Kinder turnten mit ihm. Diese Sendung war der Vorläufer aller späteren Sportsendungen zum Mitmachen.

Die in Köln von Erich Wilk entwickelten Körperübungen sind eine Abfolge von Übungen, die abwechselnd aus Bewegungsphasen und Haltungsphasen bestehen. Sie berücksichtigen alle Gelenke nacheinander, von den Füßen bis zur Halswirbelsäule und sind für dynamische und statische Menschen genau gegensätzlicher Art. Er nennt sie „Bewegungsübungen" für den Dynamiker und „Beruhigungsübungen" für den Statiker. Sie beginnen mit einer Atemübung, die ebenfalls aus einer Bewegungs- und einer Haltungsphase besteht. Die Atmung ist für Erich Wilk das Zentrum seiner Lehre. Das Atmen ist für ihn eine Frage der richtigen Betonung.

> *„Auf die Betonung kommt es bei allem Lebendigen an. Ob wir denken, wahrnehmen oder empfinden, ob wir uns äusserlich ausdrücken durch Tat, Haltung und Sehen, oder innerlich durch Reden, Schwung und Hören, immer kommt es in erster Linie auf das Atmen an. Aber auf welches Atmen? Es gibt nicht ‚das Atmen' sondern das Atmen des betonten Einatmers der ohne Betonung ausatmet und das Atmen des betonten Ausatmers der ohne Betonung einatmet.*
> *Ich habe in einer glücklichen Stunde die natürlichen Ursachen dieser zwei Atmungsarten entdeckt, die die Einatmer zu Bewegungsmenschen machen und die Ausatmer zu Beruhigungsmenschen. Die Zusammenhänge zwischen dem Weltall, dem Weltraum, der Luft, dem Himmel und der Erde sind empfindbar und, soweit es um die Lebensgesetze geht auch erklärbar."*

Eine detaillierte Beschreibung beider Atmungsabläufe von Erich Wilk selbst findet sich in seinen späteren Aufzeichnungen in Heft 1, gefolgt von einer eindringlichen Warnung und ist im Anhang im Zusammenhang zitiert.

> *„Ich möchte nun jeden warnen, nach diesem Geschriebenen mit den Atemübungen zu beginnen. Es ist nicht minder gefährlich, als wenn sich jemand ein Buch über das Operieren kauft und nach fleissigem Lesen beginnt, sich selbst oder seine Mitmenschen zu operieren. Diese Schrift ist nur ein*

*Hinweis und höchstensfalls für Schüler meiner Lehre nach bestandener Prüfung eine Gedächtnisstütze." **

Zum Verständnis ist auf zwei Begriffe aufmerksam zu machen, die Erich Wilk benutzt und auch beschreibt. Äußerlicher Ausdruck jedes Menschen ist seine Tat, seine Haltung und sein Sehen. Innerlicher Ausdruck jedes Menschen ist seine Rede, seine Bewegung und Gestik und sein Hören. Nach den bereits entdeckten Dualitäten Dynamiker – Statiker und intuitiv – intellektuell, spricht Erich Wilk hier eine weitere Dualität an: äußerliches und innerliches Verhalten.

äußerlich	–	innerlich
Tat	–	Rede
Haltung	–	Bewegung, Gestik
Sehen	–	Hören

Diese Dualitäten sind seelischer Art. Dem Handeln ist die Rede gegenübergestellt. Ein Ausspruch, der vielleicht die Polarität von Tat und Rede andeutet, lautet: *„Laß deinen Reden auch Taten folgen."* Oder *„Beurteile einen Menschen lieber nach seinen Handlungen als nach seinen Worten; denn viele handeln schlecht, aber sprechen vortrefflich."* (Matthias Claudius, 1740 – 1850, deutscher Dichter)

Eine Haltung – z.B. Stehen, Sitzen, Hocken, Liegen – ist nur möglich, wenn man sich nicht in Bewegung befindet. Eine Dualität, die einleuchtend scheint. Die Übungen Wilks sind zur klaren Trennung von äußerlichem und innerlichem Ausdruck in entsprechende Haltungs- und Bewegungsübungen eingeteilt.

„Da die wechselhafte Funktion und Haltung jedes Körperteils von Wichtigkeit ist, habe ich für Dynamiker eine Bewegungsgymnastik und für Statiker eine Beruhigungsgymnastik in Haltung und Funktion entwickelt; im Liegen und im Stehen. Diese Gymnastik bewirkt einen Ausgleich zwischen dem Aktiv- und Passiv Prinzip in allen Teilen des Organismus und damit eine Regulierung der Durchblutung. Diese Regulierung des Kreislaufs ist die Vorbedingung für die Gleichberechtigung von Geist und Körper“ *

Ebenfalls Sehen und Hören sind sich gegenüber gestellt. Die diametrale Unterschiedlichkeit dieser beiden Sinne scheint ebenfalls nachvollziehbar. Die etwas abstrakt wirkenden Einteilung wird später im Zusammenhang mit Krankheit und dem Thema männlich und weiblich weiter erörtert.

Die Körperübungen nehmen in der Ausarbeitung der entdeckten Naturgesetze auf das menschliche Leben eine zentrale Stellung in Erich Wilks Lehre ein. Er bezieht sich in seinen Ausführungen immer wieder auf diese Übungen, sei es im Zusammenhang mit Krankheiten und Selbstheilung oder der Entwicklung der eigenen Individualität. An dieser Stelle wird bewusst darauf verzichtet, Einzelheiten dieser Übungen zu beschreiben. Hier soll lediglich ein Überblick über das Werk Erich Wilks gegeben werden, was für sich schon eine komplexe Angelegenheit ist. Erich Wilk warnt eindrücklich vor der schriftlichen Beschreibung der Übungen, da es sich um seelische Inhalte handelt, die nur mündlich von Mensch zu Mensch weitergegeben, richtig erfasst und verstanden werden können. Er geht davon aus, dass im gleichen Maße, in dem seine Übungen zur Selbstheilung beitragen können, auch falsch ausgeführt größten Schaden und erhebliche Krankheiten auslösen können.

„Jeder Versuch, dieses Geschriebene abzuschreiben und weiterzugeben ist verbrecherisch, weil damit unermesslicher Schaden angerichtet wird. Auch das Ablesen und Besprechen von Bändern oder Platten richtet bei den Hörern unermesslichen Schaden an. Genauso ist es mit dem Vorführen durch Filme und Fernsehen.

*Es bleibt also nur der natürliche Weg des menschlichen Erlebens, wie ich es zu Anfang beschrieben habe." **

Erich Wilk begibt sich bundesweit zu großen Sportveranstaltungen und spricht dort Sportler an. Die Gespräche sind wohl für die meisten Sportler so bereichernd und interessant, dass sie ihm schriftliche Bestätigungen geben.

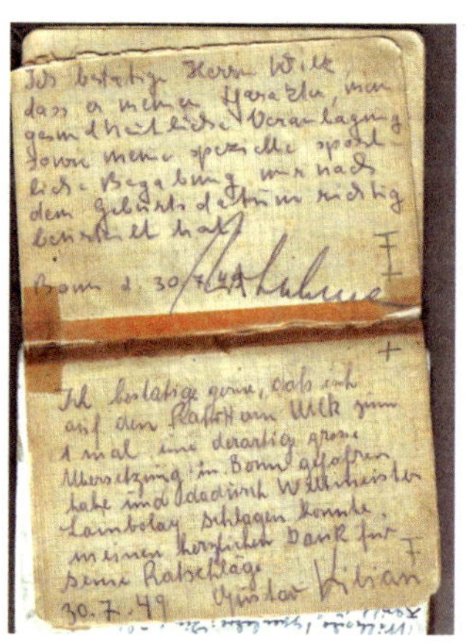

Text von Kilian: *„Ich bestätige gern, daß ich auf den Rat v. Herrn Wilk zum 1. mal eine derartig grosse Übersetzung in Bonn gefahren habe und dadurch Weltmeister Lamboley schlagen konnte, meinen herzlichen Dank für seine Ratschläge.*
30.7.49 Gustav Kilian"

1949 beginnt er seine Beratungen von Sportlern, später auch von Musikern und Sängern schriftlich zu dokumentieren und zu sammeln. Die Sportler, die er bei Wettkämpfen trifft und berät, bestätigen ihm die Richtigkeit seiner Aussagen. Teilweise berichten die Sportler von unmittelbaren Erfolgen nach der Beratung oder Behandlung durch Erich Wilk. Auf diese Weise dehnt sich der Ruf von Erich Wilk unter Sportlern schnell aus. Er bekommt Einladungen zu Sportvereinen und gewinnt Klienten aus ganz Deutschland. Aufgrund seiner schlechten Englischkenntnisse jedoch (s. Zeugnis Folkwangschule auf S. 17) beschränkt er seine Reisen zu Veranstaltungen auf den deutschsprachigen Raum.

Gustav Kilian (1907 – 2000) war ein national und international erfolgreicher Profi-Radrennfahrer, der u.a. auch Steherrennen fuhr und der „Sechstagekaiser“ genannt wurde. Nach seiner Begegnung mit Erich Wilk wurde er auch als Trainer sehr erfolgreich. Der Franzose Jean-Jacques Lamboley war 1948 Weltmeister im Steherrennen in Amsterdam geworden.

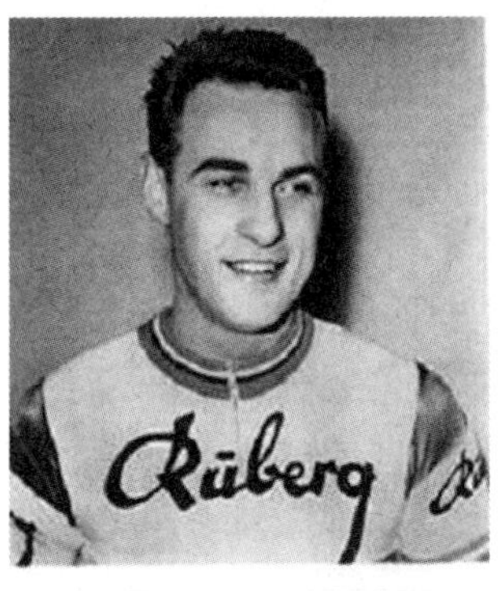

GUSTI KILIAN

Im Juni 1951 hält Erich Wilk einen Vortrag in Flensburg. Titel: „Die Entdeckung eines grossen Naturgesetzes“ und kündigt diesen mit einem Flugblatt an. (s. S. 85) Zu Beginn desselben Jahres hatte er dort die Handballnationalmannschaft und dessen Trainer beraten und einige verletzte Sportler auch behandelt, die ihm die Behandlung mit ihrer Unterschrift quittieren.

Erich Wilk fertigt Abschriften dieser Bestätigungen der Wirkungen seiner Arbeit an, um sie wahrscheinlich weiterverwenden zu können und seine Arbeit zu dokumentieren. Teilweise unterstreicht oder umrandet er Bescheinigungen, die ihm wie die folgende besonders wichtig sind.

Abgetippt kann man in Wilks Unterlagen lesen:

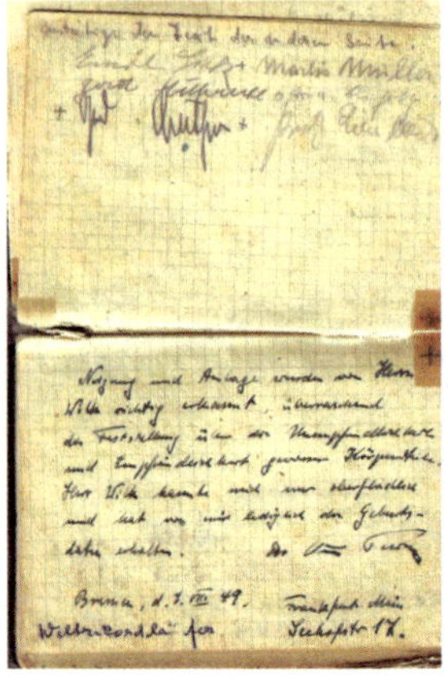

„Neigung und Anlage wurden von Herrn Wilk richtig erkannt, überraschend die Feststellung über die Unempfindlichkeit und Empfindlichkeit gewisser Körperteile. Herr Wilk kannte mich nur oberflächlich und hat von mir nur das Geburtsdatum erhalten. 7.7.49 Dr. Otto Peltzer (Exweltrekordläufer über 800 m, Sportpädagoge und Schriftsteller)" Im Original ist noch eine Frankfurter Adresse hinzugefügt und der Ort des Treffens mit Bremen 7.VII.49 erwähnt.

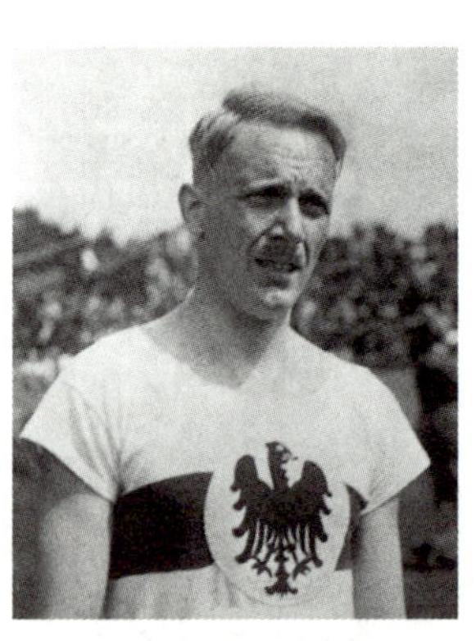

Die Leichtathletikkarriere Otto Peltzers, Jahrgang 1900, begann im Jahre 1920. Insgesamt stellte er vier Weltrekorde auf. Wegen seiner homosexuellen Neigungen wurde er 1935 verhaftet und verurteilt, woraufhin er nach Schweden und später nach Finnland immigrierte. 1940 wurde ihm die deutsche Staatsangehörigkeit entzogen. 1941 wurde Peltzer nach Deutschland ausgeliefert und verbrachte den Rest der NS-Zeit als Zwangsarbeiter im KZ Mauthausen. Er überlebte in Mauthausen eine Operation des berüchtigten SS-Arztes Aribert Heim, auch genannt „Dr. Tod", der Operationen ohne Betäubungen vornahm. Im Nachkriegsdeutschland blieb Otto Peltzer ausgegrenzt. 1959, also nach der Begegnung mit Erich Wilk, wurde er Nationaltrainer der Jugend in Indien und kehrte erst 1967 nach Deutschland zurück. Nur drei Jahre später erlag er den Folgen eines Herzinfarktes.

D i e E n t d e c k u n g

e i n e s g r o s s e n N a t u r g e s e t z e s .

Dem Philosophen und Psychologen Erich W i l k ist es gelungen, ein Naturgesetz zu entdecken, das für das Zusammenleben der Menschen von grösster Bedeutung ist. Zum ersten Male in der Geschichte der Charakterbeurteilung ist es möglich, die gesundheitliche, berufliche und sittliche Veranlagung eines Menschen mit absoluter Genauigkeit zu analysieren. Falsche Erziehung, berufliche Tätigkeit und typenwidrige Umgebung haben in der menschlichen Gesellschaft Zustände geschaffen, die in kürzester Zeit den Ruin unserer ganzen Kultur bedeuten. Die charakterlichen Gegensätze, die von der Natur sinnvoll gewollt, aber von unzähligen Menschen nicht erkannt werden, führen bei diesen zu unerträglichen Spannungen, die von der kleinsten Familiengemeinschaft bis in die höchsten politischen Institutionen reichen. Krankheit, Not und Krieg sind die Folgen. Nur schnellste Aufklärung, dass die Zusammenarbeit des Gegensätzlichen erst zum universellen Gemeinschaftswerk führt, kann das kommende Chaos noch verhüten.

Erich W i l k bittet die Flensburger Bevölkerung, ohne Rücksicht auf Standes-, Konfessions- und Parteienzugehörigkeit zu seinen Vorträgen, um zu beweisen, dass es sich noch lohnt, seine Kraft für die Erhaltung der persönlichen Freiheit, des kulturellen Fortschrittes und des Weltfriedens einzusetzen.

Vortrag mit Experimenten und Diskussion am M o n t a g , d. 4. Juni 1951 im Vortragssaal des Deutschen Hauses, Beginn 2o Uhr

Eintritt f r e i !

Erich Wilks Mindener Zeit kann als eine, im wahrsten Sinne des Wortes, bewegte bezeichnet werden. Auch privat ist er durchaus noch nicht sesshaft geworden. Laut amtlicher Feststellung vom Januar 1952 sind seine Frau und er seit dem 15.4.1951 unbekannt verzogen, also nur zwei Monate nach ihrer Hochzeit. Wo sie bis Ende 1952 leben ist nicht bekannt. In diese Zeit fällt auch der Tod des Vaters von Erich Wilk im April 1952 in Minden. Als nächstes erscheint Erich Wilk, mittlerweile 37-jährig, im November 1952 in Hamburg auf der amtlichen Bildfläche.

Hamburger und Berliner Jahre

Laut Archivunterlagen lebt Erich Wilk ab dem 22.11.1952 im Klosterstieg 4 in Hamburg, einer kleinen Seitenstraße in der Nähe der Außenalster im Stadtteil Harvestehude. Doch schon ein knappes Jahr später, ab dem 5.11.1953, ist Wilk in Berlin-Charlottenburg in der Schillerstraße 6 gemeldet. Ab dem 1. April 1954, also nur weitere fünf Monate später, zieht er nach Berlin Zehlendorf in die Prinz-Handjery-Str. 27 bei Auerswald. Auch dort hält es ihn nur ein gutes halbes Jahr, denn Ende November 1954 zieht er wieder nach Hamburg zurück, in die Hallerstraße 64, ebenfalls im Stadtteil Harvestehude. Im Oktober 1955 zieht er in die Hochallee 25, eine Querstraße zur Hallerstraße. Alle Adressen sind beste Hamburger Wohnlage mit Altbauwohnungen, hohen Geschossen und grünen Vorgärten in der Nähe der Außenalster.

Die gehäuften Umzüge innerhalb kürzester Zeit legen die Vermutung nahe, dass Erich Wilk dorthin zieht, wo es ihm möglich ist, seine Atemtypenlehre anzuwenden, weiterzuentwickeln oder in weitere Bereiche des Lebens einzuarbeiten. Er zieht um, wenn ihm jemand Zusammenarbeit anbietet und sobald die anvisierten Ziele erreicht und diese Arbeit vollendet ist, hält ihn nichts mehr an Ort und Stelle und er folgt anderen Anfragen in andere Städte. Es scheint so zu sein, daß er sein Privatleben ganz dem Berufsleben, seiner Berufung, unterordnet. Über sein Privatleben ist so gut wie nichts bekannt. Es sind bislang keine Briefe oder dergleichen bekannt, die die Pflege von Freundschaften belegen könnten. In Hamburg scheint er gute Arbeitsbedingungen vorzufinden. Er richtet ein Postfach ein. Er kehrt später, nach dem Wegzug, oft nach Hamburg zurück, um Klienten zu behandeln.

Sport und Atemtypenlehre

Ob Erich Wilk seine Reitlehre und sein Zuchtprogramm für Renn-, Spring- und Dressurpferde in Berlin oder in Hamburg entwickelt, ist zur Zeit nicht bekannt. Es existiert ein Schreiben aus seiner Berliner Zeit, aus dem hervorgeht, dass er die Geburtsdaten von verschiedenen Pferden einholt. Möglich wäre auch, dass er schon in Minden mit Reit- und Zuchtställen in Kontakt ist und folgende Ausarbeitungen dort entstehen.

> *„Als Reiter habe ich in erster Linie auf die Gesundheit des Pferdes zu achten. Das kann ich nur, wenn ich als Dynamiker nur dynamische (Vorhand) Pferde reite und allen Statikern rate nur Hinterhandpferde (Statiker) zu reiten."* [...]
> *„Der natürliche Dynamiker reitet mit rundem Kreuz, Knieschluss, tiefen Fersen, anliegenden Oberarmen, am langen Zügel mit hängenden Unterarmen,* [...]*"* *

Seine Ausarbeitungen fasst er in der Hamburger Zeit stichwortartig zusammen und erstellt jeweils ein DinA4 Merkblatt für dynamische Pferdehaltung und -zucht und statische Pferdehaltung und -zucht. Es existieren noch einige Originale, die offensichtlich zur Verteilung vorgesehen waren. Sie sind nicht kopiert, sondern jedes Exemplar ist von Hand getippt, da die Form und die Tippfehler unterschiedlich sind. Hier soll ein Auszug einen Eindruck vermitteln.

Erich Wilk fährt zu Reitturnieren und spricht Reiter und Pfleger an. Seine genauen Beschreibungen der Charaktereigenschaften der ihm völlig unbekannten Pferde überraschen seine Gesprächspartner und es kommt zu interessierten Gesprächen, bei denen Erich Wilk Ratschläge zur Verbesserung und Erhaltung der Gesundheit von Pferd und Reiter gibt.

Auszug "Erich Wilk - Typenlehre"
Grundsätzliches über dynamische Pferde
(Vorhandpferde)

Das ideale Vorhandpferd soll bei allen Rassen folgendermaßen aussehen:

Kopf:
groß, lang und schmal, mit kleinen Ohren, runden Augen, kleinen, schmalen Nüstern und einer leicht nach außen gebogenen Nasenwurzel.

Hals:
lang, schlank, gebogen, hoher Ansatz und aufrechte Haltung, weiter Übergang in den Rücken, kaum sichtbarer Widerrist.

Schulter:
kurz und steil.

Brust:
breit und hoch.

Rücken:
kurz, gerade und fest.

Kruppe:
lang, horizontal und schmal.

Rumpf:
kurz und rund.

Vorderbeine:
schräg nach hinten gestellt, durchgedrückt, obere Hälfte (Oberarme und Unterarme) kurz, untere Hälfte (Schienbeine und Fesseln) lang.

Hinterbeine:
herangestellt, obere Hälfte (Oberschenkel und Unterschenkel) kurz, untere Hälfte (Schienbeine und Fesseln)lang.

Beinform:
rund.

Hufe:
rund, klein, steil und hart.

Mähne:
lang, üppig und grob.

Schweif:
lang, buschig und grob. Hoher Ansatz, dünne und lange Wurzel .

Die Vorderseite der Zuchtempfehlung dynamischer Pferde

Auszug "Erich Wilk - Typenlehre"
Grundsätzliches über statische Pferde
(Hinterhandpferde)

Das ideale Hinterhandpferd soll bei allen Rassen folgendermaßen aussehen:

Kopf:
klein, kurz und breit, mit langen Ohren, ovalen Augen, großen, runden Nüstern und einer eingebogenen Nasenwurzel.

Hals:
kurz, breit, gerade, tiefer Ansatz, geneigte Haltung, vor dem Rumpf angesetzt, starker Widerrist.

Schulter:
lang und schräg.

Brust:
schmal und tief.

Rücken:
lang, tief und weich.

Kruppe:
kurz, abfallend und breit.

Rumpf:
lang und flach.

Vorderbeine:
senkrecht gestellt, leicht gebeugt, obere Hälfte (Oberarme und Unterarme) lang, untere Hälfte (Schienbeine und Fesseln) kurz.

Hinterbeine:
nach hinten weggestellt, obere Hälfte (Oberschenkel und Unterschenkel) lang, untere Hälfte (Schienbeine und Fesseln) kurz.

Beinform:
flach.

Hufe:
oval, groß, flach und weich.

Mähne:
kurz, spärlich und fein.

Schweif:
kurz, spärlich und fein. Tiefer Ansatz, dicke und kurze Wurzel.

Die Vorderseite der Zuchtempfehlung statischer Pferde

Diese Beratungen lässt er sich schriftlich bescheinigen.

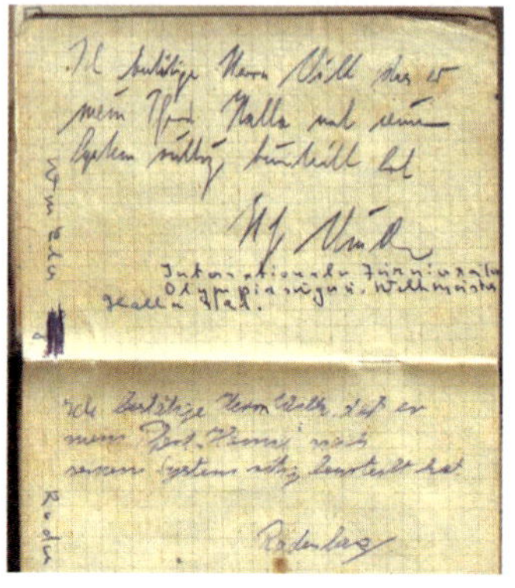

Text von Winkler: *„Ich bestätige Herrn Wilk, das er mein Pferd Halla nach seinem System richtig beurteilt hat. HG Winkler"*
Handschriftlich von Erich Wilk hinzugefügt: *„Winkler Internationaler Turnierreiter, Olympiasieger und Weltmeister Halla stat".*
„Halla stat." bedeutet sie war eine statische Stute. Sie lebte von 1945 bis 1979.

Sowohl Hans Günter Winkler als auch seine Stute Halla sind weltberühmt geworden. Halla wurde zunächst als Rennpferd ausgebildet. Erst später erkannte man ihre große Sprungkraft, mit der die wohl kapriziöse Stute aber erst ab 1952 erfolgreich wurde. Legendär wurden die beiden 1956, als sie in Stockholm Olympiasieger im Einzel und in der Mannschaftswertung wurden. Halla sprang damals mit dem verletzten Winkler, der sich kaum im Sattel halten konnte, völlig selbständig und als einzige im Turnier fehlerfrei über die Hindernisse hinweg. Der Zeitpunkt der Begegnung mit Erich Wilk ist nicht notiert, wird aber lange vor 1956 zu datieren sein, da die letzten Eintragungen von 1953 stammen. Gerade zu dem Zeitpunkt, als Winkler mit seiner Halla erfolgreich wurde.

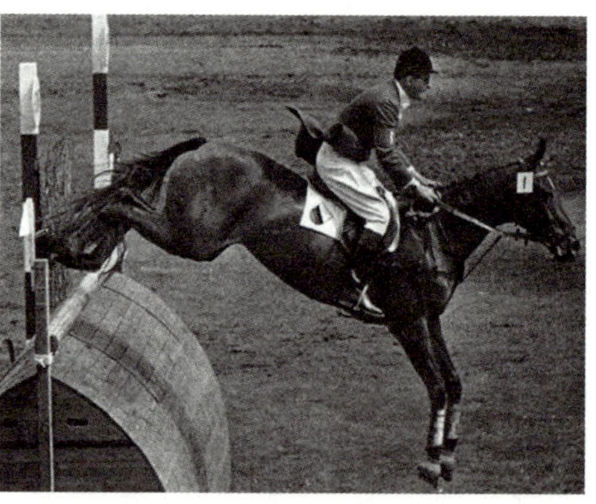

Nicht nur den Reitsport analysiert er unter den Gesichtspunkten der Atemtypenlehre. Er betrachtet auch die Leichtathletik, das Schwimmen und das Tennisspielen sehr genau. In dem Zusammenhang seiner Bewegungslehre und den entwickelten Übungen prägt er weitere duale Begriffe wie kompakt – gegliedert, Knick – und Beugehaltungen der Gelenke und Druck- und Stoßimpulse.

Als Beispiel für kompaktes und gegliedertes Bewegen und Stehen, so wie Wilk es versteht, sei hier die Verbindung von Becken und Oberschenkel betrachtet.
Kompakt bedeutet die feste Verbindung des Beckens mit den Oberschenkeln, als sei das Hüftgelenk kaum beweglich. Gegliedert bedeutet entsprechend die Beweglichkeit zwischen Becken und den Oberschenkeln, das Hüftgelenk ist beweglich. Nach Erich Wilk bewegt sich ein Statiker kompakt, er bewegt sozusagen seine Beine mittels seiner im Bewegungsbereich liegenden Becken. Das Stehen ist aber gegliedert. Oberkörper und Beine ruhen, während das Becken locker und beweglich bleibt. Entsprechend andersherum ist es beim Dynamiker. Dieser steht kompakt, d.h. er spannt das Becken mit den Oberschenkeln im Stehen zusammen. Beim Gehen geht die Bewegung von den Beinen aus, auch Arme und Oberkörper schwingen aktiv mit, während das Becken isoliert ruht. Es entsteht ein gegliederter Bewegungseindruck.

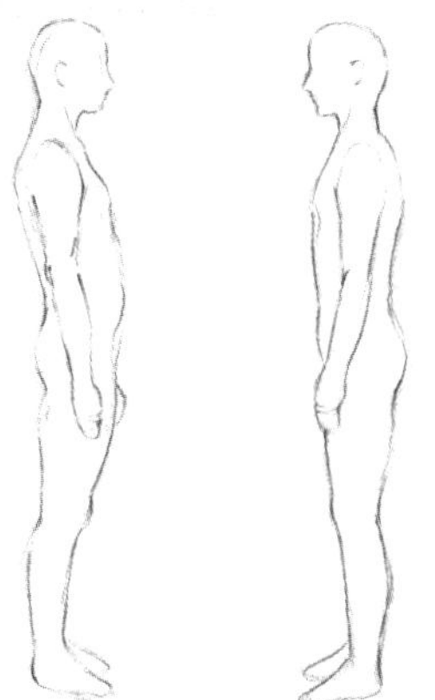

kompaktes – gegliedertes Stehen

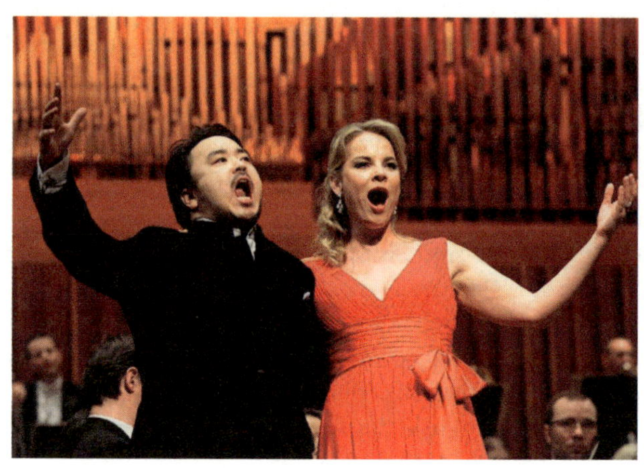

Der unterschiedliche Ausdruck von kompaktem und gegliedertem Stehen wird hier deutlich: Der Sänger links steht konzentriert und kompakt mit zurückgeneigtem Oberkörper, die Sängerin rechts steht weich und gegliedert, ihr Oberkörper und Kopf tendieren nach vorne.

Die Bewegungsmöglichkeiten der Gelenke sind nach Wilks Beobachtung abwechselnd angeordnet. Auf ein Knickgelenk folgt immer ein Beugegelenk und dann wieder ein Knickgelenk. Erich Wilk beobachtet und kennzeichnet drei Möglichkeiten der Gelenkbewegungen. Man kann ein Gelenk beugen, man kann es strecken und man kann es knicken, also sozusagen über den gestreckten Zustand hinaus weiter ins Überstrecken bewegen. Jedes Gelenk kann unterschiedlich stark gebeugt und geknickt werden. Beugen und knicken sind bei Wilk konträre Bewegungsmöglichkeiten eines Gelenkes, die aktiv und passiv vollzogen werden, wobei zwischen dem Beugen und dem Knicken das neutrale Strecken einzuordnen wäre. Das Handgelenk beispielsweise kann gebeugt, gestreckt und geknickt werden.

An der Halsbewegung auf der Höhe des C7-Wirbels (am Übergang von Oberkörper zum Hals) kann nachempfunden werden, was Beugen und Knicken bedeutet:

- Man führe den Kopf vom Hals her vorne hinunter zur Brust. Diese Bewegung entspricht dem Beugen.
- Man hebe den Hals wieder in die Vertikale. Diese Bewegung entspricht dem Strecken.
- Man führe den Kopf vom Hals her nach hinten in den Nacken. Diese Bewegung entspricht dem Knicken der Halswirbelsäule.

Nach Wilk führt der Statiker die Beugebewegung des Halses aktiv und die Knickbewegung passiv aus. Der Dynamiker führt die Beugebewegung des Halses passiv und die Knickbewegung aktiv aus.

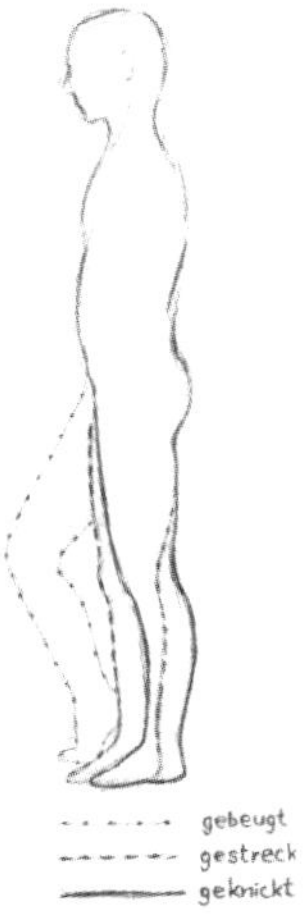

Bei gewissen Gelenken sind Knicken und Strecken allerdings kaum voneinander zu unterscheiden. Beim „Knicken" des Ellenbogengelenks beispielsweise besteht der Unterschied zur Streckung lediglich in der Spannung des Gelenks. Das Knie beugen bedeutet demnach, es anzuwinkeln, das „Knicken" es mit Spannung durchzustrecken. Dazwischen liegt die Streckung des Kniegelenks ohne Spannung.

Wilk betont dabei die Aktivstellung in den Haltungen, also auch die aktive Bewegung in diese Position hinein. Sie ist von einer entspannten Haltung zu unterscheiden. Nach Wilk ist die Nutzung der Gelenke bei Dynamikern und Statikern genau konträr. Wenn der eine Atemtyp ein Gelenk aktiv beugt, knickt der andere Atemtyp das gleiche Gelenk aktiv. Aus den ungünstigen, typenwidrigen Benutzung der Gelenke resultieren laut Erich Wilk viele verschiedene Krankheiten.

„Diese Gegensätzlichkeit von Knick und Beuge ist auch bei den Beinen, dem Kreuz und dem Genick bei Dynamikern und Statikern vorhanden. Typenwidrige Knick-Beugestellungen in Kreuz und Genick wirken sich noch katastrophaler auf die Gesundheit aus, weil sie die individuelle Atmung behindern. Die Folge ist eine schwere Durchblutungsstörung des Kopfes, sowie der Oberkörper und Unterleibsorgane. Bei diesen falschen Gelenk- und Knick- Beugestellungen sind zu gleicher Zeit die Nerven- und Substanzverbindungen unterbrochen. Es erübrigt sich, sämtliche Krankheiten aufzuzählen, die auf diese Weise entstehen." *

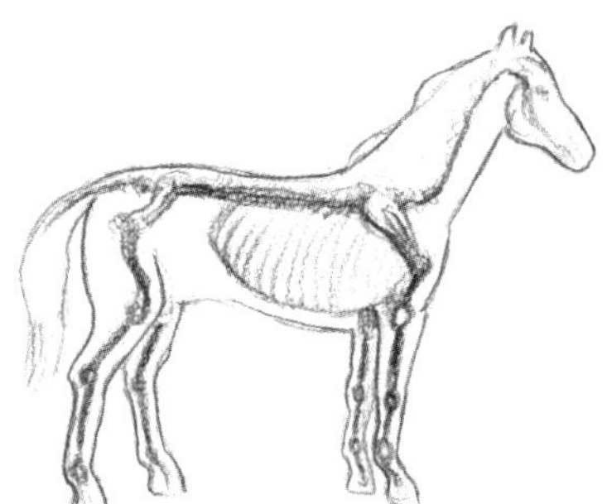

Bei den vierbeinigen Säugetieren kann man an den Beinen das Gesetz der abwechselnden Knick- und Beugestellung der Gelenke beobachten.

Im Alltag kann beobachtet werden, dass gerade an den Knick- und Beugestellen des Kreuzes und des Genicks die meisten Bandscheibenvorfälle auftreten. Nach Wilk ist die typenwidrige Benutzung der Knick- und Beugegelenke die Ursache für die gehäuften Vorfälle in diesen Bereichen.

Die von Erich Wilk entwickelten Körperübungen berücksichtigen diese Knick- und Beugestellungen der Gelenke in Bezug auf beide Atemtypen und können, wie die schon erwähnten

Bescheinigungen belegen, zum Beispiel Sportlern zu einer Verbesserung ihrer Leistung, zur Vermeidung von Verletzungen und zu einer Verschönerung ihres Ausdrucks verhelfen. Den Unterschied zwischen Druck- und Stoßimpulsen kann man sich verdeutlichen, indem man zum Beispiel einen schweren Gegenstand einerseits schiebt, das wäre ein Druckimpuls. Wenn man sich andererseits von ihm abstößt, würde das dem Stoßimpuls entsprechen. Wilk beobachtet bei Dynamikern beim Gehen einen Druckimpuls mit den Fersen in den Boden hinein. Bei Statikern beobachtet er beim Gehen einen Stoßimpuls mit den Ballen vom Boden weg. Das hat eine hohe Sprungkraft bei Statikern zur Folge, wie z.B. bei der Stute Halla festzustellen war. Zu den Druck- und Stoßimpulsen gibt es Ausarbeitungen Wilks, in diesem Fall auf das Schwimmen bezogen.

> *„Der Dynamiker schwimmt dominierend mit dem linken Bein und dem rechten Arm. Mit beiden Beinen Druckakzent und den Armen Stossakzent* [...] *Der Statiker schwimmt dominierend mit dem rechten Bein und dem linken Arm. Mit den Beinen Stossakzent und mit den Armen Druckakzent."* *

Auch Mannschaftssportarten wie Handball, Eishockey, Fußball und Volleyball schaut Wilk sich genau unter dem Aspekt seiner Atemtypenlehre an, reist zu großen Turnieren und berät Trainer und Spieler. Dabei geht er nicht nur auf die einzelnen Bewegungsabläufe der Spieler ein, sondern spricht aus seiner speziellen Sichtweise ganz besonders auf die Position und Funktion, die die Spieler in der Mannschaft ausüben, an. Er erkennt im Dynamiker den talentierten Stürmer, der in der Verteidigung raumdeckend spielt, im Statiker den talentierten Verteidiger, weil er von seinem Naturell her manndeckend spielt und vieles mehr.

Eine entsprechende dreiseitige, schreibmaschinen getippte Ausarbeitung über den Fußball existiert im Nachlass von Erich Wilk.

Das Training der Sportler sollte nach Wilk ebenso typengerecht und individuell geplant und durchgeführt werden. Minutengenau beschreibt er einzelne Trainingszeiten für die von ihm errechneten Atemtypen.

> *„Wenn jemand eine Stunde trainiert, dann hat er nur Erfolg, wenn er diese Stunde im Training persönlich durchführt, das heisst, dass er das Atmungspensum, das Nervenpensum und das Substanzpensum so absolviert, wie es seinen seelischen Anlagen entspricht. Ob ein Mensch viel oder wenig trainieren muss, richtet sich nach seiner materiellen Konstitution."* *

Der Referenzenband

Die schon mehrfach erwähnten Bescheinigungen und Referenzen, die Erich Wilk sich von seinen Gesprächspartnern erbittet, sammelt er in einem in braunes, feines Leder eingebundene DinA6 Notizbuch. Dort finden sich viele Namen damals bekannter Renn-, Dressur- und Springreiter, Radprofis, Leichtathleten, Turner, Schwimmer und deren Trainer. Zu den Unterzeichnern zählen neben den Einzelsportlern, die bisher zu Wort kamen, auch der deutsche Eishockey-Meister von 1949, der EV-Füssen samt seinem Trainer. In Basel berät er den FC Basel. In Lörrach ist er im Jahre 1950 beim Grenzlandturnier im Handball zugegen und berät die schweizer, die deutsche und die französische Mannschaft. Im Mai 1951 berät er vor einem Länderspiel in Flensburg nicht nur den Trainer der deutschen Handball-Nationalelf, sondern auch die gegnerischen schwedischen Handball-Nationalspieler und ihren Trainer, die sich teilweise auf schwedisch in sein Büchlein eintragen. In Kopien ist eine Dokumentation erhalten, die die Betreuung von mindestens sieben Mitgliedern der Handball-Nationalspieler während eines Lehrganges am 12. Januar 1951 in Flensburg bezeugt. Er behandelt und heilt in allen Fällen teils langjährige Leiden, die durch Training oder Unfälle bei Spielen entstanden waren.

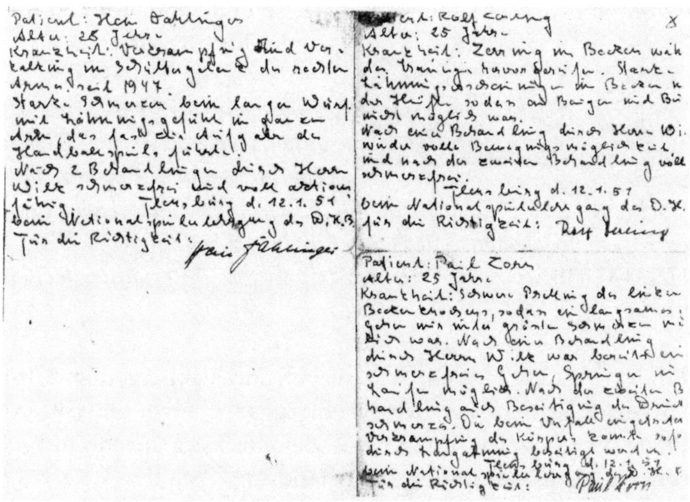

Patient: Herr Dahlinger
Alter: 28 Jahre
Krankheit: Verkrampfung und Verkalkung im Schultergelenk des rechten Armes seit 1947.
Starke Schmerzen beim langen Wurf mit Lähmungsgefühl im ganzen Arm, das fast die Aufgabe des Handballspieles [illegible].
Nach 2 Behandlungen durch Herrn Wilk schmerzfrei und voll aktionsfähig.
Flensburg d. 12.1.51
beim Nationalspielerlehrgang des D.H.B.
Für die Richtigkeit: [illegible] Dahlinger

Patient: Rolf [illegible]
Alter: 25 Jahre
Krankheit: Zerrung im Becken welche durch Training hervorgerufen. Starke Lähmungserscheinungen im Becken u. der Hüfte, sodass auch Beugen und Bücken nicht möglich war.
Nach einer Behandlung durch Herrn Wilk wurde volle Bewegungsmöglichkeit und nach der zweiten Behandlung völlig schmerzfrei.
Flensburg d. 12.1.51
beim Nationalspielerlehrgang des D.H.B.
Für die Richtigkeit: Rolf [illegible]

Patient: Paul Zorn
Alter: 25 Jahre
Krankheit: schwere Prellung des linken Beckenknochens, sodass ein langsames Gehen nur unter großen Schmerzen möglich war. Nach einer Behandlung durch Herrn Wilk war bereits ein schmerzfreies Gehen, Springen und Laufen möglich. Nach der zweiten Behandlung auch Beseitigung der Druckschmerzen. Die beim Unfall eingetretene Verkrampfung der Körpers konnte sofort durch Tiefatmung beseitigt werden.
Flensburg d. 12.1.51
beim Nationalspielerlehrgang des D.H.B.
Für die Richtigkeit: Paul Zorn

Insgesamt 146 Einzelreferenzen zählt Erich Wilk zusammen und 110 Einzelbescheinigungen aus Mannschaftsberatungen. Unter den Einzelgutachten sind nicht nur Sportler zu finden, sondern auch viele namhafte Musiker, Professoren und Schauspieler.

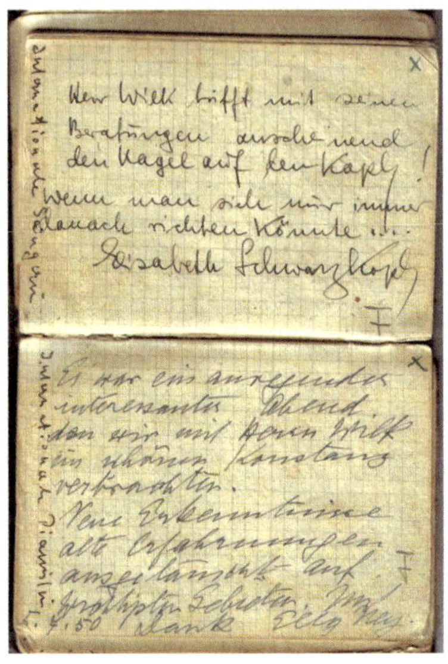
Herr Wilk trifft mit seinen Beratungen anscheinend den Nagel auf den Kopf! Wenn man sich nur immer danach richten könnte... Elisabeth Schwarzkopf

Internationale Sängerin

Es war ein anregender interessanter Abend den wir mit Herrn Wilk im schönen Konstanz verbrachten. Neue Erkenntnisse alte Erfahrungen ausgelauscht auf wichtigsten Gebieten. Mit Dank Elly Ney 5.7.50

Internationale Pianistin

Text von Frau Schwarzkopf: *„Herr Wilk trifft mit seinen Beratungen anscheinend den Nagel auf den Kopf! Wenn man sich nur immer danach richten könnte...Elisabeth Schwarzkopf"* Handschriftlich von Wilk hinzugefügt: *"Internationale Sängerin"*

Gleich auf der nächsten Seite des Referenzenbandes ist folgender Eintrag zu lesen:

„Es war ein anregender interessanter Abend, den wir mit Herrn Wilk im schönen Konstanz verbrachten. Neue Erkenntnisse, alte Erfahrungen ausgelauscht auf wichtigsten Gebieten. Mit Dank, Elly Ney 5.7.50"
Handschriftlich von Wilk hinzugefügt: *„Internationale Pianistin"*

Elly Ney (1882 – 1968) war wegen ihres Engagements für Hitlerdeutschland in der Nachkriegszeit eine umstrittene Pianistin, konzertierte aber trotzdem bis kurz vor ihrem Tod sehr erfolgreich im In- und Ausland.

Auf der nächsten Seite schreibt noch Elly Neys früherer Ehemann und erneuter Lebensgefährte, der Dirigent Willem van Hoogstraten: *„In Dankbarkeit für einen höchst interessanten Abend"*
Handschriftlich von Wilk hinzugefügt: *„Internationaler Dirigent"*

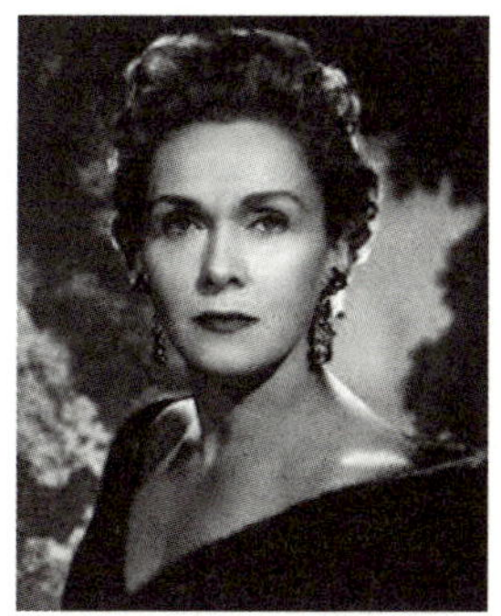

Elisabeth Schwarzkopf (1915 – 2006) war 1950 bereits eine bekannte Sängerin. Ihren großen Durchbruch mit dem Debut bei den Salzburger Festspielen und an der Metropolitan Opera hatte sie allerdings noch vor sich. Bei einigen Kritikern gilt sie neben Maria Callas als die größte Sopranistin des 20. Jahrhunderts.

Im August 1950 scheint Erich Wilk sich bei den Salzburger Festspielen in Salzburg aufzuhalten. Gleich mehrere Musiker und Dirigenten bescheinigen ihm die Richtigkeit seiner Analysen aufgrund der Angabe des Geburtsdatums.

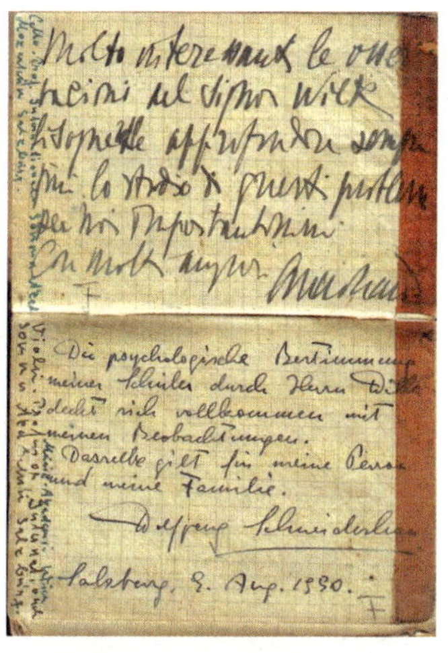

Die psychologische Bestimmung meiner Schüler durch Herrn Wilk deckt sich vollkommen mit meinen Beobachtungen. Dasselbe gilt für meine Person und meine Familie.

Wolfgang Schneiderhan

Salzburg, 9. Aug. 1950.

Text von Schneiderhan: *„Die psychologische Bestimmung meiner Schüler durch Herrn Wilk deckt sich vollkommen mit meinen Beobachtungen. Dasselbe gilt für meine Person und meine Familie. Wolfgang Schneiderhan Salzburg, 9. Aug. 1950"*

Eine Seite davor schreibt der Violinprofessor offensichtlich vorher:

„Herzlichsten Dank für alles. Ich weiß, daß wir uns oft sehen werden. Wolfgang Schneiderhan Salzburg, 9. Aug. 1950"

Wolfgang Schneiderhan (1915 – 2002) war Konzertmeister der Wiener Philharmoniker, Professor für Violine an der Musikhochschule Wien und dem Mozarteum in Salzburg.

Teilweise liest man Erleichterung aus den Zeilen der Unterzeichner heraus. Oft fühlt man sich den Herausforderungen, die die Position im Beruf mit sich bringt, nicht ganz gewachsen und ist froh um Beratung und Orientierungshilfe.

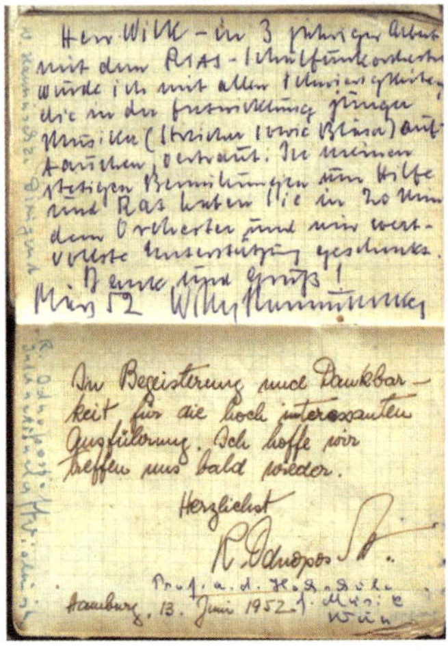

Text von Hannuschke: *„Herr Wilk – in 3 jähriger Arbeit mit dem RIAS- Schulfunkorchester wurde ich mit allen Schwierigkeiten, die in der Entwicklung junger Musiker (Streicher sowie Bläser) auftauchen vertraut. In meinen stetigen Bemühungen um Hilfe und Rat haben Sie in 20 min dem Orchester und mir wertvollste Unterstützung geschenkt. Danke und Gruß! März 52 Willy Hannuschke"*
Text von Wilk: *„W. Hannuschke Dirigent"*

Text von Odnoposoff: *„In Begeisterung und Dankbarkeit für die hochinteressanten Ausführung. Ich hoffe, wir treffen uns bald wieder. Herzlichst R. Odnoposoff Hamburg, den 13. Juni 1952"*

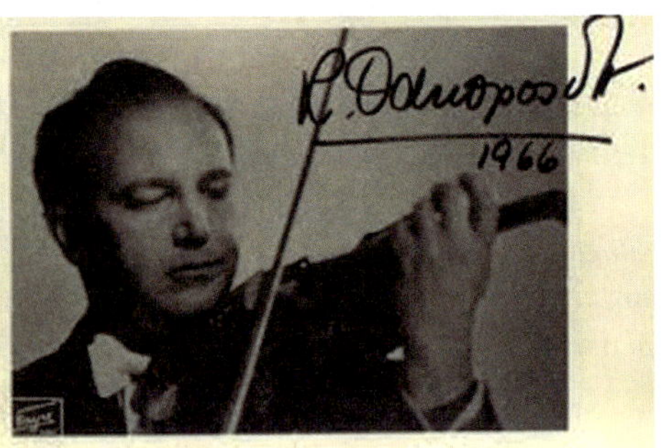

Text von Wilk: *„R. Odnoposoff Internationaler Violinist Prof. a. d. Hochschule f. Musik Wien".*

Es ist auffällig, dass im Verhältnis besonders viele Streicher in sein Büchlein schreiben. Ricardo Odnoposoff (1914 – 2004) war bis zum Anschluss an Nazideutschland Konzertmeister der Wiener Philharmoniker, musste dann wegen seiner jüdischen Vorfahren 1938 in sein Geburtsland Argentinien emigrieren. Später übersiedelte er in die USA, machte dort Karriere und kehrte 1956 nach Wien zurück, wo er ebenfalls als Solist tätig wurde und an der Musikhochschule unterrichtete.

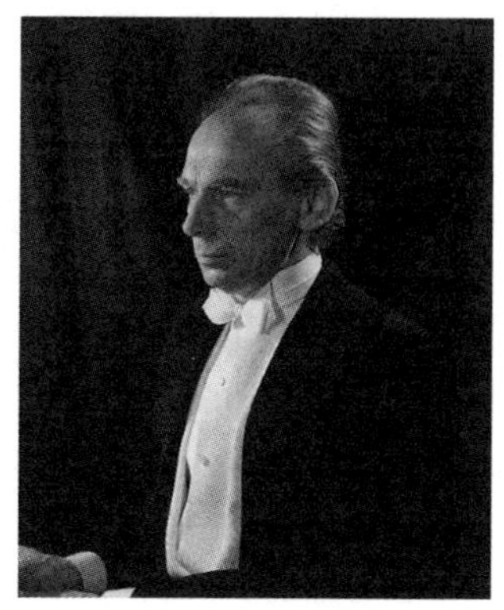

Willy Hanuschke, Dirigent des RIAS-Jugendorchesters

Bis 1953 sammelt Erich Wilk die Bestätigungen von bekannten Persönlichkeiten, denen er nach seinen Erkenntnissen Ratschläge zur Verbesserung und Entwicklung in ihrem Beruf gibt.

> *„Da es bei meiner Charakterisierung der Anlagen keine Zweideutigkeit oder Verschwommenheit gibt, hatten es interessierte Persönlichkeiten nicht schwer, mir die Wissenschaftlichkeit meiner Lehre zu bescheinigen. So unangenehm mir dieser Weg der materiellen Stabilisierung meiner Existenz als Natursystematiker, also als Psychologe, Physiologe, Wissenschaftler, Forscher und Künstler war, so angenehm waren die Folgen dieser Gutachten von berühmten Künstlern, Weltrekordlern und Universitätskapazitäten."*

Veröffentlichungsabsichten

Erich Wilk arbeitet nach seiner Mindener „Typenlehre“ von 1949 ohne Unterlass an weiteren Veröffentlichungen. Hier ein Entwurf zu einem Vorwort, das wie eine Verkündigung klingt und die Gedanken weit hinausschweifen lässt.

> *„Die Allmacht erschuf Seele und Materie. In verbundenem Zustand ist alles Leben, in getrenntem Zustand ist alles Tod.*
>
> *Vorwort.*
>
> *Das Seelische ist das Unerklärbare.*
> *Das Materielle ist das Erklärbare.*
> *Geist ist Vorstellung.*
> *Körper ist Wirklichkeit.“*

Es sind die Ergebnisse langer Denkprozesse, die er da kurz und knapp formuliert auf ein Löschblatt bringt.

Ein dünnes Bändchen, das ebenfalls 1949 entsteht, offensichtlich als Vordruck oder im Privatdruck, wird nicht in einem Verlag veröffentlicht. Es wird in der Grimmeschen Hofbuchdruckerei Bückeburg gedruckt, wie auch schon die „Typenlehre“. Die Druckerei existiert noch heute, konzentriert sich aber auf den Zeitschriftendruck. Von diesem Vordruck gibt es zwei kopierte Seiten. Ein Originalheft befindet sich in Wilks Nachlass, steht aber der Öffentlichkeit zur Zeit noch nicht zur Verfügung. Wie viele dieser Heftchen existieren, ist nicht bekannt. Der Inhalt scheint brisant und besonders wertvoll zu sein, da er detaillierte Beschreibungen Erich Wilks zur Charakteranalyse beinhaltet.

Dynamikers ist eine Folge statischer Überanstrengung, während sich diese Krankheit bei Statikern infolge dynamischer Überanstrengung bemerkbar macht. So ist es mit unzähligen Problemen, die nur gelöst werden können, wenn die Individualität der Menschen berücksichtigt wird.

Erklärung der Begriffe in der Charakteranlage - Analyse.

Der innere Mensch:

Vorstellungsfolge funktionell - haltungsbetont bedeutet: Viele Vorstellungswechsel und erst anschließend Beibehaltung einer Vorstellung.

Vorstellungsfolge haltungsbetont - funktionell bedeutet: Mit einer Vorstellung sehr lange befassen und erst anschließend Vorstellungswechsel.

Vorstellungsfolge aktiv - passiv heißt, daß die eigenen Vorstellungen ohne Anregung beginnen und erst anschließend Freude an fremden Vorstellungen vorhanden ist.

Vorstellungsfolge passiv - aktiv heißt, daß zunächst die Freude an fremden Vorstellungen größer ist und erst anschließend die eigenen Vorstellungen beginnen.

Ausdrucksfolge objektiv - subjektiv heißt, das sich der Betreffende erst auf das Objekt konzentriert und dann auf sich selbst.

Bei der Folge subjektiv - objektiv ist es umgekehrt, also erst auf sich und dann das Objekt.

Idealistisch - realistisch besagt, daß die Realitäten dem ideellen Ziel unterordnet werden.

Bei der Folge realistisch - idealistisch muß erst den realen Gegebenheiten entsprochen werden, bevor dem Ideellen genüge getan werden kann.

Ausdrucksfolge funktionell - haltungsbetont bedeutet Freude an Stimmungswechseln mit anschließendem Verweilen in einer Stimmung.

Bei der Folge haltungsbetont - funktionell ist ein langes Verweilen in einer Stimmung charakteristisch mit anschließenden Stimmungswechseln.

Ausdrucksfolge aktiv - passiv bedeutet, daß der Betreffende z. B. beim Sprechen ohne Anregung beginnt und anschließend zuhört.

Bei der Folge passiv - aktiv bedarf es erst einer Anregung.

Triebfolge funktionell - haltungsbetont bedeutet, daß die Körperfunktionen in der Triebhaftigkeit deutlicher in Erscheinung treten als die Körperhaltungen.

Bei der Folge haltungsbetont - funktionell sind die Haltungen deutlicher als die Funktionen.

Triebfolge aktiv - passiv bedeutet Triebbeginn ohne Anregung.

Bei der Folge passiv - aktiv bedarf es erst einer Anregung.

Die drei Charakteranlage - Faktoren des äußeren Menschen sind: Impulsivität (Nervigkeit), Schwungkraft (Durchblutung) und Intensität (Substanz). Diese drei Faktoren treten nur bei der Berührung mit dem Äußeren der Umwelt in Erscheinung. Das Nervige zeigt sich in plötzlichen Impulsen. Die Durchblutung zeigt sich in der Freude am Schwingen. Und das Substanzielle zeigt sich in einer starken Intensität.

Die Verbindungsfolge egozentrisch - altruistisch bedeutet, daß sich der Betreffende erst den eigenen Interessengebieten widmet und dann den Interessen anderer.
Die Folge altruistisch - egozentrisch bedeutet, daß sich der Betreffende erst den fremden Interessen widmet und dann den eigenen.

Da jeder Mann auch weibliche Eigenschaften besitzt und jede Frau auch männliche, ist es notwendig, die Wechselwirkung zu entwickeln. Ein Verharren im Egozentrischen würde zum Egoismus führen, wie ein Verharren im Altruistischen unweigerlich die Selbstvernichtung zur Folge hat. Genauso ist es mit dem objektiven Angriffsprinzip und dem subjektiven Verteidigungsprinzip.

Sehr wichtig ist die Erscheinung, daß die Anlagen des inneren Menschen mit den Anlagen des äußeren Menschen bei der größten Anzahl aller Menschen nicht übereinstimmt. Diese Tatsache kann bei Unkenntnis der naturgesetzlichen Gegebenheiten zu den schwersten menschlichen Konflikten führen. Weiß man aber von dieser Verschiedenheit, dann bestehen ungeahnte Möglichkeiten der Charakterentwicklung. Dort, wo nur dem äußeren Menschen der Vorzug gegeben wird, kommt es zwar zu frühen Höchstleistungen auf entsprechenden Gebieten, aber das lebenspendende Empfinden verkümmert und Krankheit und früher Tod sind die Folge. Und dort, wo dem inneren Menschen der Vorzug gegeben wird, muß es unweigerlich zur Substanzverbrennung kommen. Die Fähigkeiten der übersinnlichen Geistesschau sind zwar ungeheuer, aber das Leben ist ebenfalls kurz und qualvoll, weil sich die Mitte, das Empfinden, nicht bilden kann. Erst die Verbindung des äußeren und inneren Menschen ermöglicht Denkkraft, Empfindungskraft, und Tatkraft, wobei die Denkkraft und die Tatkraft eine untergeordnete Rolle spielen um der dritten Kraft, der Empfindungsfähigkeit, zu dienen. Somit ist die Empfindungskraft das Resultat der Wechselwirkung zwischen Denkkraft und Tatkraft.

Es gibt keine astrologischen Typen und keine Vorberechnung des Schicksals, wie es auch keine Monopolstellung irgend einer Rasse oder Klasse von Menschen gibt. Jeder besitzt die Fähigkeit sich selbst zu erkennen und sich auf die jeweiligen Situationen des Lebens einzustellen. Eine Portion Glück gehört zu jedem Leben, aber dieses Glück ist nicht zu berechnen. Je besser die Fähigkeit ausgebildet wird, sich auf die Naturkräfte einzustellen, desto weniger ist man von der Glücksquote abhängig. Es gibt in der Natur dynamische und statische Perioden. Der gesunde Mensch empfindet sie und verstößt nicht dagegen, sondern bemüht sich als Dynamiker in den dynamischen Zeiten aktiv und in den statischen Zeiten passiv zu sein, wie der Statiker in den statischen Zeiten aktiv und in den dynamischen Zeiten passiv sein muß.

Der Mond verkörpert das dynamische Prinzip, die Sonne das statische und die Erde das dynamische und statische Prinzip in der Verbindung als Mittelpunkt unseres Erdsystems. Sie ist aus Monden und Sonnen entstanden, wie im Weltall ewig Erden aus Monden und Sonnen entstehen und vergehen. Diese Erden sind die Mittelpunkte des Universums um die sich Monde und Sonnen drehen bis sie sich mit den Erden vereinigen, um neuen Monden und Sonnen Raum zu geben.

Mein System ist auf die Tier- und Pflanzenwelt ebenfalls anwendbar. Nur in dieser lebendigen Welt offenbaren sich kosmische und irdische Naturgesetze. Je weiter wir uns von dieser lebendigen Welt entfernen, sei es in den Weltraum oder in das Erdinnere, desto näher sind wir der toten Materie, und damit dem eigenen Tod. Unsere lebendige Erde ist der Mittelpunkt unseres Lebens, und nur in ihrem Bereich sind wir der Allmacht mit ihren ewigen Wundern am nächsten.

Funktionsübungen für Dynamiker im Stehen:

1. Hinterkopf schütteln
2. Hals nach hinten schlagen
3. Oberkörper kreisen (fester Blickpunkt)
4. Oberarmwurf
5. Unterarme abwärts kreisen
6. Fauststoß
7. Becken nach vorn drücken
8. Oberschenkelstoß
9. Unterschenkelstoß
10. Fersenschlagen

Haltungsübungen für Dynamiker im Stehen:

1. Hinterkopf hängen lassen
2. Hals nach hinten drücken
3. Oberkörper mit angehaltenem Atem nach hinten beugen
4. Hände vor dem Körper falten, Ellenbogengelenke durchdrücken
5. Hände auf dem Rücken falten, Arme strecken, Schulterblätter zusammendrücken
6. Handgelenke beugen
7. Becken vorgedrückt halten
8. Oberschenkel halten
9. Unterschenkel durchgedrückt halten
10. Auf Fersen stehen

Reihenfolge der Funktionsübungen im Liegen:

1. Füße
2. Unterschenkel
3. Oberschenkel
4. Becken
5. (sitzend) Fauststoß
6. Unterarme kreisen
7. Oberarmwurf
8. Oberkörper kreisen
9. Hals
10. Hinterkopf

Reihenfolge der Haltungsübungen im Liegen genauso wie bei den Funktionsübungen.

Sonstiges:

Atemregel: Vor jeder Tätigkeit einatmen, mit angehaltenem Atem tätig sein, während der Tätigkeit kurz ausatmen und gleich wieder lang einatmen (Brustatmung). Bei Luftmangel durch die Nase ein- und durch den Mund ausatmen. Zwischen Aus- und Einatmen keine Pause machen.

Liegen: Auf dem Rücken und der rechten Seite (flach).

Sitzen: Mit gestreckten Beinen und rundem Rücken (viel anlehnen).

Hocken: Auf Fersen.

Stehen: Mit vorgeschobenem Becken, Fersenbelastung, Konzentration auf dem rechten Bein.

Gehen: Mit vorgeneigtem Oberkörper, Fersenbetonung, Vorwärtsbewegung zum Boden hin, Tempobeschleunigung durch Schrittverkleinerung (Erhöhung der Schrittfolge), Armbewegungen nach hinten. Horizontal und abwärts - Konzentration auf dem linken Bein (aktiv), aufwärts - Konzentration auf dem rechten Bein (passiv).

Laufen: Haltung und Funktion wie beim Gehen.
Kurzstrecken höchste Anfangsgeschwindigkeit, gleichmäßig, Mittel- und Langstrecken verhalten beginnen, Endspurt steigern, Linkskurven aktiv, Rechtskurven passiv, Startstandbein rechts.

Springen: Langer Anlauf, Absprungbein rechts, vor Absprung Schrittverkleinerung, Schenkel anziehen, Oberkörper nach vorn, Arme nach hinten.

Armtätigkeit: Kraftanstrengungen rechts, leichte Tätigkeiten links.

Ein Ausschnitt des Bändchens zur Charakteranalyse

In derselben Druckerei wird auch folgendes Formblatt gedruckt. Erich Wilk entwickelt dieses DinA5 Blatt, in das er die Ergebnisse seiner Berechnungen übersichtlich darstellen kann. Er lässt es in hoher Auflage drucken und füllt es für seine Klienten und alle, die eine Analyse bei ihm bestellen, aus.

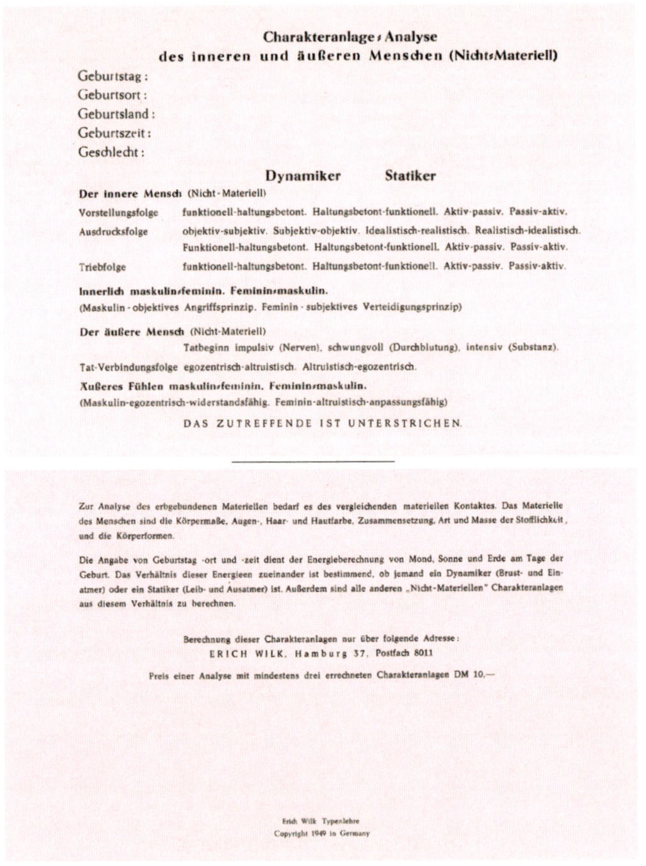

Charakteranlage-Analyse
des inneren und äußeren Menschen (Nicht-Materiell)

Geburtstag:
Geburtsort:
Geburtsland:
Geburtszeit:
Geschlecht:

Dynamiker Statiker

Der innere Mensch (Nicht-Materiell)

Vorstellungsfolge funktionell-haltungsbetont. Haltungsbetont-funktionell. Aktiv-passiv. Passiv-aktiv.

Ausdrucksfolge objektiv-subjektiv. Subjektiv-objektiv. Idealistisch-realistisch. Realistisch-idealistisch. Funktionell-haltungsbetont. Haltungsbetont-funktionell. Aktiv-passiv. Passiv-aktiv.

Triebfolge funktionell-haltungsbetont. Haltungsbetont-funktionell. Aktiv-passiv. Passiv-aktiv.

Innerlich maskulin-feminin. Feminin-maskulin.
(Maskulin-objektives Angriffsprinzip. Feminin-subjektives Verteidigungsprinzip)

Der äußere Mensch (Nicht-Materiell)
Tatbeginn impulsiv (Nerven), schwungvoll (Durchblutung), intensiv (Substanz).

Tat-Verbindungsfolge egozentrisch-altruistisch. Altruistisch-egozentrisch.

Äußeres Fühlen maskulin-feminin. Feminin-maskulin.
(Maskulin-egozentrisch-widerstandsfähig. Feminin-altruistisch-anpassungsfähig)

DAS ZUTREFFENDE IST UNTERSTRICHEN.

Zur Analyse des erbgebundenen Materiellen bedarf es des vergleichenden materiellen Kontaktes. Das Materielle des Menschen sind die Körpermaße, Augen-, Haar- und Hautfarbe, Zusammensetzung, Art und Masse der Stofflichkeit, und die Körperformen.

Die Angabe von Geburtstag -ort und -zeit dient der Energieberechnung von Mond, Sonne und Erde am Tage der Geburt. Das Verhältnis dieser Energieen zueinander ist bestimmend, ob jemand ein Dynamiker (Brust- und Einatmer) oder ein Statiker (Leib- und Ausatmer) ist. Außerdem sind alle anderen „Nicht-Materiellen" Charakteranlagen aus diesem Verhältnis zu berechnen.

Berechnung dieser Charakteranlagen nur über folgende Adresse:
ERICH WILK, Hamburg 37, Postfach 8011

Preis einer Analyse mit mindestens drei errechneten Charakteranlagen DM 10,—

Erich Wilk Typenlehre
Copyright 1949 in Germany

Charakteranlage-Analyse-Formblatt
Vorder- und Rückseite

Die Berechenbarkeit der Charakteranlagen beschreibt Erich Wilk als den Beweis seiner Wissenschaftlichkeit, da er sie anhand des Geburtsdatums errechnen kann und sie somit nicht vererbbar sind, sondern kosmisch erzeugt, im Augenblick der Geburt begründet sind. Genau an diesem Punkt stoßen sich viele Menschen, die Erich Wilk nicht persönlich kennengelernt haben. Insbesondere in der heutigen Zeit fällt es schwer, sich einen Zusammenhang zwischen der Charakteranlage eines Menschen und der Stellung der Gestirne, namentlich Sonne und Mond, vorzustellen. Der Kritik der Wilkschen Atemtypenlehre widmet sich ein Abschnitt im achten Kapitel.

> *„Zum Abschluss möchte ich noch einige seelische Naturgesetze anführen, deren Kenntnis helfen soll keine falschen Wege zu gehen.*
> *Im Augenblick der Geburt entscheidet sich bei einem Menschen nicht nur, ob er Dynamiker oder Statiker ist, sondern ebenfalls, ob er im Empfinden egozentrisch oder altruistisch, objektiv oder subjektiv, also seelisch maskulin oder feminin ist. Ebenfalls entscheidet sich, ob Wille oder Trieb im Äusserlichen und Innerlichen, aktiv oder passiv sind, ob er funktionell oder haltungsbetont ist, und, in welchem Verhältnis Atem- Nerven- und Substanzstärke zueinander stehen, ob der Schwung, die Energie oder die Kraft der Ausgangspunkt aller Unternehmungen sein wird, und, ob das Universelle, das Individuelle oder das Soziale, persönlicher oder sachlicher Natur der Ausgangspunkt zu einem gesunden Leben ist.*
> *Das* [sic!] *all diese Charakteranlagen nicht ererbbar, sondern ein göttliches Geschenk sind, beweise ich damit, dass ich diese Anlagen errechnen kann. Erst die Entwicklung dieser göttlichen Anlagen ermöglicht die Bildung von Charaktereigenschaften, die den Menschen gut sein lassen.*

Die Grundlage des Lebens ist die Gesundheit, das Ziel des Lebens ist die Güte. Die Wege dahin sind vielfältig und variabel, aber gerade diese Vielfalt ist es, die das Leben so lebenswert macht. Das ist die göttliche Ordnung."

Diese charakterlichen Aussagen, die Erich Wilk über jeden Menschen, allein durch Berechnungen mit dem Geburtsdatum des Einzelnen, treffen kann, bezeichnet er als die große Charakteranlage-Analyse. Das Wissen über die Art und Weise der Berechnung des größten Teils der Anlagen ist verloren gegangen. Heutzutage ist lediglich das Errechnen des Atemtyps und des Denk- und Empfindungstyps noch bekannt. Die zahlreichen Zeugnisse der von Wilk analysierten und beratenen Menschen deuten aber nicht nur auf eine absolut treffsichere und überraschend exakte Beurteilung der ihm völlig fremden Personen hin, sondern sogar auf erhellende, für die betroffenen Menschen hilfreiche, erklärende, förderliche Hinweise, ihr Leben und Handeln auszurichten, um gesünder, glücklicher, wirksamer und schöpferischer wirken zu können. Bei dem Ausdruck Charakteranlagen handelt es sich also um seelische Anlagen, die dem Menschen durch das kosmische Kräfteverhältnis zum Zeitpunkt der Geburt mit auf den Lebensweg gegeben werden. Mit diesen Anlagen kann der Mensch im Laufe seines Lebens Charaktereigenschaften entwickeln. Das Ziel aller Menschen, so betont er, sollte sein Güte und Gerechtigkeit zu entwickeln, der Weg dahin sei aber bei jedem Menschen ein individueller, aufgrund eben der unterschiedlichen Anlagen. An mehreren Stellen betont er, dass die Anlagen Möglichkeiten bieten, aber auch Grenzen aufzeigen. Das bedeutet, dass nach Wilk der Mensch nicht völlig frei in seinen Entscheidungen und Handlungen ist, sondern kosmisch eingebunden ist.

Erich Wilk zeigt in seinen Aufzeichnungen einen deutlichen Dialogwillen, sucht überall die Öffentlichkeit und scheut keine Konfrontation.

> *„Auszug: ‚Erich Wilk – Typenlehre.'*
> *Diese Schrift dient als Diskussionsgrundlage. Aus dem Grunde habe ich sie in Erklärungsform kurz gefasst, um sie mündlich desto ausführlicher zu erläutern. Als Streitschrift verfolgt sie den Zweck, Gegner herauszufordern, Unentschlossene zur Stellungnahme zu ermuntern und Freunden meiner Lehre eine Waffe in die Hand zu geben.*
> *Psychologie ist eine Angelegenheit des persönlichen Erlebens. Entscheidungen und Urteile sind auf diesem wichtigsten Lebensgebiet des Menschen nur möglich, wenn Tat und Rede übereinstimmen."*

Auch in Zeitschriften will er einzelne Artikel zu bestimmten Bereichen, wie einzelne Sportarten, Kunst, Gesundheitswesen, Gesellschaft und Politik veröffentlichen. Davon zeugen einige Titelentwürfe.

Erich Wilk
Der Weg zum beseelten Sport
Der Weg zur beseelten Musik
Der Weg zur beseelten Gesundheit

Ein fertiges Manuskript für einen Artikel datiert noch aus der Mindener Zeit und betrachtet den Mannschaftssport, speziell den Fußball. Es ist handsigniert, im Original erhalten und trägt den Titel: „Stürmer und Abwehrspieler. Erziehung oder Veranlagung". Ob es veröffentlicht wurde, wird nicht ersichtlich.

Über den Weg der Veröffentlichung einzelner Artikel erhofft sich Erich Wilk bei einer breiten Leserschaft Interesse zu wecken und neue Kontakte mit neuen Aufgabenbereichen zu erschließen. Außerdem geht es ihm darum, Schüler zu gewinnen, denen er seine Lehre weitergeben kann. Sie könnten seine Beratungs- und Klientenarbeit übernehmen, damit ihm mehr Zeit zum Forschen bleibt. Eine enorme Dynamik könnte sich da entfalten. Als Kontaktmöglichkeit in den Veröffentlichungen plant er seine Hamburger Postfachadresse anzugeben.

> *„Anfragen und Anmeldungen sind nur möglich über*
> *folgende Anschrift:*
> *Erich Wilk*
> *Psychologe*
> *Postfach (ab 1979) 3231/6 Bis Ende 1978 (8011)*
> *2 Hamburg 37“* *

Insgesamt finden sich einundzwanzig Titelideen in den Heften für neue Buchprojekte, die er größtenteils im Querformat über die ganze Seite entwirft. Im Anschluss seien drei dieser Entwürfe vorgestellt, da jeder Titel einen anderen Fokus oder Schwerpunkt auf seine Lehre bietet und gleichzeitig die Suche, das Ringen Erich Wilks um die Essenz seiner Lehre, nach einer knappen Darstellung und Charakterisierung in wenigen Worten verdeutlicht.

E r i c h W i l k
G e s u n d h e i t
durch
C h a r a k t e r b i l d u n g
(Seele und Materie)

Man erkennt einerseits den Wunsch Wilks den kosmischen Urgrund seiner Lehre im Titel mitklingen zu lassen, andererseits die Auswirkungen auf der Erde ins tägliche Leben hinein ebenfalls anzudeuten.

Erich Wilk
Der Weg
zum Göttlichen
Beseelung der Materie

Aus den Eintragungen ist nicht erkennbar, ob er Präferenzen in die eine oder andere Richtung hegt, für welchen Entwurf er sich entschieden hätte, wenn es doch zu einer Veröffentlichung in Buchform gekommen wäre.

Erich Wilk
Individuelle
Gesundheitspädagogik
(Seelenlehre)

Schon in der Mindener Veröffentlichung verspricht er an mehreren Stellen weitere Veröffentlichungen.

> *„Es ist ein Naturgesetz, daß beide Einflußkräfte nicht gleich stark sein können, weil sonst die lebenserhaltende Spannung fehlt. Dieser Umstand erklärt viele Naturgeheimnisse und Wunder, die ich in einem besonderen Buch behandeln werde."*

Hier ist der Inhalt bemerkenswert. Die Kraft von Mond und Sonne können nie gleich groß sein, da sonst die lebenserhaltende Spannung fehlt. Es gibt nämlich rein theoretisch den Fall, dass rechnerisch beide Kräfte zum Zeitpunkt der

Geburt gleich groß sind. Eine Differenz muss zur lebenserhaltenden Spannung trotzdem immer bestehen, so klein sie auch ausfallen mag, und daher kann eine eindeutige Bestimmung des Atemtyps immer erfolgen. Erich Wilk ist bewusst, dass die entdeckten und beschriebenen Naturgesetze nicht nur beim Menschen wirksam sind, sondern in allem Lebendigen auf der Erde und kündigt an:

> *„Mein System ist auf die Tier- und Pflanzenwelt genau so anwendbar. Es erscheint eine Ausgabe für die Tierwelt und eine für die Pflanzenwelt."*

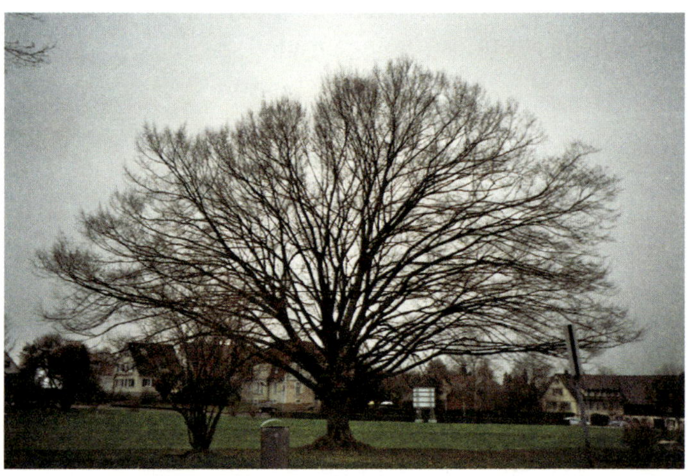

Dynamische Bäume streben früh in ihrer Entwicklung in die Horizontale. Der Stamm verzweigt sich früh in gleichstarke oder ähnlich starke Äste, die sich nach oben hin gleichmäßig weiter verzweigen und verjüngen. So entsteht eine weit ausgedehnte, fächerförmige Baumkrone. Der horizontale Eindruck überwiegt. Je zentrierender der Stamm nach oben strebt, je schmaler also die seitlichen Äste ausfallen, desto ovaler erscheint die Baumkrone.

Das wiederum erscheint befremdlich. Dynamische und statische Tiere sind vorstellbar, aber dynamische und statische Pflanzen?

„Ein krasses Beispiel ist der breitausladende Laubbaum und der hohe, schmale Nadelbaum.“ *

Wenn man sich auf diese Information hin in der Natur umschaut und Bäume betrachtet, stellt man fest, dass Form und Gestalt sehr unterschiedlich ist. Es gibt weit ausladende Laubbäume mit einer ausgedehnten, gerundeten Krone und einem im Verhältnis dazu kurzen Stamm. Unter den Nadelbäumen kann bei der Kiefer eine leicht ausdehnende Struktur und Krone beobachtet werden. Und es gibt schmale hochgewachsene Bäume mit einer zentrierten Krone, wie

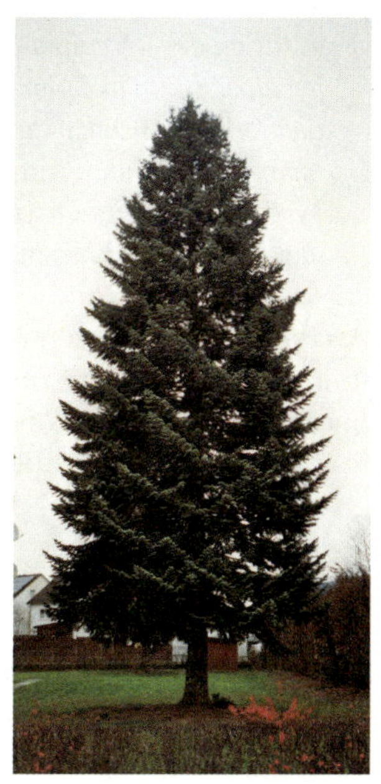

Statische Bäume sind geprägt von einem schlanken, langen Stamm, der seitlich schmale Äste ausbildet. Teils leicht horizontal, teils vertikal nach oben strebend wachsen sie in dem Maße nach außen, wie die darüber liegenden Äste sich ausbilden. Die Baumkrone weist eine eindeutige Spitze auf. Es entsteht eine Flammenform oder eine Dreiecksform. Der vertikale Eindruck überwiegt.

zum Beispiel die Pappel oder die Tanne. In südlichen Gegenden gibt es vermehrt zentrierende Bäume wie zum Beispiel die Zypresse. Bäume mit einer ausdehnenden Krone und kurzem, dicken Stamm ordnet Wilk den dynamischen Pflanzen zu und die schmalen, langstämmigen Bäume mit zentrierter Krone sind nach seiner Einteilung statische Pflanzen.

Erich Wilks Ziel ist die weltweite Verbreitung seiner Lehre. Was liegt da näher als weltweit arbeitende Organisationen anzuschreiben und von seiner Lehre zu berichten? Er bezeichnet die von ihm auszubildenden Menschen als Kämpfer, als unbewaffnete Einzelkämpfer. Sie kämpfen für die Entwicklung der Menschheit.

> *„Der beste Ausgangspunkt für weltweite Unternehmungen dieser unbewaffneten Einzelkämpfer ist die Gesundheitsinstitution der Vereinten Nationen in Genf. Die Einzelkämpfer dürfen nur in ihren Heimatländern eingesetzt werden. Sie sollen vollendet deutsch sprechen können, damit sie meine Lehre in ihre Muttersprache übersetzen können. Die Welt-Gesundheits-Organisation sollte auch die Kosten für den Einsatz der Einzelkämpfer tragen."*

An diesen und anderen Aufgaben arbeitet Erich Wilk in den folgenden Jahren und ringt um klare, verständliche Formulierungen. Auf diese Weise entstehen über fünfzig Schulhefte mit seinen Notizen, die im Nachlass erhalten sind.

Die Hefte

Während seiner Reisen mit der Bahn in die Schweiz oder nach Österreich zu sportlichen und kulturellen Veranstaltungen oder zu Klienten ist er nicht untätig, sondern beschreibt in Schulheften, zumeist in DinA 6 Vokabelheften, aber auch in DinA 5 Schreibheften, Rechenheften und Blancoheften, seine Lehre. Vorne steht sein Vor- und Nachname, gefolgt von seiner Hamburger Postfachadresse. Einige Hefte betitelt er mit einem Thema, wie z.B. „Natursystematik", „Gottheit" oder „Gesundheit I, II und III". Seine Schrift ist groß, er nutzt beim Schreiben ein Gemisch aus Druck- und Schreibschrift und seine Buchstaben sind weit auseinandergezogen. Teilweise ist nicht zu erkennen wo ein Wort endet und das nächste beginnt. Er scheint zügig zu schreiben. Wenn kein Papier mehr vorhanden ist, benutzt er die Rückseiten der Hefte, die Löschblätter, lose Blätter oder Zeitungspapier. Teilweise sind ganze Absätze durchgestrichen, teilweise nur einzelne Worte oder Silben. Einige Hefte sind sehr gut leserlich und klar geschrieben, nur wenig durchgestrichen und andere sind schwer entzifferbar, unruhig, hastig geschrieben und viel durchgestrichen. An der inhaltlichen Qualität seiner Aussagen sind aber keinerlei Eintrübungen zu erkennen. Mehrheitlich spricht er in der dritten Person Singular. Nur an wenigen Stellen spricht er in der ersten Person Singular. Diese sind hier als Zitate bevorzugt, da sie ein lebendiges Licht auf Erich Wilk werfen und teilweise memoirenartig wirken.

Heft 20 Seite 1

Deutlich ist spürbar, wann er in seinem Gedankengang unterbrochen wird. Das Kontrollieren der Fahrkarten wird ihn weniger unterbrochen haben, aber vielleicht werden hier und da Mitreisende neugierig auf den Inhalt seiner so eifrig niedergeschriebenen Texte und es entsteht ein Gespräch oder er muss um- oder aussteigen. Mitten im Satz bricht der Text ab, es folgt eine leere Seite, um auf der nächsten Seite mit einem neuen Gedanken wieder anzusetzen. Ein paar Hefte beschreibt Wilk nur auf den ersten Seiten, der Rest bleibt leer. In vielen Heften finden sich Skizzen zu den entsprechenden Themen. Die Nummerierung der Hefte, die in der Quellenangabe vermerkt ist, sind nicht von Erich Wilk vorgenommen, sondern nachträglich zur leichteren Handhabung ergänzt. Ebenso verhält es sich mit den Seitenzahlen der einzelnen Hefte. Eine Originalreihenfolge der Hefte ist kaum zu erkennen, lediglich an der Beschaffenheit der Hefte lässt sich das Alter ungefähr schätzen. In verschiedenen Heften sind handgezogene Notenlinien zu finden, in die Wilk Melodien, teils bekannte, teils unbekannte notiert. Teils wirken die Melodien wie Übungen für die Geige. Hier eine von ihm komponierte Melodie.

Ab und zu sind kurze Kommentare in anderer Schrift unter oder neben den Texten von Erich Wilk zu finden. Teilweise fehlen ganze Seiten, sind herausgefallen oder herausgeschnitten. Erich Wilk formuliert immer wieder die gleichen Inhalte, die er in neue, unterschiedliche Zusammenhänge führt und dadurch lebendig bleiben. Nur selten findet sich eine ausführlichere Passage zu einem Thema.

Heft 50, eines der neueren Hefte, ist offensichtlich vor der Benutzung in der Mitte durchgeschnitten worden. Er beschreibt nur die untere Hälfte des Heftes. Teilweise nutzt er die Hefte auch, um seine Ausgaben zusammenzustellen und zu summieren, die durch Reisen zu Klienten anfallen. Auch Namen und Geburtsdaten sind in den Heften zu finden, zu-

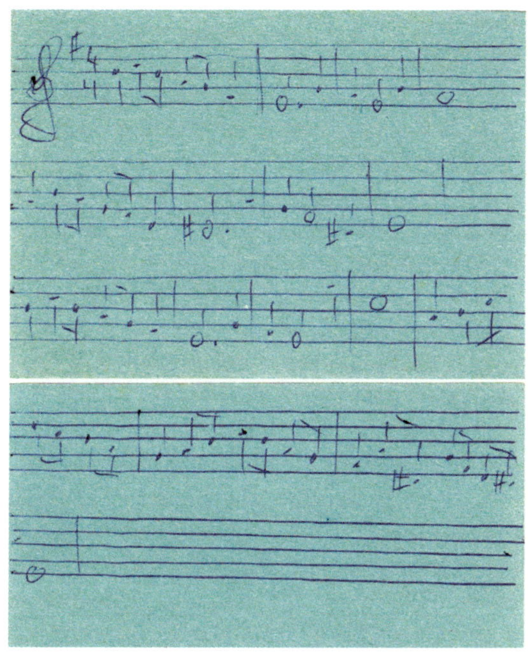

Auf der Vorder- und Rückseite von Löschpapier notiert

sammen mit Zeichen, die wahrscheinlich mit der Charakteranlagenanalyse in Zusammenhang stehen.

Wilk ringt wahrscheinlich während seiner ganzen zweiten Lebenshälfte mit sich selbst. Einerseits ist da seine Überzeugung, dass nur eine lebendige mündliche Weitergabe seiner Lehre wirkungsvoll und entwicklungsförderlich ist und andererseits ist da die Notwendigkeit des Erhalts und der Verbreitung seiner Lehre für die Nachwelt. Daher möchte er seinen Arbeitsschwerpunkt verlagern in Richtung einer Lehrtätigkeit.

„Solange ich mich stark genug fühlte, nutzte ich die Zeit, so viele ungelöste Krankheitsprobleme wie eben möglich zu lösen. Es reicht, der leidenden Menschheit zu helfen. Aber diese Hilfe heisst Selbsteinsatz der Kranken in der Eigenwelt. Wer diese Bereitschaft hat, dem kann durch meine „Lehre von den Naturgesetzen" geholfen werden. Meine Aufgabe darf es jetzt nicht mehr sein, noch mehr Beweise durch Leistungen bei Einzelnen zu führen, sondern viele Begabungen auszubilden, damit allen Leidenden geholfen werden kann. Das [sic!] *mir diese schwere Aufgabe auch noch gelingen möge, erbitte ich von der göttlichen Allmacht der Natur."*

An anderer Stelle bezeichnet er seine Aufzeichnungen auch als Stützen für seine Schüler, die bei ihm erfolgreich eine Ausbildung absolviert haben. In einem Heft denkt er schriftlich über die Gründung einer Organisation nach, deren Mitglieder er die „Wilkinger" nennen will und entwickelt ein Erkennungszeichen, das mit den Händen geformt wird.

„Aufgabe dieser Schrift soll es aber nicht sein, die Methode meines Systems zu demonstrieren, sondern nur aufmerksam zu machen, dass das Seelische unseres Lebens gesetzmäßig verläuft. Seelische Gesetze schriftlich zu vermitteln, ist nicht möglich. Aus dem Grunde lege ich Wert darauf, dass meine Lehre nur persönlich verbreitet wird. Denn die Feinheiten des Ausdrucks in allen Verhaltensweisen, erfordert Interpreten mit künstlerischen Empfinden. An diese Menschen wende ich mich in erster Linie, damit sie den Ausdrucksschwachen helfen können, den wahren Inhalt des Lebens zu empfinden: nämlich die Kunst. Die Materie ist nur Hilfsmittel des künstlerischen Ausdrucks. Und jeder Mensch hat die Möglichkeit, unabhängig von Stand und Rasse, seinen seelischen Ausdruck zu bilden."

Die Schulhefte führt und beschreibt er bis zum Ende der Siebziger Jahre, während seiner Reisen zu den verschiedenen Klienten. Da ist er immerhin schon 64 Jahre alt. Das Referenzenbüchlein mit den Gutachten führt er lediglich bis zum Jahre 1953. Wie er in einem der Hefte schreibt, verhelfen ihm diese Gutachten bekannter Persönlichkeiten zu einigem Ansehen, sodass er relativ frei und unbehelligt arbeiten und ein zufriedenstellendes Auskommen hat. Ein letztes Gutachten, auf ein loses Blatt geschrieben, ist auf das Jahr 1954 datiert.

Das Ei des Columbus!
Die kurze Zusammenarbeit mit Herrn Erich Wilk vermittelte mir fruchtbarste Erkenntnisse. Herzlichen Dank dem selbstlosen Menschenfreund für seine zielstrebige Wegweisung.
Es wäre zu wünschen, daß alle maßgeblichen Instanzen sich von dem unermeßlichen Wert dieser Typen-Lehre überzeugen ließen, zum Wohle und Segen der Menschheit.
Wilhelm Posegga.
Berlin, 23.III.54

Text von Wilhelm Posegga: *„Das Ei des Columbus! Die kurze Zusammenarbeit mit Herrn Erich Wilk vermittelte mir fruchtbarste Erkenntnisse. Herzlichen Dank dem selbstlosen Menschenfreund für seine zielstrebige Wegweisung. Es wäre zu wünschen, dass alle maßgeblichen Instanzen sich von dem unermesslichen Wert dieser Typen-Lehre überzeugen ließen, zum Wohle und Segen der Menschheit. Wilhelm Posegga. Berlin, 23.III.54"*
Text von Wilk: *„Solo Cellist d. Berliner Philharmoniker"*

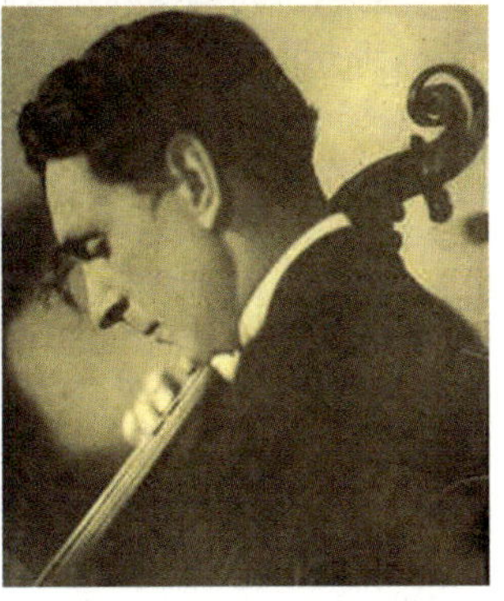

Durch seine vielseitigen Bemühungen der Verbreitung seiner Lehre und durch Mund zu Mund Propaganda lernen viele Menschen Erich Wilk und die Wirkungen seiner Lehre kennen. Oft erleben Nachbarn die langsame Genesung der unheilbar geglaubten Krankheit oder der langjährigen Beschwerden und erzählen anderen Kranken von diesen Erfahrungen. Auf diese oder ähnliche Art und Weise wird unter anderem Frau Dr. Schaefer-Schulmeyer in Bad Pyrmont auf Erich Wilk aufmerksam. Wie allerdings der Kontakt genau entsteht, ist nicht bekannt. Sie ist Ärztin und Leiterin eines Sanatoriums. Sie scheint an seiner Lehre so interessiert zu sein, dass Erich Wilk beschließt mit seiner Frau von Hamburg nach Bad Pyrmont zu ziehen.

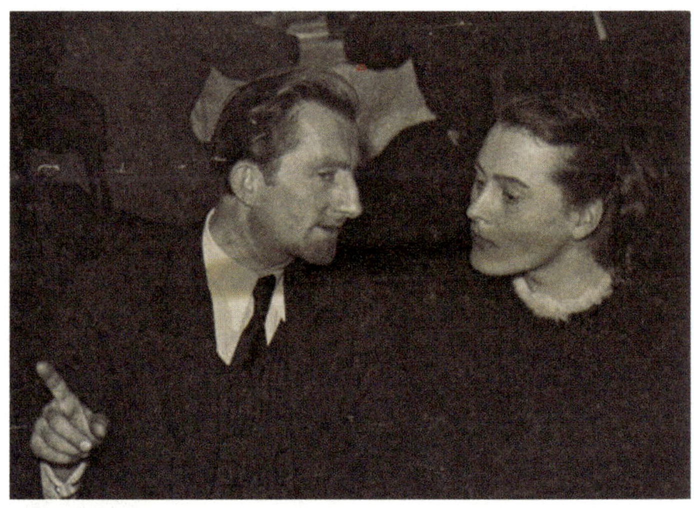

Jutta und Erich Wilk ca. 1952

Bad Pyrmont

Frau Dr. Schaefer-Schulmeyer ist seit dem Jahre 1956 in Bad Pyrmont gemeldet und wohnt An der Stadtkirche 7. Ihre Praxis ist in der Brunnenstraße. Nur ein Jahr später zieht das Ehepaar Wilk, er inzwischen zweiundvierzigjährig, Anfang Oktober nach Bad Pyrmont in ihre direkte Nachbarschaft, in die Bismarckstraße 6. Sie arbeiten zusammen die Ernährungsgrundlagen, die er schon in Minden angelegt hatte, in der Praxis aus. Gelegenheit dazu bietet ihnen das Sanatorium in Bad Pyrmont, welches Frau Dr. Schaefer-Schulmeyer neben ihrer Praxisarbeit leitet. Sie entwickeln für intuitive und intellektuelle Dynamiker und Statiker verschiedene Ernährungsrichtungen, also vier unterschiedliche Arten der Ernährung, die den Patienten je nach ihrem errechneten individuellen Typ zugeteilt werden. Diese spezielle Ernährung besteht aus ausgewählten Lebensmitteln und ihrer speziellen Zubereitungsweise, die Erich Wilk als geeignet und bekömmlich für den jeweiligen Atemtypen identifiziert.

Ernährung

Erich Wilk unterscheidet Bewegungsenergie bildende Lebensmittel von Muskelenergie bildenden Lebensmitteln.

> *„An Nahrung für die A-Teile Bewegungsenergie bildende wie Mineralien, Fette usw. und für die B-Teile Muskelenergie schaffende wie Eiweiß und Zucker. An Getränken für die A-Teile blutverdünnende und für die B-Teile blutverdickende Flüssigkeiten."*

Die A-Teile sind die dynamischen Körperstellen bei Dynamikern und Statikern und die B-Teile sind die beruhigenden Körperstellen bei Dynamikern und Statikern. Da ein Dynamiker vorwiegend A-Stellen, dynamische Körperteile besitzt, sollte er sich vorwiegend mit Mineralien und Fetten versorgen und minimal mit Eiweiß und Zucker. Mit Fetten sind ausschließlich tierische Fette gemeint. Als Beispiel sei z.B. Butter und ungesüßte Sahne genannt. Pflanzenfette, wie z.B. Olivenöl oder Margarine ist für den Dynamiker nach Wilk nicht gut verträglich. Im kranken Zustand sollte der Dynamiker möglichst auf Eiweiße und Zucker verzichten. Da der Statiker vorwiegend B-Stellen, beruhigende Körperstellen besitzt, sollte er sich vorwiegend von Eiweißen und Zucker ernähren und minimal Mineralien und Fette zu sich nehmen. Als Beispiel sei z.B. fettarmer Käse und Buttermilch genannt. Im kranken Zustand sollte der Statiker möglichst auf Mineralien (Salz) und Fett verzichten. Am Beispiel Ei kann sehr anschaulich der dynamische und der statische Anteil betrachtet werden. Außen das statische Eiweiß mit seiner zähfließenden, zum Zusammenhalten neigenden Struktur und innen das dynamische Eigelb mit einer dünnen, kräftigen Haut um das rasch zerfließende Gelb. Eigelb und Eiweiß sind deutlich voneinander getrennt, in der lebenserhaltenden Spannung. Die Eischale schließt die sich ergänzenden, polaren Kräfte zu einem Ganzen zusammen. Bei den Getränken sei hier beispielsweise Mineralwasser mit Sprudel für den Dynamiker genannt und stilles Wasser für den Statiker. An anderer Stelle in seiner Mindener Ausgabe geht Wilk detaillierter auf die Ernährungsunterschiede ein und stellt fest, dass beim Denken mehr Verbrennung stattfindet als bei körperlicher Arbeit und teilt die Nahrung in Körperteile und Fruchtteile ein. Die Körperteile ordnet er den Intuitiven zu und die Fruchtteile den Intellektuellen. So stellt Erich Wilk seine ursprüngliche Idee der Polarisierung zur Lebenserhaltung auch auf dem Gebiet der Nahrung fest, erforscht sie detailliert und formuliert anschließend.

> *„Da beim Denken die größte Verbrennung im Körper vonstatten geht, ist es nötig, daß entsprechende Nahrungsmittel zugeführt werden. Der intuitive Typ verbraucht in erster Linie von den Nahrungsmitteln das Körperliche und der Intellektuelle die Frucht. Als Beispiel: Der intuitive Dynamiker verzehrt vom Tier die inneren Organe wie Leber, Nieren, Herz usw. roh oder angebraten. Der intellektuelle Dynamiker aber verzehrt hauptsächlich die Früchte, das heißt die fette Milch (Butter) und das Eigelb. Der intuitive Statiker verzehrt vom Tier hauptsächlich das gekochte, äußere Fleisch, der intellektuelle Statiker aber die entfettete Milch (Käse) und das Eiweiß. Von der vegetarischen Kost verzehrt der intuitive Dynamiker in erster Linie das Fleisch der Erdfrüchte, z.B. Kartoffeln, Wurzeln sowie das Kleinblattgemüse, währende der intellektuelle Dynamiker den Obstsaft zu sich nimmt. Der intuitive Statiker aber verzehrt das Stengelgemüse, Großblattgemüse und die Hülsenfrüchte, während der intellektuelle Statiker getrocknetes Obstfleisch bevorzugt. Grundsätzlich liebt der Dynamiker die Mondfrüchte und der Statiker die Sonnenfrüchte. [...] Die allgemeine Nahrungsmittelformel für den Dynamiker heißt: Mineralien und Tierfett in heißer Form. Für den Statiker heißt sie: Eiweiß und Zucker in kalter Form. Verlangt ein Typ seine Spezialnahrung, dann lebt er richtig. Ist es nicht der Fall, lebt er falsch."*

Laut den Aussagen von Wilk kann also ein intellektueller Mensch eher auf Fleisch verzichten und vegetarisch leben als ein intuitiver Mensch. Nun könnte man Tabellen erstellen, welche Nahrungsmittel für wen geeignet sind, doch ist letztendlich die Zubereitung das Entscheidende. Beim

Dynamiker sollte grundsätzlich auf Pflanzenfett verzichtet werden und kohlenhydrathaltige Nahrung, wie z.B. Getreide, nur in Verbindung mit Butter oder Sahne verzehrt werden. Es kommt auf die prozentuale Zusammensetzung von Fett und Eiweiß an. Das Primäre sollte eindeutig überwiegen. Bei statischer Ernährung entsprechend andersherum. Da sollten die Eiweiß- und Kohlenhydratanteile eindeutig überwiegen. Brot oder Nudeln z.B. sind klassische statische Nahrungsmittel. Interessant an Wilks Aussage ist der Hinweis für die Zubereitung der gebratenen oder gekochten Speisen. Gebraten ist eher dynamisch verträglich und gekocht eher statisch. Später fügt Erich Wilk den dynamischen Grundstoffen Mineralien und Fett noch Säure hinzu und den statischen eiweiß- und zucker- noch die kalkhaltigen Nahrungsmittel.

> *„Ein gesunder Bewegungsmensch* [...] *verbraucht in erster Linie salz- fett- und säurehaltige Nahrung, trinkt kohlensäurehaltiges Wasser, Tee, Sekt, Weisswein u. Schnaps."*
> [...]
> *„Ein gesunder Beruhigungsmensch* [...] *verbraucht in erster Linie kalk- eiweiss- und zuckerhaltige Nahrung, trinkt stilles Wasser, Milch, Kaffee und Bier."*

Hier wird der Unterschied zwischen Tee und Kaffee besonders deutlich, ersteres dynamisches, letzteres statisches Heißgetränk. Bei alkoholischen Genussmitteln ist der Unterschied zwischen dem dynamischen, sprudelnden Sekt und dem statischen Bier, aus Getreide gebraut, deutlich. Was den Wein betrifft, trifft er die Aussage, dass Weißwein dynamisches Genussmittel ist. Interessanterweise listet er Obst- und Gemüsesäfte nicht in die Reihe der Getränke. Sie sind für ihn Nährmittel für den intellektuellen Dynamiker. Rotwein hingegen ist eher ein statisches Genussmittel.

Allgemein stellt Wilk schon in Minden fest:

> *„Der Dynamiker ißt mit dem Magen, der Statiker mit der Zunge."*

Jeder Mensch kann also entweder mit dem Magen oder mit der Zunge erspüren – am besten schon vor dem Essen –, ob die Nahrung, die vor ihm steht, ihn fördert oder eher hemmt. Kinder haben da oft noch ein sehr gesundes Empfinden, das leider oft schon früh geschädigt oder gar zerstört wird.

Mit den ganz allgemein gehaltenen Empfehlungen Erich Wilks zur Ernährung sind der Kreativität und der bewussten Zusammensetzung einer Mahlzeit Tür und Tor geöffnet. Gerade das Fehlen von konkreten, zugleich aber auch fixierenden Rezeptvorschlägen kann ein neues Bewusstsein und Empfinden für die Wirkung der Nahrung entstehen lassen. Jeder Einzelne hat die Möglichkeit, sich an den eigenen Ernährungsgewohnheiten zu orientieren, sie mit den oben beschriebenen Vorschlägen zu vergleichen und eventuell hier und da Veränderungen vorzunehmen und eigenständige Forschungen anzustellen. Im Falle eines Dynamikers wäre es z.B. denkbar die Salatsauce statt mit Zucker (oder Honig) und Olivenöl anzumachen auf den Zucker zu verzichten und statt des Olivenöls Sahne zu verwenden, wobei Essig und Salz die Sauce dominieren sollte. Im Falle eines Statikers könnte man statt Butter auf das Brot zu streichen ein paar Tropfen wertvolles Olivenöl verwenden. Auch für das Zusammenkommen verschiedener Atemtypen zu einer Mahlzeit gibt es viele Möglichkeiten und Lösungen. Um eine dynamische Suppe statisch erträglich zu machen, kann man z.B. Brot und Rosinen dazu servieren und eine Prise Rohzucker über die Suppe geben. Um eine statische Pizza dynamisch erträglich zu machen, kann man z.B. Balsamico-Essig darüber träufeln und sie nach Geschmack mit Gewürzen nachwürzen.

So kann jeder Mensch Erich Wilks Entdeckungen auf ihre Wirksamkeit hin überprüfen und bei der Zubereitung einer Mahlzeit eigene kreative Ideen hinzufügen und wird so im Wilkschen Sinne wissenschaftlich, forschend und künstlerisch tätig.

Dehnungs- und Zentrierungsbereiche

Neben der Ernährungsumstellung der Patienten im Bad Pyrmonter Sanatorium wird den Übungen von Erich Wilk eine wesentliche Stellung in der Therapie eingeräumt. Alle Patienten lernen die Übungen, angeleitet durch Erich Wilk. Später vermitteln wahrscheinlich instruierte Sanatoriumsangestellte die Übungen.

> *„Zur Erhaltung und Stärkung der Gesundheit und zur Heilung typenbedingter Krankheiten habe ich eine spezielle Gymnastik für Dynamiker und für Statiker entwickelt. Diese Gymnastik ermöglicht die absolute Unabhängigkeit bei Gesundheit und Krankheit, wenn es sich um typenbedingte Fragen handelt."*

Die Übungen sind eine Abfolge von Bewegungen und Haltungen, die im Alltag ständig benutzt und ausgeübt werden.

> *„Die Gymnastik entspricht den natürlichen Verhaltensweisen des Dynamikers und Statikers im täglichen Leben."*

Eine der Patienten, die dort behandelt werden, ist Frau Dr. Charlotte Hagena, die mit Anfang fünfzig und einer akuten Herzinsuffizienz im Frühjahr 1962 zur Kur kommt und nach drei Wochen geheilt entlassen wird. Sie ist sehr beeindruckt von dem Ergebnis dieser Kur und nimmt nach Rückkehr an die Ostsee Kontakt zu Erich Wilk auf. Zu den Folgen dieser Begegnung in den nächsten beiden Kapiteln mehr.

Zur Erhaltung und Stärkung der Gesundheit, aber auch zu Heilungszwecken, empfiehlt Erich Wilk Wärme- und Kältebehandlung der unterschiedlichen Dehnungs- und Verengungszonen. Konkret nennt er die Abhärtung der Verengungszonen und den wärmenden Schutz der Dehnungszonen.

> *„Die stark durchbluteten Körperteile des Dynamikers sind: Hinterkopf (einschliesslich Ohren), Oberkörper, Arme und Beine. Diese Körperstellen haben Dehnungstendenz und müssen wegen ihrer Empfindlichkeit geschützt werden. Die schwach durchbluteten Körperteile des Dynamikers sind: Vorderkopf, Hals und Becken (Unterleib). Diese Körperstellen haben Verengungstendenz und müssen wegen ihrer Unempfindlichkeit abgehärtet werden.*
>
> *Die empfindlichen Dehnungsteile des Statikers sind: Vorderkopf, Hals und Becken (Unterleib). Die unempfindlichen Verengungsteile sind: Hinterkopf (einschliesslich Ohren), Oberkörper, Arme und Beine."* *

Dieses Wissen kann bei den verschiedensten Unpässlichkeiten eingesetzt werden. Der Dynamiker kann bei Halsweh z.B. mit kalten Kompressen kurze Impulse auf Gesicht und Hals, bei gleichzeitiger Auflage einer Wärmflasche auf die

Brust, große Erleichterung und spürbare Abnahme der Beschwerden erreichen. Der Statiker hingegen legt entsprechend die Wärmflasche auf Gesicht und Hals und gibt die Kälteimpulse auf den Brustbereich. Unterstützend kann der Dynamiker heißen Tee trinken und der Statiker ein Eis essen. So kann bei sehr vielen kleineren Beschwerden schnelle Linderung und Heilung eintreten, da durch die gleichzeitige Kalt-Warm-Behandlung eine Polarisierung geschaffen wird, die zur besseren Durchblutung, zum Ausgleich und damit zur Heilung beiträgt. Das gesunde Spannungsverhältnis, das dem natürlichen kosmischen Spannungsverhältnis entspricht und eine gute Durchblutung im Menschen bewirkt, wird wieder hergestellt.

Die Wahl der Kleidung bezieht Erich Wilk ebenfalls in seine Überlegungen ein. Mit bewusst gewählter Kleidung können die unterschiedlichen Wärmebedürfnisse der Menschen und der einzelnen Zonen unterstützt und dadurch zu einer gestärkten Gesundheit beitragen. Die Dehnungskörperstellen geben viel Wärme nach außen ab, sind also wärmebedürftig und bedürfen daher des wärmenden Schutzes. Die Beruhigungskörperstellen geben durch ihre zusammenziehende Tendenz viel weniger Wärme ab, sind demnach weniger wärmebedürftig und bedürfen daher der Abhärtung. Wilk schlägt wärmeisolierende und -leitende Kleidung vor.

> *„Die Kleidung muss auch entsprechend getragen werden. An den A-Stellen isolierende und an den B-Stellen leitende."*

In den Heften spricht er später von anliegender Wollbekleidung für die Dehnungszonen und weiter Leinenbekleidung für die Verengungszonen.

Zur anschaulichen Darstellung hier nun eine Originalskizze von Erich Wilk, die die dynamischen Zonen mit Kreisen und die statischen Zonen mit Dreiecken darstellt.

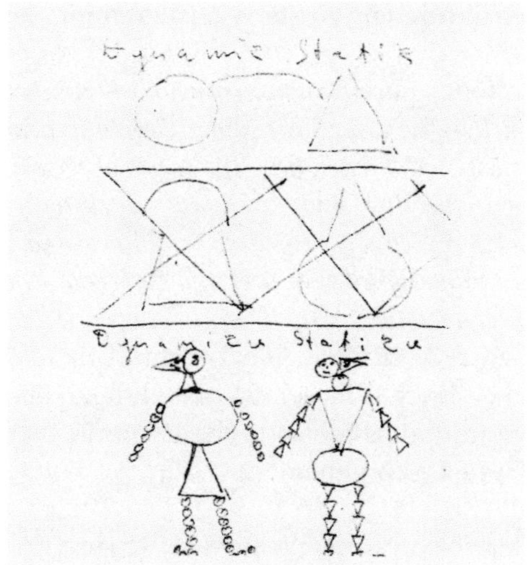

Dynamiker Statiker

Entsprechend heißt es im Text:

> *„Bei Dynamikern und Statikern haben die Dehnungsteile Kugelstruktur und die Verengungsteile Kristall (Pyramiden) struktur. Also haben alle Monde im All Kugelstruktur und alle Sonnen Kristallstruktur. Alle Erden haben an den dynamischen Teilen Kugelstruktur und in den statischen Teilen Kristallstruktur."*

Hier mutet die Schlussfolgerung überraschend an. Für Wilk ist sie aber wohl so selbstverständlich, dass es nach seinem

Empfinden keiner weiteren Erläuterung bedarf. Er wird bei seinen Überlegungen von seinen Erkenntnissen geleitet, dass die Erde aus der Materie von Sonne und Mond entstanden ist. Daher die für ihn logische Schlussfolgerung, dass die irdischen Strukturen im Kosmos existieren müssen.

> *„Die Ur-Teilung des Dynamischen und Statischen manifestiert sich auf unserer Erde in der Gegensätzlichkeit von Feuchtigkeit und Trockenheit. Im Atmosphärischen ist es Dehnung (Sauerstoff) und Verengung (Stickstoff), im Kosmischen ist es Schwingung und Strahlung und im Irdischen ist es Flüssigkeit (Wasser) und Festigkeit (Stein).“* *

Aus der Gegensätzlichkeit von Feuchtigkeit und Trockenheit entwickelt Erich Wilk seine Vorstellungen über günstige dynamische und günstige statische Wetterlagen, die weiter unten zur Sprache kommen.

Interessanterweise ordnet Wilk den Sauerstoff dem Dehnungsbereich zu, also dem aktiven Einatmer und den Stickstoff entsprechend dem aktiven Ausatmer. Es wäre zu untersuchen, ob diejenigen Menschen, die lieber bei offenem Fenster schlafen und sich also mehr mit Sauerstoff beschäftigen, Dynamiker sind und diejenigen, die besser bei geschlossenem Fenster schlafen und sich eher mit der Kohlenstoffdioxid angereicherten Luft beschäftigen, Statiker sind.

Schwingung manifestiert sich unter anderem als Klang und Strahlung unter anderem als Licht. Klang ist also, nach Erich Wilk, eine eher dynamische kosmische Erscheinung und das Licht eine eher statische kosmische Erscheinung. Klang hat die Tendenz sich auszubreiten und schwingt. Man spricht bei besonders harmonischer Musik von einem überirdischen, sphärischen Klang. Licht ist eher linear, ein Strahl teilt sich nicht auf, sondern bleibt in sich geschlossen. Kinder malen die Sonne mit vielen einzelnen Strahlen. Ganz allgemein spricht man vom Lichtstrahl.

Die direkte Gegensätzlichkeit von Wasser und Stein kann an felsigen Küsten erlebt werden oder an Gebirgsbächen. Man erlebt direkt die Spannung und den Kampf zwischen diesen beiden Polen. Der Stein hindert das Wasser am Weiterfließen, es wird zurückgeworfen oder muss sich einen anderen Weg bahnen. Wasser wiederum wirkt lockernd auf die zentrierende Steinstruktur, aus Felsen werden Steine, Kieselsteine. Die Küste bricht unter der Wucht der Wellen mit der Zeit ein. Erich Wilk bezeichnet Wasser und Stein als die Manifestation des dynamischen und des statischen Prinzips auf der Erde.

Am Beispiel des Wassers könnte nun die erwähnte Kugel- und Kristallstruktur mit den Augen Wilks näher betrachtet werden. Wasser ist mit seiner Tendenz zum Fließen und zur Ausdehnung primär dem Dynamischen zuzuordnen. An seiner Oberflächenspannung und ganz besonders am einzelnen Tropfen, der nicht zerfließt, sondern sich rundend zentriert, ist gleichzeitig eine Tendenz zum Zusammenzuziehen, in Verbindung zu bleiben, erkennbar. Die Tendenz des Zusammenhaltens ist sozusagen der zentrierende, beruhigende Anteil, den die Sonnenenergie am Wasser manifestiert.

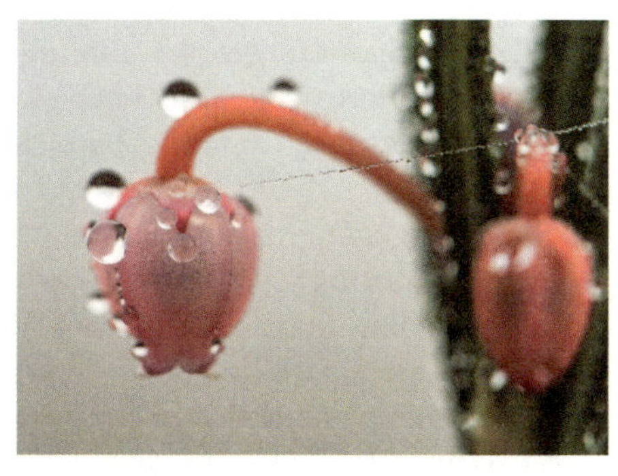

Wenn nun die Oberflächenspannung aufgehoben ist, der Tropfen sich dynamisch ausdehnend in der Luft zu noch kleineren Einheiten verteilt, zu Luftfeuchtigkeit wird und diese gefriert, zeigt sich bemerkenswerterweise eine Kristallstruktur, wie sie an Fensterscheiben oder auch am Schneekristall erkennbar wird.

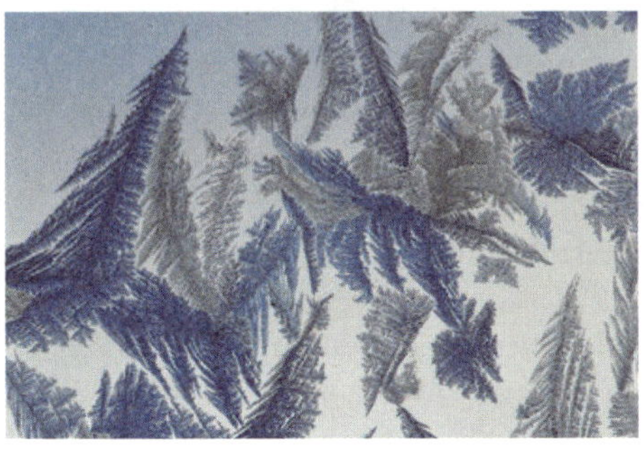

Kondensierte, gefrorene Luftfeuchtigkeit an einer Fensterscheibe

Es ist eine wie gefiedert nach außen strebende Tendenz, die viel Oberfläche bietet, um sich mit den anderen Einzelnen zu einem Ganzen zusammenzufügen. Im statischen Kristall wird der gering ausfallende Einfluss des dehnenden Mondes erkennbar. Bis ins Kleinste kann beim Wasser die abwechselnde Führung von Dynamik und Statik beobachtet werden und die lebensnotwendige Spannung von Dehnung und Verengung manifestiert sich eindrücklich. So ließe sich Wilks Beschreibung der Kugelstruktur in Dehnungsbereichen erklären.

Stein hingegen, im besonderen Maße ein Berg, der zentrierend emporragt, besteht primär aus haltenden Strukturen und ist dem Statischen zuzuordnen. Stein lässt sich nicht leicht zerteilen und zu Sand verarbeiten. Wenn man aber jedes einzelne Steinteilchen betrachtet, stellt man fest, dass die Struktur feingliedrig ist und ihre Oberfläche sich aufdehnt. Sie hat Kristallstruktur. Diese oberflächenreiche, sich nach außen öffnende Struktur könnte man wiederum als den gering ausfallenden Einfluss der dehnenden Mondkraft auf die betont statischen Bereiche der Erde betrachten.

„Den härtesten Stein haben wir im Hochgebirge, den weichsten im Meer. Das härteste Wasser haben wir im tiefsten Meer, das weichste Wasser im Hochgebirge."

Ausgehend von der Annahme, dass die Erde dynamische und statische Teile besitzt, schließt Erich Wilk weiter, dass Gebirge vorwiegend statische und Meere vorwiegend dynamische Gegenden sind und die sie umgebende Atmosphäre daher entsprechend unterschiedlich sein muss. Er schließt daraus, dass die gesamte Atmosphäre auf Meereshöhe aktiv einatmet und passiv aus und in den Bergen ab siebenhundert Metern Höhe aktiv ausatmet und passiv ein. Nun liegt der Schluss nahe, dass Dehnungs- oder Bewegungsatmer in tiefgelegenen, flachen Regionen besser und leichter zu ihrem Atemrhythmus finden, als in den Bergen über 700 Meter Höhe. Und umgekehrt leben Zentrierungs- oder Beruhigungsatmer in Gegenden über 700 Meter gesünder, können ihrem natürlichen Atemrhythmus besser Ausdruck verleihen als an einer Küste, auf dem flachen Land oder in Tälern. Die Luftdruckverhältnisse und die Luftfeuchtigkeit, nicht zuletzt die gesamte Wetterlage sind je nach Höhe über dem Meeresspiegel unterschiedlich und prägen so den Lebensraum für dynamisches und statisches Leben.

„Die Natur atmet in Meereshöhe ein und aus und in Bergeshöhen über 700 Meter aus und ein."

Konsequenterweise stellt Erich Wilk dynamisch und statisch günstige und ungünstige Wetterverhältnisse fest und beschreibt diese.

„Unterstützt wird das Ganze durch eine Wetterordnung der Natur, die alles in den Schatten stellt, was je von Menschen geschaffen wurde. Der Bewegungsatmer darf sich

nur bei Tiefdruckwetter fordern, (je feuchter, desto mehr) und muss sich bei Hochdruckwetter schonen (je trockener, umso mehr). Bei veränderlichem Wetter soll sein Einsatz entsprechend ausgeglichen sein, also nicht zu forsch und nicht zu zurückhaltend.

Beim Beruhigungsatmer ist alles umgekehrt, bis auf das Veränderlichwetter, wo er sich seinen forschen und seinen zurückhaltenden Teil aber auch umgekehrt zum Bewegungsatmer sucht." *

Was Erich Wilk hier nicht ausformuliert, vielleicht weil er seine Aufzeichnungen als Gedächtnisstütze versteht, soll hier nach der Art Wilks vervollständigt werden:

Der Beruhigungsatmer darf sich nur bei Hochdruckwetter fordern, je trockener desto mehr. Und muss sich bei Tiefdruckwetter schonen, je feuchter umso mehr. Bei veränderlichem Wetter soll sein Einsatz entsprechend ausgeglichen sein, also nicht zu forsch und und nicht zu zurückhaltend.

An anderen Stellen betont Wilk, dass Hitze und Kälte für beide Atemtypen gleicherweise verträglich sind, sich nur unterschiedlich auswirken. Hitze führt beim Dynamiker mehr zur körperlichen Aktivität: die Dehnungszonen Oberkörper, Arme und Beine sind aktiviert, während sie den Statiker mehr zur geistigen Aktivität anregt: hier wird die Dehnungszone Gesicht mit der Stirn aktiviert. Kälte lässt den Dynamiker entsprechend geistig rege werden, da die Stirn in seiner Verengungszone liegt und den Statiker zur körperlichen Aktivität kommen. Seine Verengungszonen Oberkörper, Arme und Beine sind aktiviert. Lediglich die Luftfeuchtigkeit ist entscheidend für das Wohlbefinden des Menschen.

Hohe Luftfeuchtigkeit wirkt belebend auf den Dynamiker und „tötend“ – wie sich Wilk in Heft 18 ausdrückt – auf den Statiker und entsprechend wirkt trockene Luft belebend auf den Statiker und „tötend“ auf den Dynamiker. Mit „tötend“ meint Erich Wilk einen seelischen Vorgang, nicht den physischen, wobei er durchaus auch den Grund verschiedener Krankheiten mit dem Leben in Gegenden mit zu hoher oder zu niedriger Luftfeuchtigkeit sieht. Im Anhang ist zur Vertiefung ein weiteres Zitat zum Wetter, unter Einbeziehung der geographischen Lage, nachlesbar.

Gesundheit – im Lichte der Atemtypenlehre

Die Gesundheit bei jedem einzelnen Menschen und damit der gesamten Gesellschaft zu fördern und zu stärken ist ein Grundanliegen Erich Wilks. Er ist der Überzeugung, dass die Menschheit sich nur in Gesundheit entwickeln kann, Gesundheit ist für ihn die Voraussetzung für Entwicklung. Sie darf seiner Überzeugung nach nicht zum Ziel erhoben werden, sondern sollte Mittel bleiben. Sie hat dem Leben – dem Denken, Fühlen und Handeln –, der Entwicklung des Menschen zu dienen. Daraus schließt er, dass für eine Entwicklung des Menschen, dem eigentlichen Ziel, die Erziehung zum Sekundären, der Gesundheit, nötig ist. In diesem Sinne versteht Erich Wilk auch die Ausübung von Sport. Er soll, egal auf welcher Ebene, ob als Freizeitbetätigung oder als Beruf ausgeübt, dem Leben, der Entwicklung des Menschen, dienen. Ebenso verhält es sich mit anderen Aktivitäten, wie z.B. dem Erwerb von Wissen. Wissen sollte nicht zum Ziel erhoben werden, zu einem „Haben“ werden, was zu Intellektualismus führen würde, sondern sollte vom Menschen ganz klar als Mittel verstanden werden, als ein „Sein“ behandelt und benutzt werden, um das eigene Denk- und Vorstellungsvermögen weiterzuentwickeln, eigenständig Inhalte zu erfassen, zu erforschen und darzustellen. Wilk formuliert folgendermaßen:

> *„Gesund ist nur der beseelte Geist. Und das ist der Geist, der dem Leben dient. Gesund ist nur der beseelte Körper, und das ist der Körper, der dem Leben dient. Also muss das Ziel einer geistigen und körperlichen Entwicklung die Erziehung zum Sekundären sein, um dem Primären, dem Leben zu dienen."* *

Doch wie stellt sich Erich Wilk die Entwicklung des Menschen vor? Allgemein sagt man Kinder entwickeln sich bis zum Erwachsenenalter. Erwachsene entwickeln sich im Beruf. Erich Wilk versteht unter Entwicklung die Entwicklung des Herzens, des Geistes und des Körpers, die einen lebenslangen Prozess bedeuten.

> *„Die Entwicklung des Herzens:*
> *Atmung, Schwung, Gefühl, Empfinden, Ausdruck, Kunst.*
>
> *Die Entwicklung des Geistes:*
> *Nerven, Energie, Wille, Vorstellung, Denken, Wissenschaft.*
>
> *Die Entwicklung des Körpers:*
> *Substanz, Kraft, Trieb, Wahrnehmung, Darstellung, Forschung."*

Zum leichteren Verständnis sei hier versucht, den Inhalt graphisch darzustellen und hinterher ausführlicher zu erläutern.

Entwicklungen von:

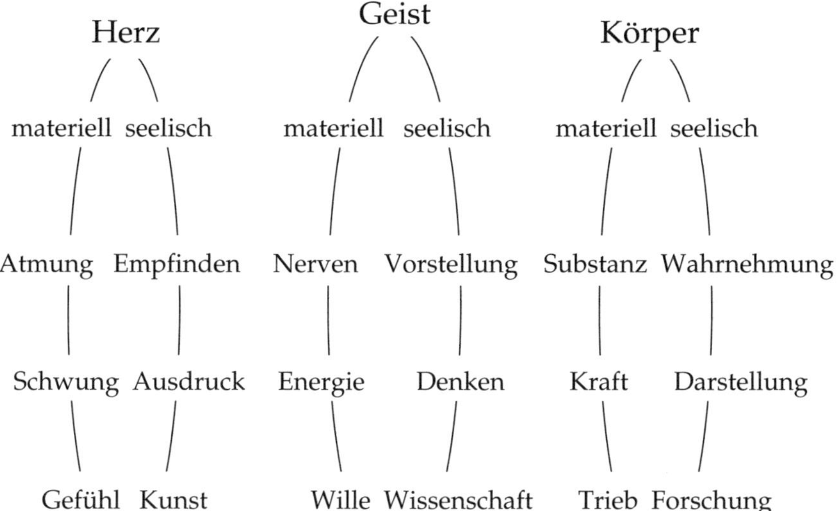

Das Herz ist für Wilk die Mitte des Menschen, das Verbindende und Ausgleichende zwischen Geist und Körper. Zwischen der Atmung, als Basis des Lebens, und dem Herzen existiert ein inniger Kontakt, eine Empfindungsbeziehung. Rein physisch gesehen liegt das Herz eingebettet zwischen den beiden Lungenflügeln in der Mitte des Menschen. Durch richtiges – typenrichtiges Atmen, nach Wilk – entsteht ein gesunder Schwung, der wiederum auf das Herz entlastend und befreiend wirkt. Man fühlt sich freier und leichter. Die Empfindungsfähigkeit wird flexibler und inniger.

Auf seelischer Ebene stellt sich durch diese Vertiefung der Empfindung eine Verschönerung des Ausdrucks ein. Eine Malerin kann mit der Zeit den gewünschter Ausdruck besser auf die Leinwand zaubern. In Vollendung entsteht ein künstlerischen Ausdruck und so Kunst. Künstlerischer Ausdruck kann auf jedem Lebensgebiet entstehen.

Die Entwicklung des Geistes beginnt auf materieller Ebene mit der Stärkung der Nerven. Erich Wilk erkennt verschiedene Möglichkeiten, wie die Nerven gestärkt werden können, beziehungsweise eine Schwächung verhindert. Gute, gestärkte Nerven werden sich mit der Zeit in gesteigerter Energie zeigen. Gut und bewusst gesteuerte Energie ermöglicht schließlich einen freien Willen. Hier ist der körperunabhängige Wille gemeint, der nicht gefühlsbeladen ist oder durch die Unlust des Körpers bestimmt wird.

Zur Entwicklung des Geistes auf immaterieller, seelischer Ebene braucht es den freien Willen um als Erstes die eigene Vorstellungsfähigkeit zu entwickeln. Dazu schlägt Erich Wilk vor, z.B. die Körperübungen in der Vorstellung durchzuführen. Das führt mit der Zeit zu bewussterer Gedankenführung, der Fähigkeit zur Imaginationsbildung, und diese mit der Zeit zu wissenschaftlichem Denken, zu schaffendem Denken im Wilkschen Sinne.

Laut Wilk geht der Dynamiker beim Denken andere Wege als der Statiker. Der Dynamiker beginnt mit mehreren Gedankenfäden, die er abwechselnd nacheinander weiter spinnt und jeweils zu einem Ende bringt. So erklärt sich auch der teilweise verworrene, zusammenhanglos erscheinende Inhalt der Zitate Wilks, dessen einzelne Stränge aber stets wieder aufgegriffen und weitergeführt werden. Der Statiker nimmt sich einen Gedanken vor und führt ihn linear bis zum Ende durch, auch wenn er kurze Unterbrechungen zur Erholung einfügt.

Auf materieller Ebene sieht Wilk den Beginn der Entwicklung des Körpers in der Stärkung der Substanz, also u.a. durch gesunde, typenrichtige Ernährung und dem Praktizieren seiner Körperübungen. Die entstehende, gesteigerte Kraft führt zu gesundem Trieb, also zu einem Körper, der dem Willen wie ein Werkzeug dient und zur Verfügung steht.

Auf immaterieller oder auch seelischer Ebene führt die Entwicklung der körperlichen Fähigkeiten von der bewussten Wahrnehmung der Eigenwelt und der Außenwelt, die Bildung einer Anschauung unserer Welt, über die zunehmend exaktere und detailliertere Darstellung bis hin zur individuellen Forschung. Erich Wilk beschreibt hier Entwicklungs- und Entfaltungsmöglichkeiten, die jeder Mensch in sich trägt.

Allgemein sollte nach Erich Wilk die Erlangung von Freiheit, Liebe, von Güte und Gerechtigkeit das Ziel und das Bestreben eines jeden Menschen sein.

> *„Aber der Ausgangspunkt zu den edelsten Lebenswerten ist die Gesundheit. Nur, wer all seine Handlungen auf der Grundlage eines gesunden Lebens beginnt, hat Aussicht, das von der göttlichen Ordnung gesetzte Lebensziel zu erreichen. Und Gesundheit ist nun einmal beseelte Materie."*

Erich Wilk hat eine klare Vorstellung, was Seele für ihn bedeutet und beschreibt zur Begriffsklärung den Zusammenhang mit Körper, Geist und Herz. Für ihn kann sich die Seele nur in einer Verkörperung ausdrücken und muss daher die Materie durchdringen. Durch diese Durchdringung entsteht die Dreiheit des Menschen: Herz – Geist – Körper.

„Die Ur-Polarität lautet: Seele – Materie.
Daraus entstehen die anderen Polaritäten
Dynamik – Statik, Männlich – Weiblich usw.
Zu gleicher Zeit entsteht aber innerhalb einer Polarität eine Trinität: Herz, Geist, Körper.
Also kann man niemals von Geist, Körper, Seele reden.
Denn der Geist ist Seele und Materie und der Körper ist Seele und Materie. Das Herz ist ebenfalls Seele und Materie. Und im Herzlichen haben wir den vollendetsten Zustand des Lebens, die absolute Harmonie und Ausgeglichenheit von Geist und Körper."

Um sich diesem Zitat annähern zu können, sollte hinzugefügt werden, dass Erich Wilk nicht nur davon ausgeht, dass die Seele in ihrer Dreierdimension – Denken, Fühlen, Handeln – die Materie dreiteilt in Herz, Geist, Körper, sondern im gleichen Augenblick die zweigeteilte Materie – Mikro- und Makromaterie – wiederum alles Seelische zweiteilt in dynamisch – statisch, männlich – weiblich und äußerlich – innerlich.

So wirken Seele und Materie gegenseitig aufeinander, verweben sich ineinander, ohne miteinander zu verschmelzen. Es entsteht ein komplexes Bild. Die dreigeteilte beseelte Materie und die polarisierten seelischen Aspekte ergeben zusammen eine Fünfstimmigkeit, das Leben. An anderer Stelle spricht Wilk in einer Auflistung von Begriffen von Unität, Dualität, Trinität und der Quintessenz. Quint ist latein und bedeutet fünf. Der Ausdruck Quintessenz bedeutet im gewöhnlichen Sprachgebrauch soviel wie „das Wesentliche einer Sache". Für Erich Wilk bedeutet die Quintessenz die Fünfstimmigkeit des Lebens. Zur weiteren Vertiefung dieses Themas sei auf das Zitat Heft 27, S. 19 – 22 im Anhang hingewiesen.

An diesen umfassenden Zusammenhängen ist zu erkennen, wie weit gefasst Erich Wilk den Begriff Gesundheit versteht. Nun mag man einwenden: Das ist zu kompliziert und anstrengend zu verstehen. Dafür habe ich nicht genug Zeit und Nerven. Von meiner Arbeit bin ich derart angespannt, dass ich die Freizeit nutzen muss, um mich zu erholen und nicht noch zusätzlich anstrengen will und kann. Erich Wilk würde auf diesen Einwand hin vielleicht folgendes antworten:

> *„Der Mensch der heutigen Welt ist so sehr mit dem Kampf um seine Lebensexistenz beschäftigt, daß er kaum Zeit findet, sich mit dem wertvollen ‚Ich' zu befassen. Das Edle bei seinen Mitmenschen zu entdecken kann aus dem Grunde schon gar nicht gelingen. Wer in sich selbst keine Klarheit und keinen Frieden besitzt, wird in seiner Umwelt nur Feinde sehen. Das ‚Warum' zu ergründen, verlangt Zeit und Muße zum Nachdenken. Daß ein Zeitalter anbrechen möge, in dem diese Werte wieder Gültigkeit haben, soll das große Ideal aller Menschen werden!"*

In unserer Zeit ist Muße zum Nachdenken genau das, was viele Menschen suchen. „Meditation", „Achtsamkeit", „Im-Hier-und-Jetzt-Leben" sind lauter brandaktuelle Schlagworte. Und obwohl dem Menschen durch die Technisierung des Alltages sehr viel Arbeit abgenommen wird und er mehr Freizeit zur Verfügung hat, scheint dieser Umstand keine Erleichterung zu verschaffen. Der Mensch von heute fühlt sich gehetzt und getrieben und spürt gleichzeitig eine gewisse Leere in seinem Dasein und seinem Handeln und begibt sich mit Meditation und Achtsamkeitsübungen und dergleichen auf die Sinnsuche. Weil aber diese scheinbare Leere und Sinnlosigkeit des Lebens ein kaum zu ertragendes Gefühl ist, kompensiert der Mensch von heute auf der materiellen Ebene mit Konsum, sei es Nahrung, Kleidung, Drogen, Internet,

Medien, Musik. Die Möglichkeiten sind fast unbegrenzt. Es entstehen Abhängigkeiten, unbewusste und bewusste, die den Menschen letztendlich passiv werden lassen.

Erich Wilk fordert allerdings bewusste Aktivität, sowohl im Denken als auch im Handeln. Die bewusste Auseinandersetzung mit den wichtigen Dingen des Lebens, dem wertvollen „Ich", wie er es formuliert. Er meint damit nicht Egozentrik, sondern die Auseinandersetzung mit den individuellen Entwicklungsanforderungen. Zur Gedankenanregung stellt er einen Fragenreigen zusammen und beantwortet seine Fragen auf überraschende und anregende Weise.

„Grundfragen:

Was ist Freiheit?
Freiheit ist die vollkommene Beseelung der Materie.

Was ist Gerechtigkeit?
Gerechtigkeit ist es, wenn jeder Mensch frei ist.

Was ist Wahrheit?
Wahrheit ist, dass Freiheit das erste göttliche Gesetz ist.

Was ist Beseelung?
Beseelung ist der Ausdruck göttlichen Lebens.

Was ist Materie?
Materie ist die stoffliche Leblosigkeit des Alls.

Was ist göttlich?
Göttlich ist das All, das Unerklärbare.

Was ist Liebe?
Liebe ist das Erlebnis der Freiheit.

Was ist Glück?
Glück ist Erfolg in der Freiheit.

Was ist Unglück?
Unglück ist Misserfolg in der Freiheit."

Auf den ersten Blick scheinen seine Antworten ohne wirklichen Zusammenhang zur Frage zu stehen und mehr oder weniger aus der Luft gegriffen. Und doch scheinen sie einen tiefen Wahrheitsgehalt zu verströmen. Sie sollen in diesem Zusammenhang ohne weitere Erörterung als solche ruhen.

Zur Gesundheitserhaltung und zur besten Lebensentfaltung zählt Wilk auch die Einhaltung individueller Lebensrhythmen. Hier wird deutlich, wie sehr polar Erich Wilk beide Atemtypen versteht.

> *„Der gesündeste Lebensrhythmus des Dynamikers ist: Von 12 Uhr mittags bis 20 Uhr Arbeitszeit, von 20 Uhr bis 4 Uhr morgens Erholungszeit und von 4 Uhr bis 12 Uhr Schlafenszeit.*
>
> *Der gesündeste Lebensrhythmus für den Statiker ist von 4 Uhr morgens bis 12 Uhr mittags Arbeitszeit, von 12 Uhr mittags bis 20 Uhr Erholungszeit und von 20 Uhr bis 4 Uhr morgens Schlafenszeit."*

Im Heft 23 unterteilt er diese allgemeinen Zeiten sehr viel individueller nach den einzelnen seelischen Anlagen und empfiehlt eine Einteilung in abwechselnde und unterschiedlich lange Denk-, Ausdrucks- und Darstellungsphasen.

*„Auch die Einteilung der Arbeitszeit und Erholungszeit soll persönlich eingeteilt sein.“ **

Allein schon die diametral unterschiedlichen Arbeitszeiten zeigen, wie sehr Erich Wilk das öffentliche Leben in unserer Gesellschaft gegen den natürlichen Rhythmus beider Atemtypen organisiert empfinden muss und schon von Kindesbeinen an eine widernatürliche Reglementierung und Vereinheitlichung zu ungesunden Kompromissen zwingt. Natürlich unter der Annahme, dass seine Entdeckungen und Aussagen richtig sind. Dies objektiv und wissenschaftlich forschend zu überprüfen, wäre eine Doktorarbeit wert.

Mit Erholungszeit meint Wilk nicht, man solle die Beine hochlegen und fernschauen, sondern er meint bewusste Betätigung, um alle Teile des Menschen gleichermaßen zu nutzen und so in einen Ausgleich zu bringen. Also typenrichtigen Sport betreiben, sich geistig betätigen, z.B. über Begriffe wie „Freiheit“ oder „Gerechtigkeit“ nachdenken, eine Sprache lernen oder sich künstlerisch betätigen. Diese Zeit der Erholung soll einen Ausgleich bieten, falls die während der Arbeitszeit ausgeführte Tätigkeit nicht der eigenen Individualität und den Entwicklungsanforderungen entgegenkommt.

Schwere Krankheiten und ihre Ursachen

Bald nach der Rückkehr aus der Kriegsgefangenschaft in Ägypten bieten sich Erich Wilk die vielfältigsten Gelegenheiten, mit seiner Lehre kranken Menschen zu helfen, wieder gesund zu werden. Er arbeitet sich in jede Krankheit, mit der er in seinem Umfeld konfrontiert wird, ein. Wahrscheinlich stammen aus dieser Zeit seine ersten Kontakte mit Krebs, Multipler Sklerose, Tuberkulose und Kinderlähmung.

„Ich beweise mit meiner Lehre, dass typenwidriges Verhalten zu den sogenannten schweren, unheilbaren Krankheiten führt. Typenwidriges Verhalten ist aber in erster Linie eine seelische Angelegenheit. Das ist der Grund, warum die sogenannten unheilbaren Krankheiten nicht materiell heilbar sind. Wer durch typenwidriges Verhalten Krebs bekommt, kann nur durch typenrichtiges Verhalten geheilt werden. So ist es mit den Multiplen Sklerosen, mit Herz- und Kreislaufleiden, mit Lähmungen, mit der Tuberkulose, mit den Hüftleiden, der Arthritis, dem Rheuma und vielen anderen Leiden, wenn die Ursache typenwidriges Verhalten ist."

Erich Wilk unterscheidet zwischen Krankheiten und Leiden. Krankheiten sind für ihn materieller Art, Leiden seelischen Ursprungs und daher nur auf seelischer Ebene heilbar.

Im Original des folgenden Zitates notiert er zuerst „schwerste Zeit", streicht „schwerste" durch und korrigiert dann in „aufschlussreichste Zeit". Wohl empfindet Wilk diese Zeit im Nachhinein zwar immer noch als schwer, aber durch das Exponiert sein und die Auseinandersetzung mit den Herausforderungen als die lehrreichste Zeit.

„Es war die aufschlussreichste Zeit meines Lebens, als ich ohne jede Rückendeckung, umgeben von Feinden, krebskranken Frauen klar zu machen hatte, dass die Ursache ‚ihrer' Krankheit in ihrer artwidrigen Äusserlichkeit liege. Und den krebskranken Männern musste ich klarmachen, dass ihre Erkrankung in ihrer artwidrigen Innerlichkeit liege. Gott sei's gelobt ging alles gut. Und dann ging es um die Multiple Sklerose. Der Einsatz war noch unerfreulicher, weil ich den Frauen sagen musste, dass sie sich innerlich artwidrig verhielten, und den Männern musste ich sagen,

dass sie sich äusserlich artwidrig verhielten. Gott sei's gelobt ging auch das gut."

Mit „artwidrig" meint Wilk sowohl typenwidrig, das heißt ein Dynamiker z.B. bewegt, lebt oder ernährt sich statisch und andersherum, als auch – und darin scheint er die Ursache der Krebs- und MS-Erkrankungen erkannt zu haben – dem innerlichen und äußerlichen Verhalten verkehrte Betonungen zu geben.

Hier tauchen wieder die Begriffe äußerlich und innerlich auf und gewinnen an Bedeutung in Beziehung zu den Geschlechtern. Eine kurze Erläuterung mag hier zum besseren Verständnis beitragen. Nach Erich Wilk ist ein Mann primär äußerlich – also in seinen Taten, seinen Handlungen und dem Sehen. Innerlich aber sekundär – also in seiner Sprache, seiner Bewegung, der Gestik und dem Hören. Eine Frau hingegen ist primär innerlich – Sprache, Bewegung, Gestik und Hören – und äußerlich sekundär – Tat, Haltung und Sehen. Ein Beispiel aus dem Alltag mag hier zum besseren Verständnis behilflich sein. Wenn eine Frau und ein Mann zusammen spazieren gehen, nimmt der Mann den Spaziergang als eine Tätigkeit wahr. Er ist tätig und um tätig zu sein muss er sich bewegen. Die Bewegung ist die notwendige Folge. Sein Bewusstsein liegt auf der Betätigung, seine Bewegung nimmt er lediglich wahr. Die Frau bewegt sich konzentriert und muss deshalb tätig sein. Sie hat in erster Linie die Bewegung beim Spaziergang im Bewusstsein, die Tätigkeit ist eine Folge der Bewegung und wird als solche lediglich wahrgenommen. Nach Wilk ist eine Verdrehung dieser Prioritäten Auslöser für Krebs und Multiple Sklerose.

„Krebs ist bei Männern eine Funktionsstörung, bei Frauen eine Haltungsstörung. Multiple Sklerose ist bei Männern

eine Haltungsstörung und bei Frauen eine Funktionsstörung."

Funktion bedeutet hier Bewegung, die Funktion der Gelenke. Erich Wilk stellt seinen Ansatz zur Heilung dieser schweren Krankheiten vor. Die Ursachen seien nicht auf materieller Ebene, sondern auf seelischer Ebene zu suchen und begründet seinen Ansatz.

„Die Menschen müssen ihre Gesundheitsauffassung korrigieren. In einer materiell funktionierenden Welt spielen Bakterien, Viren und Seuchen eine untergeordnete Rolle. Die Fortschritte der Medizin auf dem materiellen Sektor sind fast bis zur Perfektion gediehen. Wenn aber andererseits der Gesundheitszustand der Menschen katastrophale Ausmasse annimmt, dann muss man die Krankheitsursachen dort suchen, wo sie wirklich verborgen sind: auf dem seelischen Sektor. Denn es ist eine Angelegenheit des seelischen Ausdrucks, ob ein Mensch sich typenrichtig verhält. Es ist zwecklos, ihm zu sagen, sich zu entspannen oder anzuspannen, wenn ich ihm nicht sagen kann, worin sein ureigener, besonderer, individueller Weg zu dieser seelischen Einstellung besteht." *

Hier drückt Erich Wilk sich ganz klar aus und es sei in einem Nebensatz bemerkt, dass diese Aussagen mindestens 50 Jahre alt sind. Die materialistische Sicht auf die Welt hat seither erheblich zugenommen. Heute belächelt die Wissenschaft die Möglichkeiten aus der Zeit, die Erich Wilk als „fast bis zur Perfektion gediehen" betrachtet als in den Kinderschuhen gewesene frühere Zeit. Jetzt sei man auf einem Niveau angelangt, das bisher unerreicht war. Auf der anderen Seite hat es in den letzten Jahrzehnten trotz der Errungenschaften der Forschung eine richtiggehende Explosion an Krankheiten (Leiden) wie Krebs, Schlaganfällen oder Herzinfarkten gegeben. Neue sind hinzugekommen, wie z.B. der moderne Burnout oder die Depression. Erich Wilk stellt schon vor 50 Jahren fest, dass es keinen Sinn habe, ein Leiden materiell zu behandeln, wenn die Ursachen im seelischen Bereich liegen. Und es habe deshalb auch keinen Sinn, lediglich seine Körperübungen zu vermitteln, ohne den Zusammenhang zwischen Mensch und Kosmos zu verdeutlichen. Der Mensch ist, laut Wilk, kosmischen Ursprungs und daher wirken die gleichen Kräfte, die im Kosmos wirken, auch im Menschen. Es gilt das Gleichgewicht der Kräfte, das unsere Planeten und Sterne in geordneten Bahnen erscheinen lässt und den Kosmos zusammenhält – wir erleben es ständig um uns herum–, genau dieses Gleichgewicht der Kräfte in den einzelnen Menschen wieder herzustellen, wo es im Krankheitsfall sozusagen entgleist ist. So in Kürze der Heilungsansatz Wilks. Direkt anschließend beschreibt er seine Beobachtungen über den seelischen Ausdruck der Krankheiten.

> *„Der seelische Ausdruck aller Krebskranken ist die Verkrampfung der Substanz infolge Übersteigerung des Willens auf körperlichem Gebiet. Wer es nun fertig bringt, diesen Fehler der falschen Selbsteinstellung zu beseitigen, und dazu kann man mit Hilfe meiner Lehre jeden Menschen beraten, der kann sich selbst von seiner Krebskrankheit heilen."* *

Im Angesicht des großen Leids, dem Krebskranke heutzutage ausgesetzt sind, der Hoffnungslosigkeit und dem Gefühl des völligen Ausgeliefertseins an die Medizin und den Fortschritt der Forschung und neuer Therapien, erscheint die Aussage, sich von dieser Krankheit selbst heilen zu können geradezu irrsinnig und utopisch. Eine so schwere Krankheit ist unmöglich so „leicht" zu heilen. Erich Wilk beschreibt allerdings keine Wunderheilungen, die durch Handauflegen, Besprechen oder sonstige esoterische Möglichkeiten auf spektakuläre Weise geschehen, sondern Heilungen, die durch rationale und nachvollziehbare Gedankengänge, das Ziehen logischer Schlüsse und deren praktische Umsetzung im Alltag des Kranken geschehen. Im Sinne von „Selbstuntersuchung, Selbstlinderung, Selbstheilung" bedeutet das als erstes für einen Klienten von Erich Wilk, anzuerkennen, dass die Krankheit unter Umständen durch eigene bisherige Gewohnheiten überhaupt entstanden und ausgebrochen ist. Einige Menschen stürzen sich mehr oder weniger bewusst in Krankheiten, um Entwicklung oder Eigenverantwortung im Leben zu entgehen. Da ist der erste Schritt der Einsicht noch viel schwerer zu vollziehen. Der nächste Schritt ist, nach Wilk, die liebgewonnenen Gewohnheiten, bewusste und unbewusste, mühevoll und Stück für Stück unter die Lupe zu nehmen und sie sozusagen auf den Kopf zu stellen, zu verwandeln, oft gegen starkes Aufkommen von widerwilligen Gefühlen, da die entgegengesetzten Haltungen und Bewegungen ganz fremd und nicht zur eigenen Person zu passen scheinen. Wilk spricht von der Beseitigung falscher Selbsteinstellungen. Eine solche Heilung geschieht nicht von heute auf morgen, sondern braucht Zeit und Geduld und dauert unter Umständen Jahre.

Zur Richtigstellung der Selbsteinstellung gehört auch Äußerliches und Innerliches wieder in die richtige Reihenfolge zu bringen. Zu diesem Zweck entwickelt Wilk Merksprüche wie:
„Männlicher Grundsatz: Ich sage nur Getanes."
Das Äußerliche, nämlich die Tat, soll im Vordergrund und das Innerliche, nämlich die Sprache, soll die Folge sein.
„Weiblicher Grundsatz: Ich tue nur Gesagtes."
Das Innerliche, also die Sprache, soll im Vordergrund und das Äußerliche, also die Tat, soll die Folge sein.

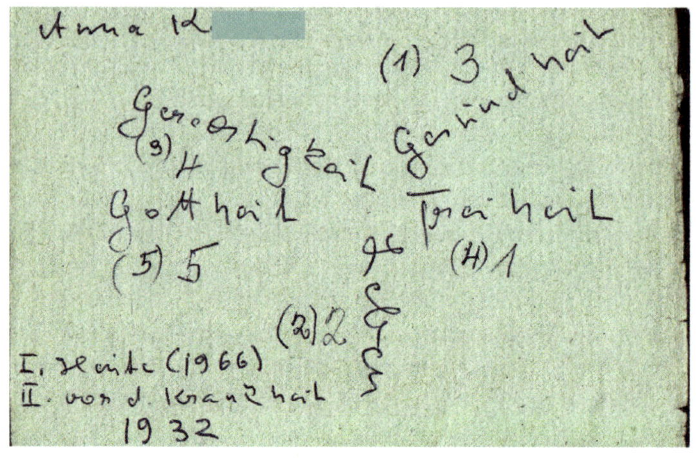

Der Klientin war vor der Krankheit die Freiheit am wichtigsten und das Leben, gefolgt von der Gesundheit. Gerechtigkeit und Gottheit standen weiter im Hintergrund ihres Interesses. Heute, 1966, steht ihre Gesundheit an vorderster Stelle, gefolgt vom Leben und der Gerechtigkeit. Freiheit und Gottheit stehen im Hintergrund ihrer Prioritätenempfindung.

In Heft 34 finden sich Skizzen, die das Empfinden und die Einstellungen einer seiner Klientinnen in der Schweiz veranschaulichen. Hier sind bis auf eine Ausnahme die einzigen Jahreszahlen der Hefte zu finden. 1932, vor der Krankheit; 1959, Höhepunkt der Krankheit; 1966, heute. In seinem Terminkalender von 1966, der erhalten ist, sind Termine mit dieser Klientin notiert und die Anschlusszeiten der Züge für seine Reise.

Die Prioritäten der Patientin ist durch Nummerierung dargestellt, und zwar vor der Krankheit, am Höhepunkt der Krankheit und nach Überwindung der Krankheit. Er erwähnt nicht, um welche Krankheit es sich handelt. Offensichtlich unterbreitet Wilk seinen Klienten die weiter oben

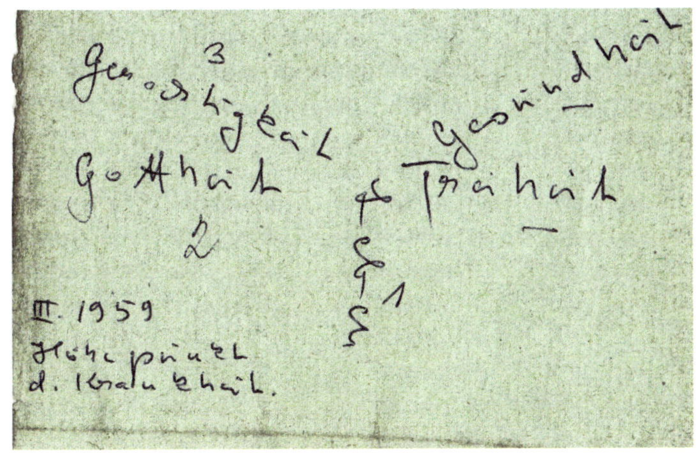

Zum Höhepunkt der Krankheit war ihr das Leben am allerwichtigsten, gefolgt von der Gottheit und der Gerechtigkeit. Freiheit und Gesundheit waren nicht vorhanden.

erwähnten Grundfragen. Die Begriffe Gesundheit, Freiheit, Leben, Gottheit und Gerechtigkeit und was jeder Einzelne damit verbindet, welche Prioritäten gesetzt werden, steht für ihn in direktem Zusammenhang zum seelischen und physischen Wohlbefinden des Menschen. Die Fähigkeiten und Entwicklungsstufen, die mit jedem dieser Begriffe verbunden werden, bauen aufeinander auf und stehen in direktem Zusammenhang zueinander. Daher die sternförmige Anordnung, die wie ein Baum verstanden werden kann. Der vertikale Stamm ist der Ursprung, aus dem sich die Äste entwickeln. Interessant ist der direkte Vergleich vor, während und nach der Krankheit. Er zeigt den starken Prioritätenumschwung von Phase zu Phase im Leben der Klientin.

Selbst bei gesunden Menschen entdeckt Erich Wilk früh die Anzeichen von Störungen und findet die Ursachen im seelischen Bereich durch die Überbewertung des materiellen Lebens.

„Wenn man einen Menschen beurteilt, dann unterscheidet man ganz zu recht zwischen Natürlichkeit und Unnatürlichkeit in Wesen und Erscheinung. Das Unnatürliche wirkt immer gemacht. Der unnatürliche Ausdruck und Eindruck eines Menschen ist immer ein Zeichen von Störung und Behinderung des seelisch betonten Lebens. Die Ursachen liegen meistens in einer Überbewertung des Stofflichen im Leben.

Es beginnt bereits mit dem Gehen. Wer lieber fährt oder gefahren wird, trotzdem keine Schwierigkeiten bestehen, seine Beine in Schwung zu bringen, der ist bereits seelisch gestört oder behindert. Meistens ist es ein Mangel an Empfinden für die angeborene, naturgegebene eigene Art, sich ausdrücken zu können."

Erich Wilk zeigt hier, wie leicht die seelische Verbindung von Geist und Körper seiner Meinung nach zu stören ist, wie tiefgreifend Erziehung und Umwelt auf unsere Gewohnheiten und dadurch auf das seelisch betonte Leben Einfluss ausüben und wie leicht der natürliche, heute würde man sagen authentische Ausdruck verloren geht. Der Begriff Gesundheit erhält eine erhebliche Erweiterung.

Die Zusammenarbeit mit Frau Dr. Schaefer-Schulmeyer dauert einige Jahre, auch wenn Erich Wilk nicht permanent in Bad Pyrmont anwesend ist, sondern seine Klienten betreut und herumreist. Im Jahre 1962 beginnt von Bad Pyrmont aus die Zusammenarbeit mit Frau Dr. Hagena an der

Ostsee und zwei Jahre später, im Laufe des Jahres 1964, zieht er von Bad Pyrmont an die Ostsee. Das Sanatorium, das Frau Dr. Schaefer-Schulmeyer betrieb, existiert heute nicht mehr. Die Jahre mit Erich Wilk haben sie geprägt und verändert. Sie forscht offensichtlich ohne ihn weiter, da um das Jahr 1986 eine Veröffentlichung von ihr zur Händigkeit erscheint, in der sie die Links- und Rechtshändigkeit in den Bezug zu dynamischen und statischen Menschen bringt. Vielleicht gehört die Händigkeit ebenfalls zu den Forschungsbereichen der beiden. In den Heften sind an mehreren Stellen kurze Bemerkungen zur Händigkeit zu finden.

> *„Vorausgesetzt, dass Beweger mit der rechten Hand führend tätig sind und die Beruhiger mit der linken Hand. Fünfzig Prozent aller Menschen sind von Natur Rechtstathänder und 50% sind Linkstathänder. Die Beweger gestikulieren mit der linken Hand und die Beruhiger gestikulieren mit der rechten hat* [Hand], *wenn sie gesund, echt und natürlich sind."*

Anders ausgedrückt wirkt es etwas theoretischer, dafür aber umfassender.

> *„Dabei ist von Wichtigkeit, dass der Dynamiker im Äusserlichen Rechtshänder ist, aber im Innerlichen Linkshänder, während der Statiker im Äusserlichen Linkshänder ist und im Innerlichen Rechtshänder. (Äusserlich ist die Tat, das Sehen und die Haltung. Innerlich ist die Rede, die Gestik und die Funktion)."*

Die Händigkeit ist ein recht schwieriges aber auch akutes Thema und längst nicht alle Menschen, auch wenn es immer mehr Linkshänder gibt, schreiben nach der Wilkschen Lehre mit der „richtigen" Hand. Gleichzeitig verursacht eine falsche Händigkeit jede Menge möglicher Komplikationen, die bis auf den heutigen Tag noch nicht restlos erforscht sind. Der Appell im Artikel zur weiteren Forschung auf diesem Gebiet hat wohl nur teilweise gefruchtet.

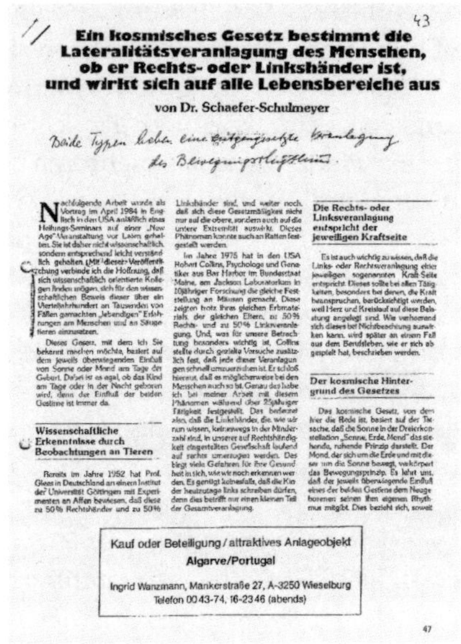

Ein kosmisches Gesetz bestimmt die Lateralitätsveranlagung des Menschen, ob er Rechts- oder Linkshänder ist, und wirkt sich auf alle Lebensbereiche aus

von Dr. Schaefer-Schulmeyer

Nachfolgende Arbeit wurde als Vortrag im April 1984 in Englisch in den USA anläßlich eines Heilungs-Seminars auf einer „New Age"-Veranstaltung vor Laien gehalten. Sie ist daher nicht wissenschaftlich, sondern entsprechend leicht verständlich gehalten. Mit dieser Veröffentlichung verbinde ich die Hoffnung, daß sich wissenschaftlich orientierte Kollegen finden mögen, sich für den wissenschaftlichen Beweis dieser über ein Vierteljahrhundert an Tausenden von Fällen gemachten „lebendigen" Erfahrungen am Menschen und an Säugetieren einzusetzen.

Dieses Gesetz, mit dem ich Sie bekannt machen möchte, basiert auf dem jeweils überwiegenden Einfluß von Sonne oder Mond am Tage der Geburt. Dabei ist es egal, ob das Kind am Tage oder in der Nacht geboren wird, denn der Einfluß der beiden Gestirne ist immer da.

Wissenschaftliche Erkenntnisse durch Beobachtungen an Tieren

Bereits im Jahre 1952 hat Prof. Glees in Deutschland an einem Institut der Universität Göttingen mit Experimenten an Affen bewiesen, daß diese zu 50% Rechtshänder und zu 50% Linkshänder sind, und weiter noch, daß sich diese Gesetzmäßigkeit nicht nur auf die obere, sondern auch auf die untere Extremität auswirkt. Dieses Phänomen konnte auch an Ratten festgestellt werden.

Im Jahre 1975 hat in den USA Robert Collins, Psychologe und Genetiker aus Bar Harbor im Bundesstaat Maine, am Jackson Laboratorium in 10jähriger Forschung die gleiche Feststellung an Mäusen gemacht. Diese zeigten trotz ihres gleichen Erbmaterials, der gleichen Eltern, zu 50% Rechts- und zu 50% Linksveranlagung. Und, was für unsere Betrachtung besonders wichtig ist, Collins stellte durch gezielte Versuche zusätzlich fest, daß jede dieser Veranlagungen schnell umzuerziehen ist. Er schloß hieraus, daß es möglicherweise bei den Menschen auch so ist. Genau das habe ich bei meiner Arbeit mit diesem Phänomen während über 25jähriger Tätigkeit festgestellt. Das bedeutet also, daß die Linkshänder, die, wie wir nun wissen, keineswegs in der Minderzahl sind, in unserer auf Rechtshändigkeit eingestellten Gesellschaft laufend auf rechts umerzogen werden. Das birgt viele Gefahren für ihre Gesundheit in sich, wie wir noch erkennen werden. Es genügt keinesfalls, daß die Kinder heutzutage links schreiben dürfen, denn dies betrifft nur einen kleinen Teil der Gesamtveranlagung.

Die Rechts- oder Linksveranlagung entspricht der jeweiligen Kraftseite

Es ist auch wichtig zu wissen, daß die Links- oder Rechtsveranlagung einer jeweiligen sogenannten Kraft-Seite entspricht. Dieses sollte bei allen Tätigkeiten, besonders bei denen, die Kraft beanspruchen, berücksichtigt werden, weil Herz und Kreislauf auf diese Belastung angelegt sind. Wie verheerend sich dieses bei Nichtbeachtung auswirken kann, wird später an einem Fall aus dem Berufsleben, wie er sich abgespielt hat, beschrieben werden.

Der kosmische Hintergrund des Gesetzes

Das kosmische Gesetz, von dem hier die Rede ist, basiert auf der Tatsache, daß die Sonne in der Dreierkonstellation „Sonne, Erde, Mond" das stehende, ruhende Prinzip darstellt. Der Mond, der sich um die Erde und mit dieser um die Sonne bewegt, verkörpert das Bewegungsprinzip. Es lehrt uns, daß der jeweils überwiegende Einfluß eines der beiden Gestirne dem Neugeborenen seinen ihm eigenen Rhythmus mitgibt. Dies bezieht sich, soweit

47

Veröffentlichung von Frau Dr. Schaefer-Schulmeyer zur Händigkeit

Diese Veröffentlichung ist als Kopie im Nachlass von Erich Wilk erhalten. Wann sie genau erscheint und in welcher Zeitschrift, geht aus der Kopie nicht hervor. Offensichtlich sendet die Ärztin ihm diese Kopie zu. Oder sie ist von dritter Seite dem Nachlass hinzufügt.

> *„Ich hoffe mit meiner Kunst und Arbeit noch viel zur Gesundung der menschlichen Gesellschaft beitragen zu können."*

Jahre an der Ostsee

Aufgrund ihrer außerordentlich guten Erfahrungen mit der Ernährungsumstellung und den Körperübungen von Erich Wilk im Frühjahr 1962 im Bad Pyrmonter Sanatorium, nimmt Frau Dr. Charlotte Hagena nach ihrer Rückkehr Kontakt zu ihm auf. Sie betreibt in Timmendorfer Strand an der Ostsee eine Kinderarztpraxis und betreut außerdem als Kinderärztin drei große Kinderkurheime in der Umgebung. Sie strebt eine Zusammenarbeit mit Erich Wilk an, sowohl in ihrer Praxis als auch in den Heimen. Die Kinder, die dort zur Kur kommen, sollen auch in den Genuss der heilsamen Wirkung des Wilkschen Wissens kommen. Aus dieser Kontaktaufnahme entsteht eine mehrjährige Zusammenarbeit, in der die beiden in der Säuglings- und Kinderernährung forschend tätig sind. Schon bald stellen sich positive Wirkungen bei den Kindern ein und mit der Zeit werden Ärzte, Krankenkassen und Behörden aus Hamburg, Berlin und anderen norddeutschen Städten und Umgebung, die die Kinder zur Kur an die Ostsee schicken auf die steigenden Heilungserfolge aufmerksam und fragen nach, wie denn dieser plötzliche Erfolgszuwachs zustande kommt, wie aus den Berichten von Frau Dr. Hagenas Sohn, Christian Hagena, zu erfahren ist.

1964 entscheidet sich Erich Wilk, gemeinsam mit seiner Frau an die Ostsee zu ziehen. Wo genau Erich Wilk wohnt ist leider bis zum heutigen Tage aufgrund der Auflagen zum Datenschutz nicht in Erfahrung zu bringen. Gesichert ist aber, dass er nach wie vor durch die Lande reist, um seine Klienten zu besuchen, mit ihnen je nach Heilungsfortschritt die Übungen einstudiert oder typeneigenen Sport betreibt und Gespräche führt. Bis weit in die Achtziger Jahre hinein reist

Erich Wilk zu seinen Klienten, vielleicht auch noch später, dafür gibt es jedoch keine Belege.

Klienten

Einer seiner letzten Klienten, den Erich Wilk von den Siebziger Jahren an bis 1986 besucht, lebt in Hamburg. Nach eigenen Angaben körperlich und psychisch am Ende, erfährt der damals Zweiunddreißigjährige durch eine Nachbarin, die persönlich mit Wilk bekannt ist, von seinem Heilungsansatz. Es kommt zu einem ersten Treffen in der Wohnung des späteren Klienten. Dieser erinnert sich sehr gut: „Er erzählte mir vom Kosmos, von der Sonne und vom Mond und von Veränderungen, die auf mich zukommen würden. Dann folgte seine Frage: ‚Wollen Sie oder wollen Sie nicht?'" Er entschied sich damals zu wollen. Erich Wilk kommt anfangs wöchentlich in seine Wohnung und bringt ihm die Körperübungen im Liegen und im Stehen bei. Nach einem Monat wöchentlicher Besuche kommt es zu einer dreimonatigen Pause, gefolgt von einem Monat mit wöchentlichen Besuchen. So entsteht ein Rhythmus mit Phasen neuer Impulse und Phasen der eigenständigen Bearbeitung. Im weiteren Verlauf lernt der Klient seine Schreibhand von rechts auf links um. Seine Ernährung wird besprochen und dort, wo es nötig scheint, werden Änderungen vorgeschlagen. Erich Wilk bespricht auch Schlafgewohnheiten und Uhrzeiten des Wachens und Schlafens mit seinen Klienten. Jeder Lebensbereich kommt zur Sprache und wird typengerecht beleuchtet. Teilweise sind nach Wilks Überzeugung tiefgreifende Veränderungen nötig, bis hin zum Wohnortwechsel. Er bespricht mit seinen Klienten alle diese Dinge und erklärt die kosmischen Zusammenhänge, je nachdem wo er die Ursache für die Krankheit seiner Klienten erkennt. Die Klienten erkennen mit der Zeit den Zusammenhang ihrer bisherigen Gewohnheiten mit dem Ausbruch ihrer Krankheit. Jedoch ist nicht jeder willens, bei dem Wilk die Notwendigkeit erkennt, sich beruflich umzuorientieren oder in eine andere Region zu ziehen.

> *„So sehr ich mich immer wieder darüber freute, wenn Künstler und Sportler mit meinen Ratschlägen zu Welterfolgen gelangten, so traurig war ich jedesmal, wenn ich den durch meine Lehre Gesundeten nicht dazu verhelfen konnte, in die Landschaft zu ziehen, die ihrer Atmungsart entsprach. Denn dieser ständige Kampf gegen eine Landschaft, die sie nicht ertragen konnten und gegen ein Wetter, das ihnen die letzte Kraft aus dem Körper zerrte, liess sie trotz ihres Gesundseins nicht zur vollen Entfaltung kommen."*

Der Hamburger Klient berichtet, dass er damals langsam Mut zu schöpfen begann. Seine Lebenskraft nahm zu, er fühlte sich stabiler und sein Wille wuchs. Er konnte neue Lebensperspektiven entwickeln und bringt diese positiven Entwicklungen im Nachhinein mit dem täglichen Praktizieren der Übungen und der geänderten Schreibhand in Verbindung. Die Treffen mit Erich Wilk werden zu zentralen Ereignissen in seinem Leben. „Wenn er kam, ging die Sonne auf", beschreibt er sein Empfinden beim Zusammentreffen mit Erich Wilk. Er nennt ihn seinen Lehrer und Meister. Zu Gesprächen treffen sich die beiden später in einem Café am Hauptbahnhof. Erich Wilk spricht über den Kosmos, betont der Mensch sei kosmischen Ursprungs, wie auch alles Leben auf der Erde. So unendlich wie der Kosmos sei, so unendlich sei auch der Geist und die Fähigkeit der Gedankenbildung. So zeigt er an vielen Beispielen die Zusammenhänge mit den irdischen Erscheinungen und verknüpft damit Ziele und

Entwicklungsanforderungen, die jeder Mensch in seinem Leben habe. Wilk empfiehlt seinem Klienten alle seine Aussagen zu prüfen und nichts ungeprüft zu glauben und zu übernehmen. „Sie sind der König Ihrer Persönlichkeit.“, sagt Erich Wilk in den Gesprächen und setzt so bildlich gesehen jedem Menschen eine Krone auf.

Der Klient schafft seinen Fernseher ab. Er sitzt jetzt und denkt. Später beginnt er sich mit Sokrates und anderen Philosophen zu beschäftigen und probiert vieles aus, er wird neugierig. Eine Zeit lang ist er auf „Lebensfreudereise“. Er begeht seinen normalen Alltag mit der Geisteshaltung: „Ich gehe zur Freude.“ Es ist eine Frage des Willens, die Geisteshaltung selbstbewusst zu ändern, sagt er. Er schult seine Vorstellungskraft, in dem er die Übungen in der Vorstellung praktiziert.

Der ehemalige Klient beschreibt Erich Wilk als sehr einfach gekleideten Mann, mit einfachem Wollmantel und Baskenmütze und längeren, nach hinten gekämmten Haaren, die hinten auf gleicher Höhe abgeschnitten sind. Er ist weder groß noch klein von Wuchs und auch seine Stimme ist normal, weder hoch noch tief, weder hart noch weich. Seine Ausstrahlung aber ist immens, er ist immer höflich, lacht aber selten. Er ist ein verschlossener, ernster Mensch, der sich erst im Laufe eines Gespräches öffnet. In den letzten Jahren kommt Erich Wilk durchschnittlich einmal im Monat zu seinem Klienten nach Hamburg, um mit ihm Sport zu betreiben. Tennis, Tischtennis und Schwimmen.

> *„Der Tennissport ist eine ideale Verbindung von Äusserlichkeit und Innerlichkeit. Wem es gelingt, diese Harmonie der Verbindung zu erreichen, der kann vollendet Tennis spielen.“* *

Tennis und Tischtennis spielen die beiden gemeinsam, wobei es um die typenrichtigen Bewegungen und Einstellungen des Klienten geht. Beim Schwimmen bleibt Erich Wilk außen am Beckenrand und instruiert seinen Klienten lediglich beim typenrichtigen Schwimmen. Heute, über dreißig Jahre später, ist der ehemalige Klient immer noch voll lebendiger Erinnerung und er beschreibt, dass auch heute noch Aussagen von Erich Wilk in ihm zu einem vertieften Verständnis reifen und er jeden Tag aufs Neue die Inhalte der Gespräche belebend durchdringe und verstehe und sein Leben eine ungeahnte Fülle in Hinblick auf Empfindungsfähigkeit aufweise. Im Vergleich zu früher habe er den Eindruck feinfühliger, sensibler geworden zu sein. Er sei wacher für die Probleme in seiner Umgebung, aber auch für die Schönheiten und offener nach außen geworden. Auch jetzt noch, nach bald vierzig Jahren, übt der ehemalige Klient die Übungen im Liegen, Stehen und in der Vorstellung. Die liegenden Übungen seien, so berichtet er, mehr für die groben Bewegungsabläufe, die im Stehen stellen schon eine Verfeinerung dar und die Vorstellungsübungen seien wichtig zur Entwicklung der Geisttätigkeit. Was an Erich Wilks ehemaligem Klienten auffällt ist eine große Gelassenheit, tief empfundene Freude am Leben und eine grundsätzlich positive Einstellung zu seiner Umwelt. „Leben in Arteigenheit“ nennt er seine Lebensweise. Er ist sich sicher, dass Erich Wilks naturphilosophische Lehre durch seine Klienten und deren Kinder weiterlebt.

Was Erich Wilks ehemaliger Klient da beschreibt ist mehr als eine gewöhnliche Genesung, um in den Alltag zurückkehren zu können. Die Begegnung mit Erich Wilk hat eine tiefgreifende Entwicklung in seinem Klienten ausgelöst, die über den Tod von Erich Wilk hinaus, nach über dreißig Jahren, noch weiter wirkt und scheinbar sogar zu wachsen scheint. Es ist, als habe Erich Wilk einen Keim in seinem Klienten angelegt, der unaufhaltsam wächst und gedeiht. Nun erscheint Erich Wilks immer wieder beschriebene Notwendigkeit des persönlichen Kontaktes zu ihm, um die Übungen zu lernen, in einem neuen und verständlichen Licht.

Erich Wilks Terminkalender von 1966 zeugt von fast täglichen Terminen mit Klienten, teilweise zwei bis drei Termine an einem Tag.

Juristische Betrachtungen

Wie schon in der Bad Pyrmonter Zeit ereilen Erich Wilk juristische Probleme an der Ostsee. In Bad Pyrmont handelte es sich in einem Fall um ein Pferd, das nach einem Sturz während eines Turniers notgeschlachtet werden sollte. Wilk kaufte es auf, pflegte es wieder gesund und ein Jahr später sollte es mit einem von Wilk ausgesuchten Jockey wieder starten, wurde aber vom Stallburschen falsch gefüttert und verstarb an Koliken. Wilk klagte, weil er wohl Absicht hinter der falschen Fütterung vermutete, verlor den Fall aber mangels Beweisen. An der Ostsee wird er von Nachbarn ehemaliger Klienten angezeigt. Er wird beschuldigt ein Scharlatan und Betrüger zu sein. Zum genauen Inhalt der Anzeigen, ob sie zivilrechtlicher oder strafrechtlicher Art sind, sowie zur Anzahl oder des Zeitraumes, in dem diese Probleme auf Erich Wilk einstürzen, ist leider von den zuständigen Behörden und Archiven Schleswig-Holsteins nicht zu erfahren. Laut Aussagen von Dr. Christian Hagena gewinnt Erich Wilk alle Prozesse.

Schon als Student in seiner Berliner Zeit beschäftigt er sich mit gesetzeswidrigem Verhalten und ihren Ursachen und auch jetzt schreibt er in seinen Heften über diese Themen.

Die Ausführungen werden nicht der Tatsache, dass er nun selbst mit der Justiz zu tun hat, geschuldet sein. Sie entstehen mehr aus einer objektiven Sicht heraus und der Einsicht und dem Verantwortungsgefühl für seine Mitmenschen, mit seinen Erkenntnissen Wege aus scheinbar hoffnungslosen Abwärtsspiralen aufzeigen zu können.

> *„Die Neigung zur Verleumdung ist eine körperliche Schwäche.*
> *Die Neigung zur Beleidigung ist eine geistige Schwäche.*
> *Die Neigung zum Betrug ist eine stoffliche Schwäche.*
> *Verleumder neigen zum Mord, Beleidiger neigen zum Totschlag und Betrüger zum Raub."*

Aufgrund seiner Kenntnisse der Charakteranalyse benennt und erklärt Erich Wilk auf seine Weise die Zusammenhänge zwischen den Schwächen der Menschen und der möglichen Entstehung eines juristischen Tatbestandes. Die Schwächen der Menschen können sich bei ungünstigen Lebensverhältnissen zu Neigungen entwickeln und diese dann bei ungünstigen Umständen ausbrechen. Je nach Intensität der Krise oder der Probleme, mit denen einzelne Menschen konfrontiert sind, kann es nach Wilks Erkenntnissen bei körperlicher Schwäche bis zum Mord kommen, bei geistiger Schwäche bis hin zum Totschlag und bei stofflicher Schwäche bis zu Raubüberfällen.

Erich Wilk bleibt aber nicht bei diesen Feststellungen stehen, sondern erkennt aus seiner Sicht heraus die Möglichkeiten der Verhütung krimineller Handlungen. Er erkennt die Not dieser Menschen und fühlt die Verpflichtung, genau wie bei der Heilung von Leiden, Lösungswege anzubieten, die erst gar nicht in die Einbahnstraßen krimineller Entwicklungen führen. Schon als junger Mensch hatte er in Berlin Gelegenheit das kriminelle Milieu zu studieren und entdeckte hinter diesen traurigen Karrieren begabte und intelligente Menschen und fand sie teilweise aufgrund ihrer nicht typengerechten Erziehung mehr oder weniger in diese traurigen Laufbahnen gezwungen.

> *„Schwächen können angeboren, anerzogen oder durch Verhältnisse geworden sein. Bei angeborenen Schwächen muss besonders auf die Umwelt geachtet werden, um Kriminalität zu verhüten. Bei Anerziehung der Schwächen muss die Eigenart entwickelt werden. Und bei den durch die Verhältnisse gewordenen Schwächen müssen die Verhältnisse geschaffen werden, die die Schwächen beseitigen."*

Immer wieder appelliert Erich Wilk an den Einzelnen, sich verantwortlich für das Schicksal seiner Mitmenschen zu fühlen und sich so zu verhalten, dass der Mitmensch charakterlich wachsen kann durch das eigene Verhalten. In unserer heutigen Gesellschaft ist es ja eher so, dass jeder Mensch sich selbst am nächsten ist und andere eher als Konkurrenz wahrnimmt oder als Trittstufe für das eigene Fortkommen nutzt. Wirkliche Verantwortung für andere empfindet man höchstens im familiären Umfeld oder im Freundeskreis und da ist die Unterstützung oft zweifelhafter Art und meistens egoistisch bindend geprägt oder kurzsichtiger Natur. Im Streitfall werden im allgemeinen nicht die Ursachen und Schwächen nach objektiven Kriterien gesucht, so wie Erich Wilk sie vorschlägt, sondern es wird auf die persönlichen Verletzungen geschaut und der Andere nicht mehr wahrgenommen. Dadurch raubt sich der Einzelne die Möglichkeit einer objektiveren Sicht und der Chance anderen, und dadurch sich selbst, zu einem Entwicklungsschritt zu verhelfen. Erich Wilk hat hohe Ideale, die er klar formuliert.

Gesellschaft und Politik

Wilks Vorstellungen der Organisation des Individuums in der Gesellschaft finden sich an mehreren Stellen in den Heften wieder.

> *„Dass ich mich bemühe, so wenig Fremdwörter wie eben möglich zu benutzen, hat seinen Grund darin, vor allem jungen Menschen von meiner Lehre Kenntnis zu geben.*
>
> *Eines Tages wird es soweit sein, dass auch die für die öffentliche Gesundheit Verantwortlichen alles unternehmen werden, jedem abhängigen Einzelnen zu ermöglichen, zunächst seine Eigenwelt in Ordnung zu bringen, bevor er sich der Gesellschaftswelt und der Gemeinschaftswelt widmen kann, um ein echter Volksbürger zu werden, der keine Schwierigkeiten damit hat, seine Einzelfreiheit mit seinem geselligen Wahrheitsempfinden und seinem gemeinschaftlichen Gleichheitsgefühl zu einem geordneten Ganzen zu verbinden. Denn in diesem gleichberechtigten Wechselspiel liegt das Geheimnis des Erfolges ohne Gewalt.“*

In Erich Wilks Weltbild beginnt jede Entwicklung bei dem Einzelnen, der Individualität, beim Ordnen der Eigenwelt, wie er sich ausdrückt. Das bedeutet für ihn in zunehmendem Maße typenrichtig zu leben. Die einzelnen, in ihrer Eigenart gestärkten Menschen nehmen am Gesellschaftsleben teil, werden Teil des Gesellschaftslebens, ohne sich verbiegen oder anpassen zu müssen. Unter Gesellschaftsleben versteht er die Beziehung zu einzelnen Menschen, also Partnerschaften und Freundschaften. Diese selben Individualitäten integrieren sich letztendlich in Freiheit und gleichberechtigt in Gemeinschaften, seien es Vereine, Parteien oder andere Organisationen. Schon in der Mindener

Ausgabe beschreibt Erich Wilk in seiner kurzen und knappen Art:

„Selbständigkeit des Einzelnen, in freier Zusammenwirkung mit den anderen Einzelnen zu einem harmonischen Ganzen, das ist das Weltbild der Zukunft."

Interessant sind Erich Wilks Ausführungen zu politischen Strukturen. Er erkennt die Demokratie als Ausdruck einer natürlichen Gesellschaft und daher als ein Naturprinzip.

„Demokratie ist ein Naturprinzip. Der Mensch kommt nicht nur als Dynamiker oder Statiker, männlichen oder weiblichen Geschlechts auf die Welt, sondern zugleich mit der naturgegebenen Anlage als Universal-, Individual-, Sozial- oder Kommunaldemokrat. Kann er diese Anlagen nicht entwickeln, wird er totalitär. Ein echter Demokrat ist eine Selbstheit, also eine Autorität. Und jeder Mensch sollte danach streben, eine demokratische Autorität zu werden. Aber darüber in einer anderen Schrift mehr."

An anderer Stelle schreibt er ausführlich über Autoritäten und definiert den Begriff nach seinen Vorstellungen genauer.

„Autoritär sein heisst richtig übersetzt ‚Selbstbeherrschung'. Und Selbstbeherrschung ist die Voraussetzung für die Schaffung einer Demokratie. Demokratie ohne Autorität gibt es in der Natur nicht. Diktatur und Anarchie sind beide totalitär. Aus dem Grunde führen sie zum Nichts."

„Auto" bedeutet „selbst" oder „eigen" und „ritirare" heißt „zurückziehen", „zurückhalten". Also bedeutet Autorität im Wilkschen Sinne „Selbstzurückziehen" oder „Eigenzurückhaltung", also die Beherrschung der eigenen Person.

Nach Erich Wilk soll jeder Mensch die Anlagen, die im Augenblick der Geburt durch die bestehenden kosmischen Verhältnisse festgelegt werden, leben und entwickeln. Wer als Universalmensch auf die Welt kommt, sollte sich z.B. keiner Partei anschließen, sondern eine neutrale, übergeordnete Position einnehmen, um sich entfalten zu können. Ein Individualist sollte zum Beispiel keinen sozialen Beruf übernehmen oder Beamter werden. Er kann sein individuelles Sein in diesen Berufen nicht entwickeln und sein Leben zum Blühen bringen. Ein sozial veranlagter Mensch sollte seine Anlagen ebenso nutzen und entwickeln wie ein kommunal geprägter Mensch die seinen.

> *„In einer natürlichen Gesellschaft gibt es Individualität, aber keinen Individualismus, Sozietät, aber keinen Sozialismus, Kommunität, aber keinen Kommunismus, Privatkapital, aber keinen Privatkapitalismus, Staatskapital, aber keinen Staatskapitalismus.*
> *Der einzige Ismus ist der Naturuniversalismus."*

Hier kommen die gleichen Begriffe universal, individual, sozial und kommunal vor, allerdings in einem neuen Kontext. Laut Wilk umfasst „das Universale" sowohl das „Individuelle" als auch das „Soziale" und „Kommunale". Sie sind Teilaspekte des Universalen. Daher kann er von dem einzigen Absoluten, dem einzigen „Ismus" sprechen. Und da für ihn die Natur, Natürlichkeit, die Basis allen Lebens ist, entwickelt er den Begriff des Naturuniversalismus. Alle anderen „Ismen", wie Individualismus, Sozialismus und Kommunismus, Privatkapitalismus und Staatskapitalismus finden laut Wilk in einer natürlichen Gesellschaft keinen Nährboden und können sich nicht entwickeln. Die Form des -Ismus bedeutet für Wilk die Beherrschung eines Teiles der Gesellschaft mit seinem Sein über den gesamten Rest. Demokratie ist für ihn aber die Summe der unterschiedlichen Existenzformen in gleichberechtigter Weise.

Der Kehrschluss dieser Aussage wäre, dass dort, wo eine dieser absolutistischen Formen vorherrscht, keine natürliche Gesellschaft besteht. Offensichtlich zählt er auch den Kapitalismus zu den beherrschenden Organisationsformen. In folgendem Zitat vergleicht er Kapitalismus und Kommunismus genauer, stellt Gemeinsamkeiten und Unterschiede heraus, wobei seine Sichtweise wieder erstaunlich ist und ein neues Licht auf die aktuelle Weltorganisation wirft.

> *„Kapitalismus und Kommunismus sind materielle Weltanschauungen. Sie sind beide beziehungslos* [sic!], *weder zum Leben, noch zueinander, trotz ihres Hauptnenners. Die Entstehung des Kapitalismus ist die Folge einer extremen Ich Einstellung ohne Du Bezüglichkeit. Und eine Nur Ich Bezüglichkeit ist seelenlos, also materiell.*
> *Kommunismus ist die Folge einer extremen Du Einstellung ohne Ich Bezüglichkeit. Und eine Nur Du Bezüglichkeit ist seelenlos, also materiell."* [...]
> *„Das typische Charakteristikum des Kapitalismus ist die Rücksichtslosigkeit, die des Kommunismus die Hinterlist."* *

Erich Wilk erkennt die Gemeinsamkeit von Kapitalismus und Kommunismus in dem „Nur"-Sein, in ihrem Ausschließlichkeitsanspruch, im Kapitalismus das eine Extrem des Nur-Ich, der puren Ich-Bezüglichkeit und im Kommunismus das andere Extrem des Nur-Du, der puren Du-Bezüglichkeit. Beide Einstellungen sind wegen ihres Ausschließens einer anderen Meinung, durch das Ignorieren eines Gegenüber, eines Bezugpols, das für lebendige Spannung sorgt, seelenlos. Unbeseeltes ist nach Wilk pure Materie. Im Laufe des

Zitats entwickelt er die Ursachen des Kapitalismus und des Kommunismus. Sie sind im Anhang nachzulesen.

Auch in der Frage der Organisation von Gesundheitsministerien und Krankenkassen bildet sich Wilk eine eigene Vorstellung, die ebenfalls von der zur Zeit gültigen und praktizierten Form abweicht.

> *„So sehr Gesundheit eine Privatangelegenheit ist, so sehr ist Krankheit eine Angelegenheit des Staates. Wo etwas florieren soll und sich um Vollendung des Selbst bemüht, bedarf es der persönlichen Initiative und Verantwortung. Sobald aber ein Notstand eintritt, sollte sich der Staat einschalten. Krankheit ist Not. Was liegt also näher, als das ganze Krankenwesen zu verstaatlichen. Wir brauchen kein Gesundheitsministerium (das ist Privatsache), sondern ein Krankheitsministerium. Es geht nicht an, dass es Menschen gibt, die ihr Verdienen darauf einrichten, Unternehmer in Sachen Krankheit zu sein. Wer an der Not eines Menschen verdient, ist gelinde gesagt ein schlechter Mensch."*

Erich Wilk regt hier an auf der einen Seite die Verantwortung für die Gesundheit auf jeden einzelnen Menschen zu übertragen, besser gesagt: jeder Mensch hat die Verantwortung für seine eigene Gesundheit. Auf der anderen Seite schlägt er die Verstaatlichung aller Branchen vor, die mit Krankheit zu tun haben. Seiner Überzeugung nach darf niemand mit Krankheit Geld verdienen können. Die Entwicklung geht zur Zeit genau in die entgegengesetzte Richtung als die von Wilk empfohlene. Es wird zunehmend privatisiert, Krankenhäuser und Krankenkassen müssen nach dem Wirtschaftlichkeitsprinzip handeln. Solange es finanzielle Anreize gibt, mit Krankheit Geld zu verdienen, kann ein wirkliches Interesse an der Gesundung kranker Menschen nicht entstehen.

Abschließend sei noch auf Erich Wilks Gedanken bezüglich der Aufgaben von Staaten und Familien aufmerksam gemacht. Auch hier überraschen seine einfachen und doch komplexen Aussagen.

> *„Eine Weltorganisation hat als wichtigste Aufgabe, das Heimatrecht der Völker zu schützen. Ein Staat hat als wichtigste Aufgabe, die Familienrechte seiner Bürger zu schützen. Die Familien haben als wichtigste Aufgabe, Persönlichkeitsbildung zu pflegen.*
> *Und die Entwickelung der Menschheit hätte sich folgendermassen abspielen müssen: Mann und Frau bilden sich zu Persönlichkeiten, und gründen eine Familie, in der die wichtigste Aufgabe darin besteht, Persönlichkeiten zu bilden. Die Familien gründen einen Staat, dessen wichtigste Aufgabe es ist, die Familien zu schützen. Die Staaten gründen eine Weltorganisation, deren wichtigste Aufgabe es ist, die Unabhängigkeit und die Eigenrechte der Staaten zu schützen."*

Ist es in Familien allgemein üblich und ein Ideal Persönlichkeiten zu bilden? Gibt es einen Staat, der alle seine Familien schützt? Schützen Weltorganisationen wie die UNO die Unabhängigkeit und die Eigenrechte aller Staaten?

Religionen – der Glaube an das Göttliche

Als Nicht-Theologe nähert sich Erich Wilk erstaunlich klar und aus seinen Entdeckungen heraus logisch folgernd dem Thema Religionen an. Ebenfalls äußert er sich zum Verhältnis von Politik zu Religionen und der Religionen zur Politik. Dieses Verhältnis ist seit jeher ein besonderes und es gibt im Laufe der Jahrtausende und in den unterschiedlichen Kulturen teilweise völlig gegensätzliche Konstellationen.

Das Göttliche, das Unerklärbare, manifestiert sich für Erich Wilk in der Verbindung der Urpolaritäten Seele und Materie, aus der in letzter Konsequenz Leben entsteht. Von sich aus, ohne äußeren Einfluss, so Wilk, würde es nicht zu einer Verbindung kommen. Diesen äußeren Einfluss bezeichnet Erich Wilk als das Göttliche. Da die Verbindung von Seele und Materie aber keine dauerhafte Verschmelzung darstellt, kann und wird sie sich immer wieder lösen. Leben entsteht und endet. Erich Wilk spricht von einem Wechselgeschehen.

> *„Leben ist von Seele durchdrungene Stofflichkeit. Werden und Vergehen des Lebens ist ein Wechselgeschehen. In einem Wechselgeschehen gibt es aber keinen Stillstand. Die Endpunkte von Werden und Vergehen sind zugleich die Wendepunkte im Lebensgeschehen. Werde um zu Vergehen und Vergehe um zu Werden ist der wahre Zustand in der Natur."*

Nicht nur Geburt und Tod weisen diese Merkmale auf. Alles Lebendige wird und vergeht, und vergeht, um zu werden. Erich Wilk beschreibt diesen Prozess mit dem Ausgereiftsein. Wenn das Geschehen des Ausreifens vollendet ist, kommt es zu einer Loslösung, zu einer Änderung des Zustandes. In der pflanzlichen Natur beobachtet man diesen Prozess Jahr für Jahr. Aus der Knospe wächst eine Blüte. Die Knospenblätter bleiben zurück, vertrocknen und fallen ab. Aus der ausgereiften Blüte wächst die Frucht, die Blütenblätter verdorren oder fallen ab. Die ausgereifte Frucht löst sich vom Ast ab und fällt herab. Das Fruchtfleisch zerfällt und die ausgereiften Samen warten auf die Zeit, in der sie wiederum zu einer Pflanze werden und gleichzeitig selbst dabei vergehen werden. Auch in der Tier- und Menschenwelt kann man diese Prozesse beobachten. Die Larve entpuppt sich, wird zum Schmetterling, muss selbst dabei vergehen, um in einen neuen Zustand überzugehen. Das ausgereifte Ei verlässt den Eierstock, das befruchtete Ei hört auf als solches zu existieren und wird zu einem Embryo. Das ausgereifte Embryo verlässt die Gebärmutter, die Plazenta löst sich ab und vergeht. Der gesamten Natur liegt dieses Ordnungsprinzip, diese Gesetzmäßigkeit zugrunde.

> *„Die Natur zu nutzen ohne an ihre ewige Ordnung zu glauben, ist Selbstvernichtung. Das Leben des Menschen kann nicht einseitig nur Glaube oder nur Nutzung sein, sondern immer beides, und zwar in der natürlichen Folge: Glaube – Nutzung. In der internationalen Sprache: Religion und Politik. Dabei ist darauf zu achten, dass die beiden Gebiete genau abzugrenzen sind. Die Zuständigkeit im richtigen Augenblick entscheidet über den Lebenserfolg."*

Der wahre Zustand der Natur ist nach Wilk das ewige Wechselgeschehen zwischen Werden und Vergehen. Werden beinhaltet zugleich Vergehen und Vergehen beinhaltet zugleich Werden. Ohne diese ewige Ordnung im Bewusstsein zu haben, mit ihr zu leben, wirkt sich die Nutzung der Natur als Ausbeutung aus und endet in der Selbstvernichtung. Daher schlussfolgert Wilk, dass der Nutzung der Glaube vorangehen muss. Er sagt damit, dass Politik nur in dem Bewusstsein oder dem Glauben an das Wechselgeschehen von Leben und Tod sinnvoll gestaltet werden kann. Ein Bewusstsein für die Entwicklungsanforderung eines jeden Menschen hin zu Gerechtigkeit und Güte, also zu einer freien Individualität, was nichts anderes bedeutet, als den Glauben an das Seelische und deren Unendlichkeit im Kreislauf des Werden und Vergehen zu entwickeln, könnte zu einer ausgeglichenen Nutzung unserer Erde führen, zum verantwortungsvollen Umgang mit allem Lebendigen. Dabei will Wilk beide Gebiete, Glaube und Politik, strikt gegeneinander abgegrenzt wissen. In folgendem Zitat beschreibt er das göttliche Gesetz des Werdens und Vergehen als ein Geheimnis, das in seinen Augen allmächtig ist.

> *„Im All gibt es Seele und Materie. In stetem Wechsel verbinden und trennen sie sich. Unser Empfinden, Denken und Wahrnehmen wird nie dazu imstande sein, das göttliche Gesetz des Werdens und Vergehens zu ergründen. Dieses Geheimnis allein rechtfertigt den Glauben an eine Allmacht."*

Erich Wilk unterscheidet sehr deutlich zwischen dem Erklärbaren und dem Unerklärbaren. Das Erklärbare ist die Materie und alles, was damit zusammenhängt, sagt er. Das Unerklärbare ist das Seelische, wie das Seelische zur Verbindung mit der Materie drängt. Auf allen Ebenen versucht er diese Erkenntnis auszudrücken und darzustellen. Die göttliche Natur, das Geheimnis der Natur ist für Erich Wilk die Basis, der Urgrund jeglicher Existenz. Sie veranlasst die Verbindung von Seele und Materie, wodurch Leben entsteht, das sich in Gesundheit, Freiheit und Gerechtigkeit ausdrücken kann. Erich Wilk erkennt nun, dass nicht die Lebendigkeit, sondern die Natürlichkeit die Basis und Voraussetzung für weitere Entwicklung ist.

> *„Als erstes muss der Mensch natürlich sein. Natürlich sein, heisst, so zu sein, wie der einzelne Mensch nach göttlichen Gesetzen geschaffen wurde, seelisch und materiell. Nur über die Natürlichkeit kommt der Mensch zur Lebendigkeit, die das zweite Stadium ist. Und nur der lebendige Mensch kommt zur Gesundheit, die das dritte Stadium ist. Und nur der gesunde Mensch kommt zur Freiheit, die das vierte Stadium ist. Und nur der freie Mensch kommt zur Gerechtigkeit, die das fünfte Stadium ist."* *

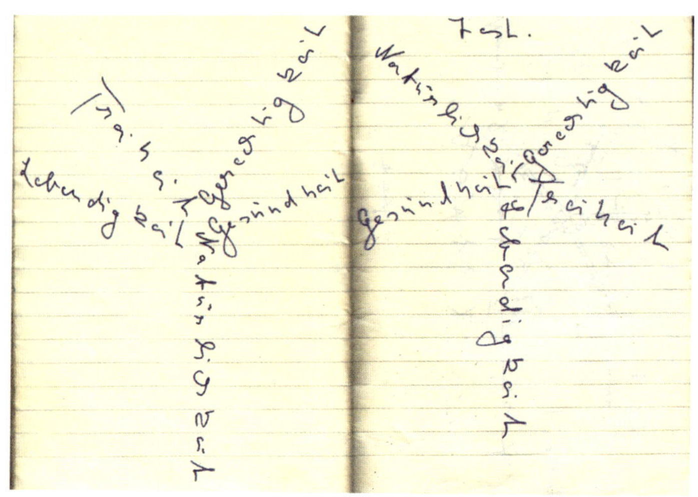

Aus der Natürlichkeit entsteht Lebendigkeit und Gesundheit, daraus wiederum Freiheit und Gerechtigkeit.

Zum Vergleich: Aus Lebendigkeit entsteht Gesundheit und Freiheit und daraus Natürlichkeit und schließlich Gerechtigkeit.

Zwei Seiten später stellt er diese Ausführungen in der Form eines Baumes mit Ästen dar, mit der Natürlichkeit als Basis für die weiteren Fähigkeiten und Entwicklungsmöglichkeiten. Also bildet sie den vertikalen Stamm des „Natürlichkeitsbaumes". Erst aufgrund von Natürlichkeit können sich die anderen Qualitäten, nämlich Lebendigkeit und Gesundheit entwickeln. Daraus wiederum entwickelt der Mensch die Fähigkeit in Freiheit zu leben – ohne sein Selbst im Kontakt mit der Außenwelt zu verlieren. Und schließlich kann sich die Gerechtigkeit entwickeln, also das Bewusstsein für die Balance im Respekt zwischen dem Selbst und anderen Menschen. Zum Vergleich entwirft er einen anderen Baum und schreibt „Test" darüber. Er wird von ihm nicht durchgestrichen. Nun kann spekuliert werden. Bedeutet „Test" einen Selbsttest? Soll der/die Lesende, Forschende selbst entdecken, welcher „Baum" der Richtige ist? Gibt es überhaupt eine Allgemeingültigkeit oder kann der Baum bei jedem Menschen anders angeordnet sein? Worin liegt die Voraussetzung für das individuelle Leben auf der Erde? Welche sind die Entwicklungsfolgen? Was bedeutet Freiheit? Was ist Gerechtigkeit?

Die intensive Beschäftigung mit diesen Fragen und Begriffen lässt mit der Zeit eine Empfindung aufkommen. Ein tieferer, persönlicher Zugang entsteht, der dann zu einem vertieften Bewusstsein und Verständnis führt. So stellt sich Erich Wilk die Entwicklung des wertvollen „Ichs" vor.

Im folgenden Zitat deutet Erich Wilk den Zusammenhang zwischen Natur, Natürlichkeit und Gottheit an. Es erklärt, warum er Natürlichkeit und Gottheit wie Synonyme behandelt und ergründet den Begriff Geheimnis.

„1. Leben
2. Gesundheit
3. Freiheit
4. Gerechtigkeit.

Das Ganze ist die göttliche Natur. Göttlich ist das Geheimnis der Natur. Die Natur ist Seele und Materie, in verbundener Form ist es Leben, in unverbundener Form ist sie leblos. Also ist der geheimnisvolle Mensch der Mensch, der dem Göttlichen am nächsten ist.

Und der Mensch ohne Geheimnis, ist vom Göttlichen am weitesten entfernt. Ein Geheimnis aber ist nicht offenbar. Also gibt es keine göttliche Offenbarung. Wer behauptet, er sei Gottes Sohn, der will Gott offenbaren. Denn der Sohn kennt den Vater. Somit ist für den Offenbarer und für alle, die an ihn glauben, Gott oder das Göttliche kein Geheimnis mehr.

Wer ‚Gott' sagt, personifiziert. Wer ‚das Göttliche' sagt, versachlicht. Wer ‚Gottheit' sagt, drückt sich richtig aus. Er akzeptiert das Geheimnis."

Die Unterscheidung zwischen dem personifizierenden, ja fast materialisierenden Ausdruck „Gott" und den beiden anderen Ausdrücken „göttlich" als versachlichendem Ausdruck und „Gottheit" als respektvollem Anerkennen des Geheimnisses, von dem Wilk spricht, lässt innehalten und den Vergleich mit den Begriffen Freiheit, Gesundheit anstellen, die eine Art Überbegrifflichkeiten, Absolutheiten darstellen. Frappierend ist hier die Logik in der Gedankenführung Erich Wilks. Diesen Gedankengang logisch weiter verfolgend, wird er ganz deutlich und formuliert provokant in seiner kampfeslustigen Art.

„Ob es in einer Religion viele Götter gibt oder einen Gott gibt ist gleich, es bleibt eine Lästerung der Allmacht. Jede Personifizierung des Göttlichen ist Lästerung.
Im Übrigen ist die Vielgötterei dynamisch und die Einzelgottverehrung statisch."

Hier bietet Wilk mit Hilfe seiner Lehre eine Erklärungsmöglichkeit für die Existenz monotheistischer Religionen und Religionen mit mehreren Göttern, dem Polytheismus. In einem anderen Heft leitet er seine doch extreme Aussage logisch denkend her und stellt fest, dass Religionen Gefahr laufen materialistisch zu werden. Dieser Umstand sei aber unnatürlich, da Religionen sich hauptsächlich mit dem Seelischen beschäftigen sollten.

„Es gibt keine menschliche Obrigkeit vor Gott. Wer sagt: ‚es gibt nur einen Gott', der betreibt Gotteslästerung. Wir wissen wohl, dass es göttliche Gesetze gibt und damit eine Gottheit, eine Allmacht, aber wir werden nie wissen, wie die Gottheit, wie die Allmacht ist.

Die Einigung aller Religionen gegen den Materialismus privater und staatlicher Prägung ist nur möglich, wenn innerhalb der einzelnen Religionen damit begonnen wird, jede Unnatürlichkeit zu beseitigen, das heisst, sie von allen materiellen Einflüssen zu säubern. Es müsste dahin führen, dass alle Religionsstifter nur noch Propheten der göttlichen Allmacht sind. Nur mit einer derartig konsequenten religiösen Einigkeit ist der Kampf gegen den Privat- und Staatsmaterialismus zu bestehen."

Dieser Gedanke bietet eine Möglichkeit der weltweiten Annäherung und Verständigung zwischen den einzelnen Religionen. Häufiger stößt man auf Ausdrucksweisen Erich Wilks, die an die Zeit erinnern, aus der er stammt. Heutzutage würde er nicht „säubern" sagen, sondern eine Reform fordern oder eine „Agenda 7.0" ausrufen. Trotz seiner aus der damaligen Zeit stammenden Formulierungen kann eindeutig festgestellt werden, dass seine Beobachtungen nicht an nationalen Grenzen oder Glaubensgemeinschaften halt machen. Sie sind universaler Art, wie auch sein kosmisches Verständnis universal ist und für alle Menschen weltweit gleichermaßen gilt.

„Der natürliche Mensch wird sein Selbst und Andere nicht verachten, verhöhnen, beschimpfen, verspotten, beleidigen oder verleumden. Er verabscheut Betrug, Fälschung, Raub, Diebstahl, Mord und Totschlag. Hilfsbedürftigen gegenüber wird er erst gütig und dann gerecht sein, Sündern

gegenüber erst gerecht und dann gütig, und Seinesgleichen gegenüber gerecht und gut zugleich.

Seine Moral ist Empfinden und Ausdruck des Glaubens an die Gesundheit des Lebens, nach der Ordnung der göttlichen Natur. Schluss: Gib deinem Feind die Möglichkeit, dein Freund zu werden..."

Dieser Satz erinnert entfernt an den Ausspruch Jesu aus der Bergpredigt: „Liebet eure Feinde" und zeugt von tiefer ethischer Empfindung, ohne religiös zu wirken. Allerdings stützt sich Erich Wilks Aussage nicht auf die Bibel, sondern ist aus seinen eigenen kosmischen Erkenntnissen heraus gewonnen. Er beschreibt hier den natürlichen Menschen, der mit seiner kosmischen Herkunft in Einklang lebt und daher nicht anders kann, als gütig und gerecht zu sein.
Zum Schluss sei noch eine Aussage aus der Mindener Ausgabe angefügt, die sich dem Vergleich des Glaubens von Naturvölkern im Verhältnis zu zivilisierten Religionen widmet und einen neuen, objektiveren Blick auf andere Gesellschaftsentwicklungsstufen eröffnet.

„Wenn die Naturvölker dem Spiritismus und der Religion so große Bedeutung beimessen, dann beweisen sie damit, daß sie eine Kultur besitzen, die den Materialismus überwunden hat. Wenn ich Kultur mit Idealismus und Zivilisation mit Materialismus gleichsetze, dann ist es ein leichtes, die Völker zu bewerten."

Nur ein Jahr, nachdem Erich Wilk an die Ostsee gezogen ist, bricht Frau Dr. Charlotte Hagena im Laufe des Jahres 1965 den Kontakt und die Zusammenarbeit mit ihm abrupt ab. Der Grund dafür ist nicht bekannt. Erich Wilk ist überzeugt von der Wichtigkeit und Richtigkeit seiner Arbeit und stellt an seine Umwelt hohe Ansprüche, die vielleicht nicht jeder sofort mittragen und in ihren Reichweiten erkennen kann. Es ist durchaus üblich, dass er um Mitternacht noch arbeiten und forschen will und scheut sich nicht seine Mitarbeiter um diese Zeit aufzusuchen. Das stößt nicht bei allen Menschen auf Verständnis. Nach dem Bruch durch Frau Dr. Hagena ist von Erich Wilk nicht mehr viel bekannt. Für ihn wird es eine große Enttäuschung gewesen sein, wahrscheinlich nicht die einzige in seinem Leben. An eine Veröffentlichung denkt er nach den siebziger Jahren nicht mehr. Auch sind ab den achtziger Jahren keine Aufzeichnungen mehr von ihm erhalten. Immerhin ist er nun schon bald siebzig Jahre alt.

Die letzten Jahre

Nach dem Abbruch des Kontaktes zu Erich Wilk vermisst Frau Dr. Charlotte Hagena die Möglichkeit nach seiner Atemtypenlehre zu behandeln. Die Kinder, die für drei bis vier Wochen zur Kur in die von ihr betreuten Heime kommen, können nicht mehr atemtypengerecht versorgt werden. Auch neue Patienten, die in ihre Praxis kommen, kann sie keinem der beiden Atemtypen zuordnen, da sie nicht im Besitz der Berechnungstabellen ist. Man kann davon ausgehen, dass sie bei Erich Wilk die eigenen und die Übungen des konträren Atemtyps erlernt hat. Wilk kam in ihre Praxis und in die Kurheime, gab Auskünfte über die Ergebnisse seiner Charakteranalyse-Berechnungen und daraufhin konnte sie zielgerichtet arbeiten. Ein damaliger Patient von Frau Dr. Charlotte Hagena erinnert sich, dass Erich Wilk Frau Dr. Hagena angeleitet habe, die Übungen zu vermitteln und immer wieder darauf hingewiesen habe, die Übungen nicht technisch auszuführen, sondern auf die Atmung des Kindes zu achten. „Es kommt auf den Atem an", habe er immer wieder betont. Wahrscheinlich weiht Erich Wilk sie weder in die Feinheiten der Errechnung des Atemtyps noch in die Hintergründe der Charakteranlage-Analyse ein. So fallen diese existentiellen Informationen nach der Trennung des Arbeitsverhältnisses für Frau Dr. Hagena weg. Ein zurück zu ihren alten Behandlungsmethoden kommt für sie nach dem Kennenlernen der für ihre Begriffe so erfolgreichen Atemtypenlehre allerdings nicht mehr in Betracht. Nach einiger Zeit der Ratlosigkeit und Unzufriedenheit mit dieser Situation geschieht nun etwas recht eigenartiges. Auf mysteriöse Art und Weise wandert ein Exemplar der Mindener Ausgabe, das im Buchhandel nicht mehr erhältlich ist, aber im Anhang die Berechnungstabellen enthält, aus einer Tasche in eine zweite

Tasche, deren Eigentümerin die Berechnungstabellen eifrig und blitzschnell abschreibt und das blaue Büchlein anschließend wieder in die erste Tasche zurückgleiten lässt. Diese Taschenwanderung findet im Jahre 1966 statt und wird von der Schwägerin Erich Wilks inszeniert und aufgeführt. Frau Dr. Hagena erwähnt ihrem Sohn gegenüber, auf welchem Wege sie zu den wichtigen Informationen gekommen ist.

Die Terlusollogie entsteht

Nach der Aufführung dieser Taschenwanderungs-Inszenierung ist Frau Dr. Hagena wieder glücklich und kann in ihrer Praxis erfolgreich Kinder behandeln und auch die Kinder, die zur Kur kommen, sind bestens versorgt. Erich Wilk wird für den Rest seines Lebens von ihr gemieden. Fast heimlich gedenkt sie seiner aber zeitlebens in Hochachtung. Sie forscht ab diesem Zeitpunkt eigenständig weiter und notiert alle Erfahrungen, die sie im Laufe ihrer Zeit als Kinderärztin mit der Atemtypenlehre macht. Nach Erreichen ihres Ruhestandes reist sie in den Jahren 1976 bis 1979 zweimal nach Australien, um mehrere Monate lang auf der Südhalbkugel zu forschen und zu untersuchen, ob und wie die Gesetze, die Erich Wilk entdeckt hat, dort wirken. Aus den in Australien entstandenen Kontakten ist ein Buch entstanden mit dem Titel: „Are we all the same?“ („Sind wir alle gleich?“) von Irina Norris, das 1983 im Eigenverlag erscheint. Selbige entwickelt außerdem eine Tabelle zum Nachschauen der Atemtypen. Ein Berechnen, das Raum für Fehlerquellen bietet, fällt somit weg. Diese mehrseitigen Tabellen kreisen jetzt noch in einigen Büchern.

Gemeinsam mit ihrem Sohn, Christian Hagena, der in der Zwischenzeit selbst Medizin studiert, Arzt geworden ist und nun in der Forschung tätig ist, sortiert und ordnet sie Mitte der Achtziger Jahre, inzwischen von der Ostsee nach Bremen gezogen, die gesammelten Unterlagen und beide entschließen sich, ein erstes Buch mit ihren Erfahrungen der Atemtypenlehre im Eigenverlag herauszugeben. Zu diesem Zweck nehmen die beiden Ärzte Begriffsänderungen vor. Nun heißt die Atemtypenlehre „Terlusollogie“. Diesem Namen ist die Zusammensetzung aus den lateinischen Worten „Terra“ – Erde, „Luna“ – Mond, „Sol“ – Sonne zugrunde gelegt. Auch zentrale andere durch Erich Wilk geprägte Ausdrücke wie z.B. Dynamiker oder Statiker werden in Lunar (für Dynamiker) und Solar (für Statiker) umbenannt. Die beiden Ärzte wollen die Atemtypenlehre auf eine wissenschaftliche Ebene heben und hoffen auf diese Weise die Wissenschaft für die Atemtypenlehre zu gewinnen.

Dr. Christian Hagena lernt Erich Wilk im Alter von 14 Jahren an der Ostsee persönlich kennen. Erich Wilk leitet selbst die Körperübungen bei ihm an und veranlasst, dass der kränkelnde Jugendliche ins Mittelgebirge über 700 m in ein Internat kommt. In einem Vorwort eines seiner Bücher beschreibt er den tiefen, bleibenden Eindruck, den Erich Wilk auf den Jugendlichen macht. Insbesondere fällt ihm auf, dass Erich Wilk alles Gesagte in Frage stellt und den Dingen sehr gründlich nachgeht. *„Beobachtung stand für ihn oft im Vordergrund, es folgte dann rastloses Nachdenken über das Beobachtete, bis eine logische Erklärung dafür gefunden war. Er übernahm keinen einzigen Begriff aus dem normalen Sprachgebrauch, ohne seine Bedeutung für sich neu zu definieren.“*

Die erste Veröffentlichung der beiden Ärzte trägt den Titel „Welche Kräfte bestimmen unser Leben? Menschliches Verhalten und Gesundheitsführung – neu entdeckt“ und erscheint 1990, wie gesagt im Eigenverlag.

Neben den Körperübungen beider Atemtypen, die sehr ausführlich beschrieben werden, sind Ernährungstabellen für beide Atemtypen aufgeführt. Einen großen Raum nehmen Heilungsbeschreibungen aus ihrer Zeit als praktizierender Ärztin ein. Die Auflage ist nach wenigen Monaten vergriffen, obwohl keine Werbung dafür gemacht wird. Diese Tatsache lässt die beiden an den Haug-Verlag herantreten und 1993 erscheint der Nachfolgeband mit dem Titel „Konstitution und Bipolarität – Erfahrungen mit einer neuen Typenlehre". Als Autoren sind beide Ärzte angegeben. In dem Vorwort der vierten Auflage aus dem Jahre 2006 erwähnt Frau Dr. Hagena nicht, dass Erich Wilk der Urheber und Begründer der Lehre ist, aufgrund derer sie ihre Erfolge in diesem Buch veröffentlichen kann. Die kosmischen Zusammenhänge beschreibt die Ärztin knapp und gibt wissenschaftliche Forschungen anderer Wissenschaftler als Untermauerung ihrer Ausführungen an. Erich Wilks jahrzehntelange Forschung und Arbeit, wird mit keinem Wort erwähnt.

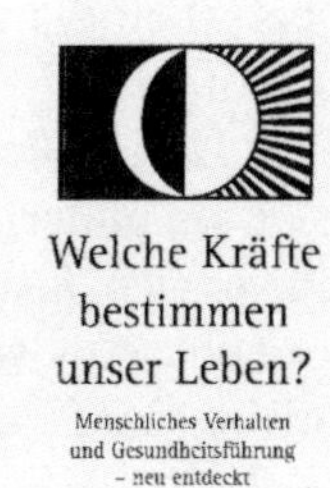

Dieser lebt zur Zeit der Herausgabe der ersten Auflage noch. Jedoch setzen sich beide Ärzte nicht mit ihm in Verbindung. Es ist aber andersherum möglich, ja sogar wahrscheinlich, dass Erich Wilk von der Existenz dieses Buches erfährt und ein Exemplar in die Hände bekommt.

Im ersten Satz des Vorworts kann er da lesen: *„Mein Dank gilt meinem Lehrmeister Erich Wilk und Frau Schäfer-Schulmeyer"*. Danach wird sein Name nicht mehr erwähnt. Seine Reaktion auf die Veröffentlichung ist nicht bekannt. Wie reagiert jemand, der feststellt, dass sein Lebenswerk in der Öffentlichkeit erscheint, unter anderem Namen, mit anderen Begriffen und von seiner Person und seiner Ursprungsidee abgelöst? Seines Lebenswerkes entledigt und in eine Richtung gelenkt, die er als materialistisch versteht, nimmt es nicht Wunder, wenn er sich, fast achtzigjährig, enttäuscht und verbittert zurückzieht. Aus seiner „Seelenlehre" ist eine „Methode" geworden. Genau das, wovor er immer gewarnt hatte.

In seinem Vorwort zur dritten Auflage von „Grundlagen der Terlusollogie" im Jahre 2009 schreibt Dr. Hagena, bemüht den Namen Erich Wilk wieder zu erwähnen und ihn auch als Entdecker und Begründer herauszustellen und zu rehabilitieren: *„Abschließend sei das große Verdienst von Erich Wilk noch einmal ganz besonders herausgestrichen. Er war ein hochbegabter Geiger, der seinen Entdeckungen seine Karriere geopfert hat. Der Dank seiner Mitmenschen war Ablehnung und Feindschaft. In zahlreichen Prozessen wurde versucht, ihn als Scharlatan zu entlarven. Er gewann alle Prozesse, doch innerlich zerbrach er daran. So ist es nicht verwunderlich, daß er zuletzt äußerst zurückgezogen und verbittert in der Einsamkeit lebte. In der Zwischenzeit ist er leider verstorben. Er hätte Besseres verdient."*

Nun kann man in der Art Erich Wilks fragen: Woran ist er denn zerbrochen? An Prozessen, die er gewonnen hat?

In diesem Zusammenhang könnte folgende Notiz Erich Wilks zur Klärung verhelfen.

> *„So unangenehm mir dieser Weg der materiellen Stabilisierung meiner Existenz als Natursystematiker, also als Psychologe, Physiologe, Wissenschaftler, Forscher und Künstler war, so angenehm waren die Folgen dieser Gutachten von berühmten Künstlern, Weltrekordlern und Universitätskapazitäten. Aber dem Angenehmen folgte meine*

Unzufriedenheit. Es gibt keine Streitgespräche mehr, weil meine Gegner vor berühmten Namen kapitulieren und mir beipflichten, ohne meine Lehre geprüft zu haben.

Mir blieb also nichts anderes übrig, als neue Angriffsflächen zu suchen, nach dem männlichen Naturprinzip, das Böse anzugreifen um das Gute zu schützen, im Gegensatz zu dem weiblichen Naturprinzip, das Gute zu schützen um das Böse anzugreifen. Seitdem bin ich wieder zufrieden."

Erich Wilk sucht demnach die Auseinandersetzung und nutzt wahrscheinlich auch besagte Prozesse, um für seine Atemlehre zu kämpfen. Und er gewinnt, wird also vollends bestätigt in seinem Kampf. Es ist unwahrscheinlich, dass er an seinen Siegen zerbricht und verbittert. Schon früher hat er mit Veröffentlichungen über seine Lehre zu tun, die ohne sein Wissen und Einverständnis geschehen. In einem Heft entwirft er folgendes Schreiben:

„Sie haben in der Zeitschrift Raum und Zeit vom [Leerraum] *einen Artikel über die Lehre des Naturpsychologen Erich Wilk veröffentlicht, ohne dazu berechtigt zu sein. In dem Artikel selbst sind Ihnen schwerste Fehler unterlaufen die im Zusammenhang mit willkürlichen Titeländerungen dem wissenschaftlichen Ansehen von Herrn Wilk schweren Schaden zufügen. Sie kennen die urheberrechtlich und copyright geschützten Schriften von Herrn Erich Wilk und seine strengen Vorschriften in der Durchführung vor allem seiner Übungen und Verhaltensweisen, die nur von Menschen weitergegeben* [werden] *dürfen die aufgrund ihrer Begabung von ihm ausgebildet wurden. Die Öffentlichkeit durch einen psychologisch stümperhaften Artikel in schwere gesundheitliche Gefahr zu bringen ist unverantwortlich. Aus dem Grunde bleibt Herrn Erich*

Wilk nichts anderes übrig, als die Anrufung eines ordentlichen Gerichtes. Er ist trotz seiner Verbitterung der Meinung, dass Ihnen die Möglichkeit einer Güteverhandlung nicht verschlossen bleiben darf."

Mit den Dres. Hagena kommt es nicht zu juristischen Auseinandersetzungen, da die beiden andere Begriffe verwenden und daher der Copyright-Schutz von Erich Wilk nicht greift.

Seit der Publikation des Mindener Büchleins ist die nicht wieder aufgelegte Ausgabe Wilks all die Jahre in verschiedenen Landesbibliotheken sowie in der Nationalbibliothek einzusehen und kann offiziell ausgeliehen werden. Davon scheint Frau Dr. Hagena allerdings nichts gewusst zu haben. Diese Tatsache lässt die Ereignisse von 1966 in einem versöhnlichen, milden Licht erscheinen. Mit den Jahren ist die Terlusollogie eine eigenständige Größe geworden und erfreut sich regen Zulaufs und Verbreitung. Aus künstlerischen Berufen ist sie nicht mehr wegzudenken und ist dort weit verbreitet und diskutiert. Mittlerweile ist das umstrittene Büchlein von Erich Wilk sogar online bequem in jedem Wohnzimmer einsehbar.

Die Ereignisse zeigen, dass es einerseits nicht möglich ist, eine einmal ins Leben gerufene Lehre zurückzuziehen und andererseits einen Entdecker dauerhaft von seinem Werk abzukoppeln.

Ein Komponist, der sein Werk uraufführt, muss es freigeben, wenn er möchte, dass es gehört wird. Er muss in Kauf nehmen, es von anderen Interpreten unterschiedlich verstanden und interpretiert zu hören. Jedes geschaffene Werk, so auch eine Atemlehre, lebt nach der Erschaffung weiter und wird bei jedem Menschen etwas anderes auslösen, anders wirken und ausgedrückt werden. Diese Erkenntnis mag ein Grund einer eventuellen Verbitterung im hohen Alter sein, vielleicht auch die Einsicht nicht mehr die Kraft und Zeit zu haben, die „Uraufführung selbst zu dirigieren“. Wie Erich Wilks Gemütszustand letztendlich gewesen sein mag, ist nicht bekannt. Die einzige Quelle, die einzigen Menschen, die bekanntermaßen Kontakt mit ihm pflegten, waren seine Schwägerin und sein Schwager, die mittlerweile beide verstorben sind.

Mutter und Sohn Hagena sind sehr bemüht, die Atemtypenlehre – jetzt Terlusollogie – weiterleben zu lassen, nun eben mit einem eher medizinischen Hintergrund und dem Anliegen der Wissenschaftlichkeit. Vor allem das Interesse der Wissenschaft zu wecken und wissenschaftliche Studien zu akquirieren, ist das Anliegen der beiden. Bis heute ist es allerdings zu keiner nennenswerten Studie gekommen.

1990 und 1993 erscheinen erste Publikationen von Dr. Christian Hagena, „Grundlagen der Terlusollogie“ und „Terlusollogie“. Auch er gibt seinen Beruf als Arzt auf und widmet sich ganz der Weiterentwicklung der Terlusollogie.

Kritik

Mit dem zunehmendem Bekanntheitsgrad der Terlusollogie melden sich nun vermehrt Kritiker zu Wort, wie auch Erich Wilk zeitlebens Kritik ausgesetzt war.
Es wird bemängelt, dass die „selbsternannte Erfahrungswissenschaft“ unwissenschaftlich sei. Der Name sei daher nicht gerechtfertigt. Es wird bezweifelt, dass die Errechnung des Atemtyps fachlich korrekt sei. Überhaupt wird die Existenz zweier Atemtypen prinzipiell in Frage gestellt. Insbesondere wird die Einteilung in zwei sich gegenseitig ausschließende

Lebensorientierungen kritisiert. Es wird kritisiert, dass die Terlusollogie bis heute keine Beweise oder Belege in Form von wissenschaftlich relevanten Untersuchungen für ihre Aussagen geliefert habe. Immer wieder wird Erich Wilks Sprache als rassistisch bewertet und seine Unwissenschaftlichkeit bemängelt. Es wird gesagt, dass seine Lehre durch die Zweiteilung simplifiziert, seine Erklärungen banal und sein Weltbild zu oberflächlich sei.

Es gibt mehrere Veröffentlichungen von verschiedenen Autoren, die sich teilweise gegenseitig zitieren und aufeinander Bezug nehmen. Es entsteht eine Diplomarbeit als Versuch der Falsifizierung der Terlusollogie, die zum Ergebnis hat, die Terlusollogie sei eine Pseudowissenschaft, unhaltbar und gefährlich für die Bevölkerung. Allerdings wird diese Studie von dritter Seite wiederum kritisiert, da sie selbst nicht wissenschaftlich vorgehe. Eine wissenschaftliche Untersuchung in Buchform untersucht die „Pseudowissenschaft Terlusollogie". Erich Wilk wird darin als „Messias" bezeichnet und seine Anhänger und Nachfolger zu „Jüngern" erklärt. Die Lehre habe „religoide Züge im Sinne einer Glaubenslehre". Gleichzeitig sei sie eine „gefährliche", ja " „lebensgefährliche und hoch verantwortungslose" Irrlehre. Begriffe wie „totalitäre Antiwissenschaft" fallen, „rassistische Grundsätze" werden Erich Wilk zugrunde gelegt. Die nicht wieder aufgelegte Mindener Veröffentlichung wird in Auszügen, teilweise sinnentstellend falsch zitiert und fast durchweg ins Lächerliche gezogen. Man scheut nicht davor zurück, Erich Wilk ins völkische Lager zu stecken und als Anhänger der NS-Rassenlehre zu bezeichnen. Sinngemäß heißt es in einem veröffentlichten Kommentar im Blog einer der Buchautoren und Kritiker Erich Wilks, „würde die faschistische Ideologie in Erich Wilks Lehre ein Fortleben finden".

Diese Aussagen haben mit sachlicher Kritik nichts mehr zu tun. Die Autoren setzen sich nicht mit den Inhalten auseinander, sondern lediglich mit der Form seiner Darstellung. Sie bleiben an den Ausdrücken und Formulierungen stehen, ohne den Inhalt zu erfassen. Die Absicht solcher Aussagen ist nicht eine fachliche, objektive Auseinandersetzung mit Inhalten, sondern die der Rufschädigung und Vernichtung. Erich Wilk wird hier an den modernen Pranger gestellt und die Terlusollogie soll lächerlich gemacht werden. Mit dem Mäntelchen der Wissenschaftlichkeit bekleidet werden mittelalterliche Methoden angewandt, um unerwünschte Inhalte zu beseitigen. Überhaupt scheint es lediglich darum zu gehen, festzustellen, wessen wissenschaftliche Methoden die „wissenschaftlichsten" sind und wem man daher Glauben schenken darf. Das Wort Wissenschaft scheint neuen Kultstatus errungen zu haben und geradezu eine heilige, unantastbare Aura zu verströmen.

Letzte Ereignisse im Leben Wilks

1996 arbeiten die beiden Ärzte gemeinsam einen Ausbildungsplan aus – Erich Wilk ist mittlerweile 81 Jahre alt und lebt nach wie vor an der Ostsee, vermutlich in Timmendorfer Strand. Frau Hagena ist inzwischen zu ihrem Sohn nach Mannheim gezogen. Sie wollen interessierten Menschen die Übungen und andere Teile der entwickelten Terlusollogie näher bringen. Sie beginnen Terlusollogen auszubilden. Menschen, die als Musiker, Heilpraktiker, Physiotherapeuten oder Logopäden arbeiten, erhalten hier Impulse, ihre Arbeit zu verfeinern und typenspezifisch weiterzuentwickeln. Zu den Kursen in Mannheim finden sich teilweise ehemalige Klienten und die Kinder ehemaliger Klienten Erich Wilks ein, die von ihren persönlichen Eindrücken und der Art der

Heilung berichten, die sie als Kinder oder Jugendliche an ihren Eltern oder sich selbst erlebt haben. Bis zum Jahre 2004 ist Frau Dr. Hagena aktiv an den Ausbildungen beteiligt, da ist sie immerhin 94 Jahre alt. Sie lebt noch bis zu ihrem 105. Lebensjahr in Mannheim und stirbt im Mai 2016 medikamentenfrei und gesund an Altersschwäche. Seit sie die Wilkschen Übungen mit Anfang fünfzig kennenlernte, praktiziert sie sie, nach Angaben ihres Sohnes täglich zweimal bis ins hohe Alter hinein.

Bis zum heutigen Tag existieren die Ausbildungskurse, in denen das Wissen, das erhalten werden konnte, vermittelt wird. Scheinbar unwiederbringlich verloren ist Erich Wilks Berechnung der Charakteranlage-Analyse, die nicht aus den veröffentlichten Tabellen hervorgeht. Die Absolventen der Ausbildung sind wiederum selbst sehr bemüht, weiter zu forschen und die Terlusollogie zu entwickeln. Auch an der Wiederherstellung des Wissens über die Charakteranalyse wird gearbeitet. Dr. Christian Hagena leitet die Ausbildung seit dem Jahre 2004 alleine. 1999 nimmt Frau Wilk noch einmal telefonischen Kontakt zu ihm auf. Auf den Inhalt des Gespräches kann er sich nicht mehr besinnen. In den Ausbildungskursen wird er nicht müde zu betonen, dass seine Mutter nach dem Abbruch der Zusammenarbeit große Angst vor Erich Wilk gehabt habe und daher kein Kontakt zu ihm möglich gewesen sei. Ob Erich Wilk von den Ausbildungskursen erfährt, ist unbekannt. Er stirbt im Alter von 84 Jahren, kurz vor Vollendung seines 85. Lebensjahres, am 30.3.2000 in einem kleinen, unscheinbaren Altersheim in Sierksdorf an der Ostsee. Das Altenheim existiert heute noch und ist durch einen großen modernen Anbau erweitert worden. Der Träger des Altenheimes hat mittlerweile mehrfach gewechselt. Es gibt kein Pflegepersonal mehr aus Erich Wilks Zeit und laut Heimführung auch keine Unterlagen mehr aus seiner Zeit.

Erst im Herbst 1999 war er aus Timmendorfer Strand nach Sierksdorf gezogen. Nach Aussagen von Dr. Hagena brach er sich ein Bein und kam als Folge in das Altenheim in Sierksdorf. Seine Frau lebte im gleichen Ort. Anhand seiner Lehre hatte Erich Wilk wohl festgestellt, dass sie zusammenlebend sich nicht entwickeln könnten und konsequenterweise getrennte Wohnungen vorgezogen.

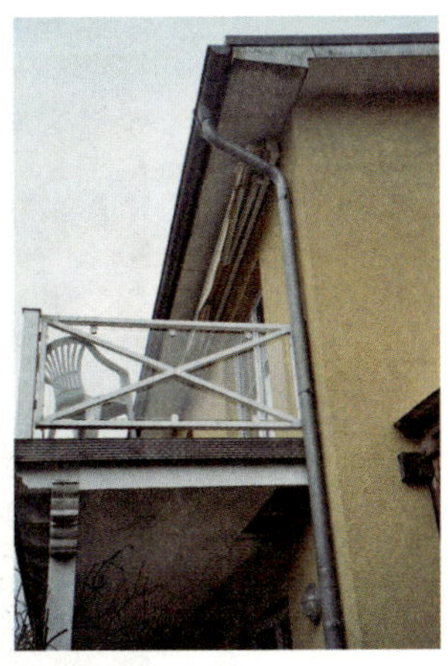
Das Altenheim in Sierksdorf

Es ist nicht bekannt, wo Erich Wilk begraben wurde. Die Vermutungen gehen dahin, dass er eingeäschert wurde. Was mit der Urne geschehen ist, ist zur Zeit unbekannt. Die Firma, die offensichtlich von der Witwe Wilks beauftragt wurde, hat inzwischen mehrmals den Besitzer gewechselt und die Unterlagen sind laut telefonischer Auskunft verloren gegangen.

Nach dem Tode von Jutta Wilk gehen die Hinterlassenschaften Erich Wilks, namentlich seine Geige und seine schriftlichen Ausarbeitungen, an die Schwägerin und ihren Mann über. Ein Jahr später überlässt das Ehepaar Christian Hagena sämtliche schriftliche Ausarbeitungen und fortan verwaltet er Wilks Nachlass. Im Jahre 2010 entschließt sich Dr. Hagena die Hefte abschreiben zu lassen und unter den interessierten Terlusollogen zu verbreiten. Sie bilden die Basis für diese Biographie.

Alle abgedruckten Fotos von Erich Wilk sowie die Kopien aus dem Referenzenband sind freundlicherweise von Dr.

Christian Hagena zur Verfügung gestellt worden und können auf seiner Internetseite eingesehen werden.

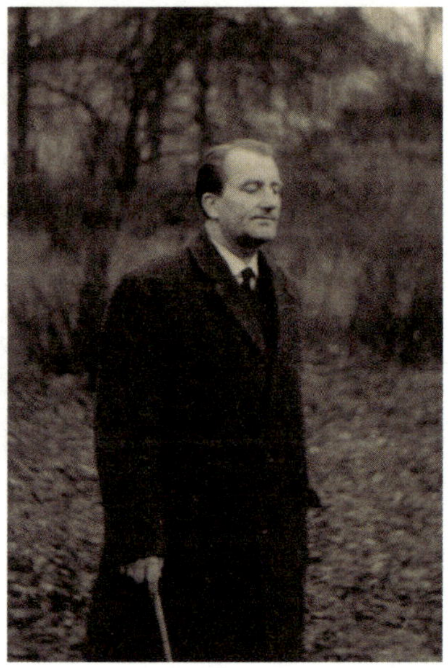

Dezember 1961

Erich Wilk als Dichter

Wer in den über fünfzig Heften von Erich Wilk liest, wird feststellen, dass sich einige Passagen reimen. Erst auf den zweiten Blick entdeckt man Gedichte. In diesen Gedichten drückt Erich Wilk seinen Gedankenkosmos, seine Philosophie, auf poetische Weise aus. Er verfolgt und lebt konsequent seine Überzeugung, dass jeder Mensch danach streben sollte, Wissenschaftler, Forscher und Darsteller in einer Person zu sein. Die Gedichte sind also sozusagen die künstlerische Ausdrucksblüte seiner wissenschaftlichen Arbeit, seiner Entdeckung der Naturgesetze.

Der Geiger auf der Leiter,
der stimmt mich froh und heiter.
Wer soviel Mut zur Minne hat,
und dazu streicht den Saitendraht,
der kommt auch weiter.

Dieser erste Vers zeigt eine humorvolle Seite Erich Wilks. Er vergleicht den Liebhaber, der mit einer Geige und einer Leiter unterwegs zu seiner Angebeteten ist und mittels seines Geigentons nach Erhörung und Erhöhung durch seine Angebetete trachtet mit einem Menschen, der mit Hilfe seiner Ausdrucksmöglichkeiten, in diesem Fall der Geige, um einen geeigneten Ausdruck für seine Beobachtungen, Forschungen und sein Verständnis der ihn umgebenden Welt ringt und somit Stufe für Stufe der Vervollkommnung seiner Persönlichkeit ersteigt. Es findet eine Entwicklung seiner Individualität statt. Der Mut, den es bedarf, auf eine Leiter zu steigen und der Angehimmelten ein Ständchen auf der Geige zu spielen, in der Hoffnung nicht abgewiesen zu werden, ist direkt mit demjenigen Mut zu vergleichen, den man aufbringen muss, um Erkenntnisse über sich selbst zu erringen und eigenständige Schritte in Richtung vollkommenerer Persönlichkeit zu entfalten. Ersteres erlebt man zumindest nur noch äußerst selten.

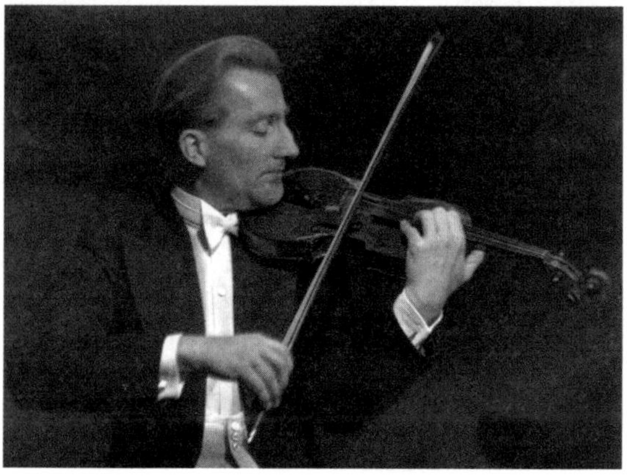

Um 1950

Interessant ist in diesem Zusammenhang der Begriff „Minne". Ursprünglich bezeichnete Minne die Beziehung zwischen Mensch und dem Göttlichen, das Streben zum Göttlichen, eine Art strebende Gottesliebe. Sie war den höheren Ständen vorbehalten, die ihre Kraft und Zeit nicht ausschließlich den Mühen des Alltages und dem Broterwerb hingeben mussten, sondern sich dem Streben nach höheren Lebensinhalten wie der Minne widmen konnten. Den niederen Ständen wurde regelrecht die Fähigkeit, sich so feinen, lichten Inhalten hinzugeben, abgesprochen. Im Laufe der Zeit verwandelte sich die Beschäftigung mit der Minne in ritterliche Dienste für Damen der Gesellschaft, den sogenannten Minnediensten und dem Minnegesang. Noch später verstand man unter Minne die erotische Beziehung zwischen Mann und Frau. Heute wird der Begriff rein literarisch genutzt.

Dieser Vers ist im Querformat auf ein blaues Löschblatt geschrieben und dem Heft zugefügt. Es steht in keinem weiteren inhaltlichen Kontext zu dem Heft. Dem zweiten Gedicht hingegen gehen einige Seiten mit direktem Bezug voraus und bieten einen Weg der Annäherung zum Verständnis des Gedichts.

> *„Lehrsatz:*
> *Die Luft dient dem Ausgleich des Herzlebens, der Himmel der Unendlichkeit des Geistlebens und die Erde der Endlichkeit des Körperlebens."*

Die Luft (Atmosphäre) als Verbindendes zwischen dem Himmel (Kosmos) und der Erde. Der Begriff „Luft" ist also nicht als das Element Luft zu verstehen. Die Atmosphäre manifestiert sich im Bereich der Erde als Luft, so wie sich die Sonnenkraft im Bereich der Erde als Licht und Wärme manifestiert. Rein physisch betrachtet, liegt das Herz eingebettet zwischen den beiden Lungenflügeln. Hier begegnen sich die beiden großen Kreisläufe, der Blut- und der Atemkreislauf. Der erstere als geschlossenes System im Menschen, der zweite als offenes, mit der Außenwelt im Austausch stehendem System. Die Betonung liegt dabei auf dem Verb „dient". Die Luft dient dem Herzleben, also dient der äußere Kreislauf dem inneren, dem Blutkreislauf. Der zweite Teil des Lehrsatzes lautet: Der Himmel dient der Unendlichkeit des Geistlebens. Das Geistleben kann man in einer ersten Annäherung als die Heimat der freien Gedankentätigkeit bezeichnen. Gedanken sind im Kosmos beheimatet, haben dort ihren Ursprung und finden als Abbilder des Kosmos im Menschen ihr Spiegelbild. Die Betonung des Lehrsatzes liegt dabei auf der Unendlichkeit des Gedankenlebens. Unendlich ist der Kosmos in seiner Ausdehnung, sowohl räumlich als auch vom zeitlichen Aspekt betrachtet. Der Himmel, der Kosmos, dient dem Geistigen als Heimat, als Urgrund der Gedanken. Die Erde, unser Planet, bietet die Basis für die Ausformung der verschiedensten Manifestationen, trägt und ernährt dieses Leben auf ihr. Sie dient dem Leben, dem physischen Leben, das immer endlich ist. Es unterliegt dem Werden und Vergehen.

Infolge dieser trotz der knappen Formulierung weitreichenden Ausführungen Erich Wilks, steht das folgende Gedicht in einem großen Zusammenhang.

Als Ausdruck der Luft bist du Mensch geboren,
als Ausdruck der Luft warst zum Leben du erkoren.
Ein Ausdruck der Luft war dein Kummer, dein Glück,
nicht mehr Himmel, nicht mehr Erde, kehrst zur Luft du zurück.

Die Atmosphäre, nach Erich Wilk die Heimat der Seele, berührt die Erde und sie berührt den Kosmos. Sie ist das verbindende Glied. Die Luft berührt alle Oberflächen auf der Erde einerseits und den Himmel auf der anderen Seite. Es ist die Luft, die zur Verbindung drängt. Als Heimat der Seele ist sie es, die zur Verbindung mit der Materie drängt. Das heißt, die Luft erschafft ihren Ausdruck im Menschen, in der Natur allgemein.

In der letzten Zeile drückt Erich Wilk nichts anderes als die Vorgänge des Sterbens aus. Mit dem „du" spricht er die Seele an, allerdings nicht im Sinne eines abgeschlossenen Ganzes im Menschen, sondern den himmlischen Teil des Menschen, der von Seele durchdrungen ist, auf der einen Seite und den irdischen Teil des Menschen, der ebenfalls von Seele durchdrungen ist, auf der anderen Seite. Wenn also der physische Teil des Menschen stirbt, hat seine Seele keinen Halt mehr auf der Erde, weder im Körper, noch im Geist und zieht sich in seine Heimat, die Luft, zurück. So entspricht dieses Gedicht Wilks seinen Aussagen, dass die Urpolarität – auf der einen Seite Seele und auf der anderen Seite Materie – sich immer wieder zu Leben verbindet und trennt, um eine neue Verbindung einzugehen.

Weiter vorne in demselben Heft nimmt er in einem anderen Zusammenhang Bezug auf das Gedicht. Der Luftgeborene heißt es da, ist derjenige, der Geist und Körper in einen herzlichen Ausgleich bringen kann. Mit anderen Worten ist bei Wilk der Luftgeborene derjenige, der zu einem Gleichgewicht zwischen Geist und Körper findet. Es gibt nach Wilk aber auch Himmelgeborene, die zu sehr Geist sind und zu wenig Körper und es gibt Erdgeborene, die zu sehr Körper und zu wenig Geist sind. Er unterscheidet hier „Wille" und „Trieb". Der Wille ist geistgesteuert und der Trieb körpergesteuert. In der Anforderung beide Seiten zu einem ausgeglichenen Miteinander zu bringen, zum herzlichen Empfinden zu gelangen, sieht er die persönlichen Entwicklungsmöglichkeiten bei jedem einzelnen Menschen.

> *„Der Luftgeborene ist Empfinden, also Wille und Trieb zugleich. Der Himmelgeborene ist Willensbetont und muss sich um das Irdische Triebleben bemühen, um luftbetont zu werden. Der Erdgeborene ist triebbetont und soll sich um das Himmlische bemühen um luftbetont zu werden. So gelangen auch die willens- und triebbetonten zu herzlichem Empfinden."*

Direkt anschließend an das Luft-Gedicht beginnt auf der gegenüberliegenden Seite das nächste Gedicht. Es ist vielleicht das poetischste von allen und birgt viele Rätsel.

Du bist wie eine Blume, so zart, so schön,
es ist eine Wonne dich anzuseh'n.
Doch kommt der Winter mit Macht ins Land,
ist Dein Glanz erfroren, Deine Seele verbannt.
Und jedes Jahr kehrst Du vom Himmel zurück,
bist ernst, bist fröhlich, und doch mein Geschick.
Ich möcht so gern ein Vöglein aus Dir machen,
mit Dir wehmütig und heiter, mal singen mal lachen.
Zwischen Himmel und Erde soll unsre Heimstatt sein,
ewige Luft des Frühlings, ewiges Glück zu Zwein.

Auf den ersten Blick könnte man an ein Liebesgedicht denken. Ein Wesen, das mit einer Blume verglichen wird, das über den Winter hin entseelt ist, aber jedes Jahr zurückkehrt. Dasselbe Wesen, das sich in ein Vöglein verwandeln lässt und schließlich seine Heimat in den Lüften findet, so wie im vorigen Gedicht.

Handelt es sich um die Beschreibung der menschlichen Seele? Warum ist sie dann über den Winter verbannt? Wie verhält es sich mit einer Transformation des blumenhaften Ausdruckes zum vogelartigen Ausdruck? Dieses Gedicht besitzt reichen Interpretationsspielraum und es ist zu hoffen, dass zukünftige Generationen sich damit beschäftigen werden. Vielleicht kann folgender Auszug aus den Heften noch ein weiteres Licht auf das Blumengedicht werfen.

> *„Die Pflanze ist elastisch, weil sie hart und weich ist. Also ist das Pflanzliche bei mir elastisch, wenn es hart und weich ist.*
> *Das Tier ist schwungvoll, wenn es Energie und Kraft hat. Also ist das Tier bei mir schwungvoll, wenn es Energie und Kraft hat.*

Der Mensch ist ausdrucksvoll, wenn er empfindet, und er empfindet, wenn er Denken und Wahrnehmen und Wahrnehmen und Denken miteinander verbindet. Also bin ich ein empfindsamer, ausdrucksvoller Mensch, wenn ich Denken und Wahrnehmen und Wahrnehmen und Denken miteinander verbinden kann.

Das Geistige bei mir ist Seele und Materie, Dynamik und Statik, männlich und weiblich. Das Körperliche bei mir ist Seele und Materie, Dynamik und Statik, männlich und weiblich. Herzlich bin ich, wenn ich Geist und Körper miteinander verbinde. Da ich Pflanze, Tier und Mensch bin, ist meine Herzlichkeit pflanzlich, tierhaft und menschlich, geworden aus Seele und Materie, Dynamik und Statik, Männlichkeit und Weiblichkeit." *

Der Mensch vereint in sich die Qualität der Pflanzen und die der Tiere. Er wächst durch sein Vermögen eigenständig zu denken in eine weitere Dimension hinein, die Erich Wilk als das Geistige bezeichnet. Dieses Geistige ist es, was den Menschen erst ausmacht und sein eigentlicher Urgrund ist. Dieser Urgrund drückt sich im Menschen durch die Spannung von mehreren Polaritäten, nämlich Seele – Materie, Dynamik – Statik und Männlichkeit – Weiblichkeit, aus.

Rudolf Steiner beschreibt den Zusammenhang zwischen Pflanzen, Tieren und Menschen mit verschiedenen „Leibern". Bei ihm besitzen die Pflanzen zusätzlich zu ihrer sichtbaren physischen Erscheinung einen unsichtbaren Ätherleib, die Tiere neben dem physischen Körper einen Ätherleib und einen ebenfalls unsichtbaren Astralleib. Der Mensch schließlich besitzt neben seinem sichtbaren Leib, dem unsichtbaren Äther- und Astralleib zusätzlich das sogenannte „Ich", die Fähigkeit zur individuellen Bewusstheit, eben zum eigenständigen Denken. Auch bei Rudolf Steiner ist also der Mensch Pflanze, Tier und Mensch in einem, wie sich Erich Wilk ausdrückt. Der Ätherleib und der Astralleib nehmen lediglich je nach physischer Erscheinung unterschiedliche Formen und Aufgaben an. Nun steht das Blumengedicht in einem größeren Zusammenhang. Wilk könnte mit seinem Gedicht die verschiedenen Qualitäten des Menschen beschreiben.

Eine weitere Beleuchtung dieses Gedichtes bringt der Gedanke des Werdens und Vergehens hinzu. Seele verbindet und trennt sich wieder. Über den Winter ist sie von der Erde verbannt und verkörpert sich im neuen Frühjahr, als Bild eines neuen Lebens wieder. Jedes Jahr wäre hier ein Synonym für ein Erdenleben, der Winter die Aufenthaltszeit in der Atmosphäre zwischen den einzelnen Leben. Die Heimat aber, die Unendlichkeit ihres Daseins, erlebt die Seele im ewigen Wechselgeschehen des Werdens und Vergehens, dem ewigen Glück des Verbindens und wieder Lösens.

Nun zum vierten vollständigen Gedicht aus den Heften. Es ist das einzige, das eine Überschrift vorweist. Da es keine Datumsangaben in den Heften gibt, ist nicht bekannt, wann die einzelnen Gedichte entstanden sind. Was aber auffällig ist und fast allen Gedichten eigen, ist die gewählte Ansprechform. Mit dem „Du" wird der Leser oder Hörer direkt angesprochen, man spürt gleichzeitig eine tiefer liegende, seelische Ebene der Ansprache. Diesem letzten Gedicht nun eilt eine Seite mit Betrachtungen über das Hautliche, Fleischliche und Kernige im Menschen voraus. Die Zeilen sind mit gleichem Stift und gleichem Schwung geschrieben und scheinen direkt in das Gedicht zu münden. Daher seien sie hier zitiert.

„Je mehr der Mensch zum geistigen Kern des Lebens vorstösst, desto schwächer tritt das Fleischliche und die Haut in Erscheinung. Der vollherzige Mensch aber sorgt dafür, dass dieses schwächer werden nicht gegen das Recht des Fleischlichen und Häutlichen verstösst.

So wie Kinder betont Haut sind, und die Jugendlichen betont Fleisch sind, Erwachsene ausgeglichen Kern, Fleisch und Haut sind, so sind Greise betont Kern. Das Kernige entspricht dem Geistigen, das Fleischliche dem Körperlichen und das Hautige dem Stofflichen. Das Herzliche entspricht dem das Ganze Verbindenden."

Es folgt das Gedicht:

Der Wirkungslose

Du bist ein Wind der kein Blatt bewegt,
Du bist ein Klang der kein Herz erregt,
Du bist ein Gedanke der keine Lösung findet,
Du bist ein Funke der kein Feuer zündet.
Wann wirst Du wer?

Wilk beschreibt hier einen Menschen, der ausdruckslos ist, keine Wirkung auf seine Umwelt ausübt, fade ist. Es ist ein Mensch, der lieber passiv bleibt, nicht auffällt und sich gerne anpasst. Er denkt: lieber nur unauffällig Wind produzieren, lieber nur leise sein, bloß nicht sachdienliche Gedanken denken, lieber Unwichtiges reden und im Hintergrund bleiben, bloß keine Verantwortung übernehmen. Erich Wilk fordert diese Menschen auf ihr Leben in die Hand zu nehmen und sich mutig zu entwickeln zu einem Wind, der etwas bewegt, zu einem Klang, der andere Menschen erreicht und erregt, zu einem Gedanken, der zu Lösungen beiträgt und zu einem Funken, der in anderen Menschen Feuer zündet.

Wenn diese wirkungslosen Menschen verantwortungsvolle Positionen in der Gesellschaft übernehmen, sind sie eine Gefahr für die Gesellschaft, so führt Wilk direkt im Anschluss an dieses schöne Gedicht aus.

> *„Die Wirkungslosen an verantwortlicher Stelle sind es, die die Halbentwickelten zur Gewalt anregen. Und diesen Willensgewaltigen und Triebgewaltigen kann man als Waltender und Wirkender nur begegnen, in dem man dafür sorgt, dass die Wirkungslosen von den verantwortlichen Stellen verschwinden. So entzieht man den Gewaltstrebern die Nahrung. Das bedeutet natürlich, dass die verantwortlichen Stellen mit wirksamen Könnern besetzt werden, die ausserdem dazu imstande sind, zum Schutze des Ganzen Gegengewalt anwenden zu können. Gegengewalt anwenden kann also nur ein Waltender, der gegen Gewalt ist. Das Ganze ist der Einzelne, die Gesellschaft und der Staat. Und zwar in dieser angegebenen Reihenfolge.*
> *Wenn es keine Kriege mehr gibt, beginnt für den Menschen der letzte und schwerste Teil der Entwicklung: Die Befreiung des Einzelnen von den Zwängen der Gesellschaft und des Staates"*

Erich Wilk versteht und durchleutet hier Worte des Alltages auf seine ganz eigene Art und Weise und setzt sie zu neuen Begriffen zusammen, die auf den ersten Blick unverständlich erscheinen. Willen, Gewalt und Trieb sind allgemein benutzte Begriffe. Jeder Mensch hat eine bestimmte Vorstellung von diesen Begriffen. „Willensgewaltig" und „triebgewaltig" sind allerdings keine gebräuchlichen Begriffe und muten fremd an. Im letzten Gedicht war vom „Himmelgeborenen" die Rede, der willensgesteuert sei. Wenn dieser „Willengesteuerte", der sogenannte und weit verbreitete „Kopfmensch", nicht in seinem Atemtyp lebt, kann er, nach Wilk, unter ungünstigen Bedingungen zu einem „Willensgewaltigen" werden. Ein Mensch, der aufgrund seines zu stark entwickelten Willens Gewalt ausübt. Er ist im Wilkschen Sinne ein „halbentwickelter" Mensch. Auf der anderen Seite nennt er den „Triebgewaltigen". Im ersten Augenblick denkt man an Triebtäter, an sexuellen Missbrauch oder an in irgendeiner Art krankhafte Täter, die ihren Trieb nicht beherrschen können. Wilk meint aber denjenigen Menschen, den er im Zusammenhang mit dem vorherigen Gedicht als den Erdgeborenen bezeichnet, der körperbetont lebt, ohne seinen Geist mit einzubeziehen. In unserer Gesellschaft ist das „triebbetonte", also körperbetonte Leben eine völlig anerkannte und sogar erstrebenswerte Form des Lebens. Unter ungünstigen Bedingungen und ohne in seinem Atemtypen zu leben, kann dieser Mensch, so Wilk, allerdings zu einem „Triebgewaltigen" werden. Zu einem Menschen, der einseitig mit seiner Körperkraft tätig ist, körpergewaltig ist. Im Wilkschen Sinne sind auch diese Menschen „halbentwickelt". Halbentwickelte kann man sich als Menschen vorstellen, die im Wilkschen Sinne nicht Wissenschaftler, Forscher und Darsteller in einem sind und nicht in ihrem Atemtyp gegründet leben. Das Gegenbild zum Wirkungslosen ist der schon beschriebene „Könner", der einen Ausgleich, eine Balance schafft zwischen Geist und Körper, im Wilkschen Sinne verherzlichen, vergeistigen und verdeutlichen kann und daher wirksam ist. Interessant ist die von Wilk hergestellte Verbindung von einem Waltenden, der „gegen Gewalt" ist und nur mit diesem Ansinnen „Gegengewalt" ohne Gewalt anwenden kann.

Als wirkungslos bezeichnet Erich Wilk nicht nur passive Menschen, sondern auch diejenigen Menschen, die den ganzen Tag hochaktiv sind und vieles tun, aber eben nichts bewirken. Es findet wenig Entwicklung bei ihnen statt, sie sind nicht schöpferisch tätig. Sie schöpfen aus dem Reservoir ihrer Erfahrungen und dem schon Bekannten und sind in diesem Sinne reine Konsumenten, obwohl sie subjektiv der Überzeugung sind, sowohl aktiv als auch produktiv zu sein.

Erich Wilk fordert mit seiner Schlussfrage „Wann wirst du wer?“ jeden Zuhörer und Leser auf, sich der Unausweichlichkeit zur Entwicklung einer eigenständigen Persönlichkeit zu stellen, einer Persönlichkeit, die selbstbewusst und frei in einer Gemeinschaft und einer Gesellschaft leben, sich ausdrücken und mitgestalten kann.

An anderer Stelle ist eine Überschrift zu lesen, die auf ein Gedicht, eine Geschichte oder ein Theaterstück schließen lässt. Erich Wilk lässt viel Raum zum Schreiben und der Nachwelt zum Spekulieren, da das Heft dort endet. Vielleicht findet er keine Zeit mehr zum Ausformen oder will sich noch eingehendere Gedanken bilden.

Die
W e r d e n d e n
und die
V e r g e h e n d e n

Dieses Werk ist im Werden schon vergangen und nicht mehr zum Leben zu erwecken. Zu diesem Thema finden sich in den Schulheften mehrere Stellen, die im Kapitel über Religionen schon zitiert und kommentiert wurden.

Folgendes Gedichtfragment ist auf der Vorder- und Rückseite eines losen DinA5 Löschblattes notiert. Auf der Vorderseite steht oben in der Ecke von ihm die Zahl eins geschrieben und auch der Inhalt deutet darauf hin, dass es noch eine Fortsetzung gibt. Leider ist sie nicht erhalten. Es sei trotzdem hier zitiert und beschreibt vielleicht den Beginn und den Verlauf seiner Ehe.

Wir haben uns bewundert, bei Tag und bei Nacht,
und haben die Nacht zum Tage gemacht.
Dann kam das Begehren nach Schönheit und Schlaf
und anschliessend fragtest Du zärtlich und brav:
„Liebst Du mich?“

Ich sagte „ja“, denn es war alles da,
was so ein Mensch zum Leben braucht.
Wir hatten den Glauben, wer sollt' ihn schon rauben,
dass Ehe sei, wenn der Schornstein raucht.

Dann wurd' es lustig, mal hungrig, mal durstig,
mal laut, mal leise, in jeder Weise,
wurde für Spannung und Erholung gesorgt,
und trotzdem fragte ich Dich besorgt:
„Liebst Du mich?“

Aber Schätzchen, war stets Deine tröstende Antwort,
was macht schon ein Krach, ein Geschrei.
Sieh' doch die Hühner,
er kräht, sie gackern, und legen dabei ihr Ei.

Doch dann hörte plötzlich das Bewundern auf,
weil durch des Schicksals geheimen Verlauf,
die Feinde sich mehrten und wir uns wehrten,

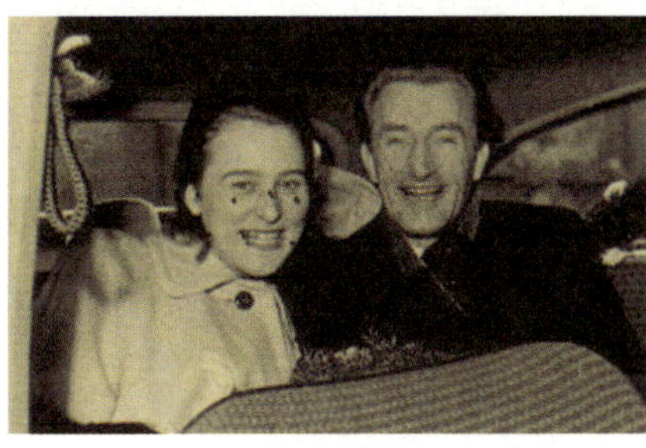

23.2.1951

Hier endet das Fragment. Das Thema Ehe ist in vielen Heften Mittelpunkt der Betrachtungen Erich Wilks.
Hier sei nur eines herausgegriffen.

„Zwischen Ehepartnern genügt nicht die Freiheit des Sichverstehenkönnens. Es genügt auch nicht die Wahrheit des Sichmögens und es genügt auch nicht die Gleichheit der Leidenschaften." *

In Erich Wilks Aufzeichnungen sind auch verschiedene Sprüche notiert, die sich reimen. Sie gießen seine entdeckten Naturgesetze in eine künstlerische Form, die einprägsam und tiefgründig sind und gleichzeitig zum Schmunzeln verleiten.

„Sinnspruch für Mann und Frau:
Leichte Zunge leichte Hand, frohen Mut's und stets galant."

Dieser Sinnspruch ist der humorvolle Abschluss einer ernsteren Passage. Er geht bei dieser Erörterung davon aus, dass Männer in erster Linie äußerlich tätig sein sollen und Unrecht bekämpfen, Frauen hingegen in erster Linie innerlich für das Recht einstehen und es verteidigen sollen. Der tagtägliche Kampf um Gerechtigkeit und der tagtägliche Einsatz für die Gerechtigkeit ist hier mit „Krieg führen" und „Frieden stiften" gemeint.

„Kriegsunfähige Männer hintergehen ihre Gegner. Friedensunfähige Frauen bekämpfen ihre Gegner. Und wenn sich die Hinterlist der friedfertigen Männer mit der Heimtücke der kriegslüsternen Frauen vereinigt, dann ist die Fahrt ins Verderben nicht mehr aufzuhalten.

Der kriegerische Mann hat eine leichte Hand und eine leichte Zunge, der friedfertige Mann hat eine schwere Hand und eine schwere Zunge. Die friedliche Frau hat eine leichte Zunge und eine leichte Hand, die kriegslüsterne Frau hat eine schwere Zunge und eine schwere Hand.“

Erich Wilk versteht es offenbar ernste Inhalte humorvoll darzustellen, wenn er sich auf eine künstlerische Ebene begibt.

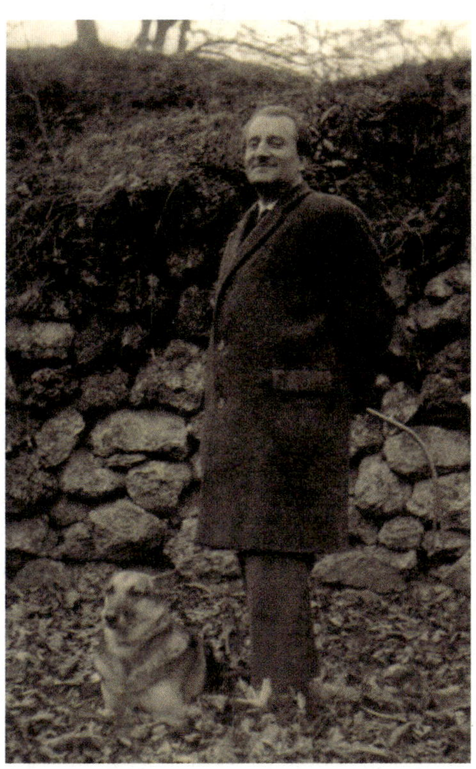

Dezember 1961

Fiktiver Dialog zwischen Erich Wilk und Rudolf Steiner

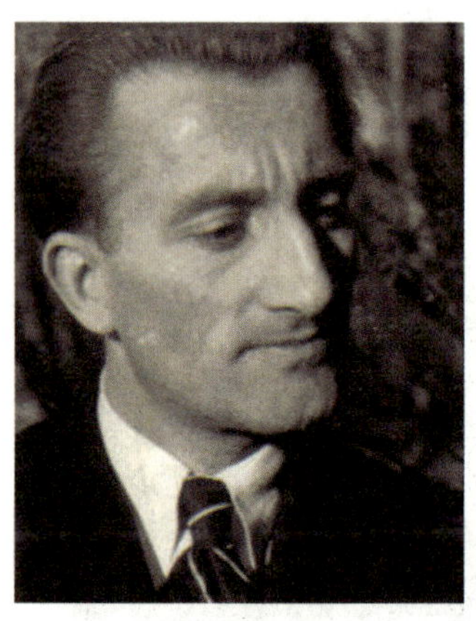
Um 1951

Zu diesem fiktiven Dialog wird als Dialogpartner zu dem in dieser Biographie schon vorgestellten Erich Wilk besonders herzlich Herr Rudolf Steiner eingeladen. Unter anderem haben die beiden gemeinsam, dass sie mit 75 Jahren Abstand am selben Tag verstorben sind. Für diejenigen, die den Namen Rudolf Steiner noch nicht gehört haben, hier eine kurze Vorstellung seines Lebens und Werkes.

Rudolf Steiner ist am 25. Februar 1861 geboren und bekommt während seines Studiums an der Technischen Hochschule Wien die Aufgabe die Goetheschen naturwissenschaftlichen Schriften zu sondieren und herauszugeben. Schon bald beginnt er Vorträge über Goethes wissenschaftliches Werk zu halten, entwickelt so seine eigenen Erkenntnisse weiter und formt seine Geisteswissenschaft aus. Er gibt wesentliche Impulse zur Gründung der Waldorfschulen, der Demeterbewegung, baut das Goetheanum in Dornach in der Schweiz und begründet die Anthroposophie. Auf seine Anregungen hin entstehen viele Firmen und Gesellschaften, wie z.B. Weleda und Wala. Auch die dm-Märkte arbeiten mit seinen Idealen. Rudolf Steiner verdeutlicht seine geisteswissenschaftlichen Erkenntnisse auch auf künstlerischem Gebiet. Er schreibt umfangreiche Gedichte, verfasst Theaterstücke großen Ausmaßes, malt Bilder und Zeichnungen und gestaltet Skulpturen, die alle seine Vorstellungen und Ideenwelt darstellen. Die Eurythmie, eine dynamische Bewegungskunst, ist aus seinen Vorstellungen heraus entwickelt worden. Er hinterlässt zudem ein großes Werk an Vorträgen und Büchern mit insgesamt 354 Bänden, in denen er seine Geistforschungen darlegt und wesentliche Impulse für jeden denkbaren Lebensbereich gibt. Er stirbt am 30.3.1925 in Dornach.

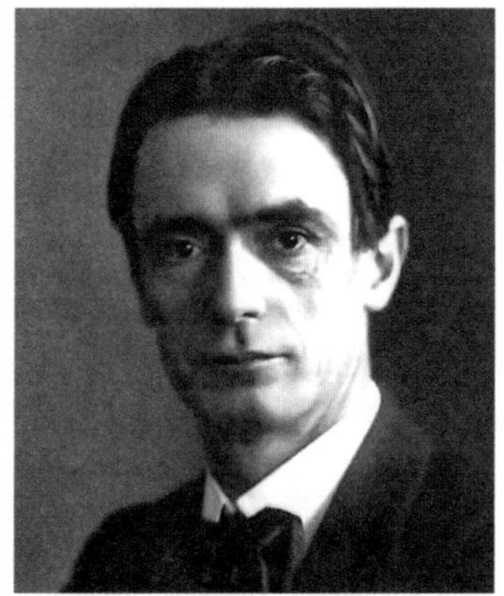

Rudolf Steiner 1904

Sehr geehrter Herr Steiner, verehrter Herr Wilk, wir sind heute zusammengekommen, um über das wichtige, zeitlos aktuelle und jeden Menschen betreffende Thema „Mann und Frau, ihre Spannung und ihre Beziehung zueinander" zu sprechen. Wahrscheinlich wird auch noch das eine oder andere Thema im Zusammenhang mit diesem Thema zur Sprache kommen. Herr Steiner, vielleicht möchten Sie zuerst das Wort ergreifen.

> *„Es wird manches ganz sonderbar erscheinen, was da zu sagen ist. Aber wenn Sie tiefer eingehen auf diese Dinge und die Tatsachen des Lebens daran messen, so werden Sie finden, daß Sie eine viel gründlichere Antwort durch Geisteswissenschaft gewinnen können, als durch das, was man sonst darüber hört."*

Sie meinen mit „sonst“ die allseits bekannten Darstellungen der Probleme und Schwierigkeiten, die es zwischen den Geschlechtern, aber auch zunehmend bezüglich der Identifikation mit dem eigenen Geschlecht gibt? Was kann denn die Geisteswissenschaft neues und erhellendes zu dieser Diskussion beitragen?

> *„Geisteswissenschaft geht aus von der Grundanschauung, daß hinter allem Sinnlich-Sichtbaren ein Seelisch-Geistiges steht. Gerade die uns beschäftigenden Fragen werden erst dann in der richtigen Weise uns vor Augen stehen, wenn wir hinblicken auf das geistig Wesenhafte, das hinter dem Sinnlichen steht. Und so müssen wir uns denn fragen: Was steht als ein Geistiges hinter den beiden Geschlechtern?“*

Diese Frage soll, bevor Sie selbst eine Antwort entwickeln, an unseren zweiten Gesprächspartner, Herrn Wilk, weitergegeben werden. Herr Wilk, sehen Sie einen weiteren, im Hintergrund stehenden Unterschied, vielleicht sogar eine Beziehung zwischen den Geschlechtern?

> *„Es gibt zwischen Mann und Frau nicht nur in der Konstitution eine Gegensätzlichkeit, sondern auch im Nervlichen und Substanziellen. Beim Manne soll das Äusserliche nervig und das Innerliche substanziell sein. Bei der Frau soll das Innerliche nervig und das Äusserliche substanziell sein.“*

Das ist im ersten Augenblick etwas verwirrend. Mit der Konstitution meinen Sie vermutlich das physische Erscheinungsbild des Menschen. Des weiteren unterscheiden Sie zwischen äußerlich und innerlich bei den Geschlechtern. Was beim Mann äußerlich ist, ist bei der Frau innerlich und andersherum, verwirrend. Diese Eigenschaften scheinen über die physische Geschlechtlichkeit hinaus auf eine seelische Einstellung hinzudeuten, die bei beiden Geschlechtern unterschiedlich zu sein scheint.

„Selbst das seelisch Maskuline und Feminine ist unabhängig von der materiellen Männlichkeit und Weiblichkeit naturgeprägt ohne das materiell Geschlechtliche von seiner primären Stellung zu verdrängen. Die materielle Männlichkeit erhält ein Mann, wenn er äusserlich hart und innerlich weich, also elastisch ist. Und die materielle Weiblichkeit erhält eine Frau, wenn sie innerlich hart und äusserlich weich, also elastisch ist."

Was bedeutet denn für Sie äußerlich und was innerlich? Und was verstehen Sie unter nervig und substanziell?

„Wenn man vom Seelischen spricht, muss man vom Äusserlichen und Innerlichen sprechen. Wenn man vom Materiellen spricht, muss man vom Nervigen und Substanziellen sprechen. Wenn man vom Leben spricht, muss man vom Herzlichen, Geistigen und Körperlichen Leben sprechen."

Haben Sie auch praktische Beispiele für äußerliches und innerliches Verhalten, um es präziser fassen zu können?

„Äusserlich ist die Tat, das Sehen und die Haltung. Innerlich ist die Rede, die Gestik und die Funktion."

Ah, Sie meinen also mit „äußerlich" die Handlungen des Menschen, die Tätigkeit seiner Augen und seine Haltungen, also z.B. Stehen, Sitzen oder Liegen, die quasi ein seelischer Ausdruck seiner selbst ist. Und unter „innerlich" verstehen Sie das Sprechen, die Gestik und die Bewegungen der Menschen, die für Sie ebenfalls seelischer Ausdruck des

Menschen sind. Herr Steiner, was liegt denn nach Ihren Erkenntnissen verborgen hinter den sinnlich wahrnehmbaren Erscheinungen der verschiedenen Geschlechter?

„Es ist von mir immer und immer wieder betont worden, daß es der Geisteswissenschaft nicht so leicht gemacht wird, das Wesen des Menschen zu betrachten, wie es bei der materialistisch orientierten Wissenschaft der Fall ist. Denn das, was man physisch-sinnlich am Menschen sieht, ist der Geisteswissenschaft nur ein Glied der ganzen Wesenheit, der physische Leib. Darüber hinaus unterscheidet Geisteswissenschaft den ätherischen Leib, oder den Bildekräfteleib, den der Mensch mit Pflanzen und Tieren gemein hat. Als drittes Glied der menschlichen Wesenheit erkennt sie dasjenige, was Träger ist von Lust und Leid, was da lebt in unseren Empfindungen und Gefühlen, den Astralleib oder Seelenleib, den der Mensch mit den Tieren gemein hat. Und als viertes Glied wird erkannt dasjenige, was den Menschen erst zum Menschen macht, das Bewußtsein seiner selbst, das Ich. So beschreibt Geisteswissenschaft den Menschen als aus vier Gliedern bestehend.

Zunächst berühren uns der physische und der ätherische Leib. Und hier ist auch verborgen die Lösung des Rätsels in Bezug auf das Verhältnis der Geschlechter. Und nun muß der Geistforscher etwas sagen, was ihm bei vielen Zeitgenossen den Vorwurf der Narretei erweckt: Der Mensch ist seiner Wesenheit nach ein eigentümlicher Organismus; nur teilweise ist nämlich der Ätherleib eine Art Abklatsch des physischen Leibes. In Bezug auf die Geschlechtlichkeit liegt die Sache anders. Beim männlichen Geschlecht ist der Ätherleib weiblich, beim weiblichen Geschlecht männlich. So sonderbar das zunächst erscheinen mag, eine tiefere Beobachtung muss dahin führen, diese außerordentlich be-

deutsame Tatsache einzusehen: Im Verborgenen jedes Menschen ruht etwas vom anderen Geschlecht. Dabei soll jedoch gar nicht auf alle möglichen abnormen Lebenserscheinungen Rücksicht genommen werden, sondern nur auf das, was die normalen Verhältnisse sind."

Herr Steiner, jetzt haben Sie zwei Begriffe gewählt, die schwer fassbar sind. Ätherleib und Astralleib. Die werden wir noch zu beleuchten haben. Auch auf Ihre interessante Darstellung des viergliedrigen Menschenbildes und die Zusammenhänge zwischen Tieren, Pflanzen und Menschen werden wir später eingehen. Kann ich Sie als erste Annäherung an den Begriff des Ätherleibes dahingehend verstehen, dass er eine Art kosmische Lebenskraft bedeutet? Dieser Ätherleib, diese kosmische Lebenskraft, ist also beim Mann genau entgegengesetzt zu der kosmischen Lebenskraft der Frau und stellt also bei beiden Geschlechtern das gespiegelte andere Geschlecht dar. Herr Wilk nennt die weibliche Ätherleibform „innerlich" und die männliche Ätherleibform „äußerlich". Wie drückt sich denn dieser Unterschied im Leben aus, Herr Wilk? Können Sie ein Beispiel geben?

„Lebensgrundsatz für den Mann:
Streitbar in der Tat, versöhnlich in der Rede.
Lebensgrundsatz für die Frau:
Streitbar in der Rede, versöhnlich in der Tat."

Wie darf ich das verstehen? Können Sie das noch weiter ausführen?

„Ein Mann soll in der Tat agieren, aber vom Wort reagieren.
Eine Frau soll vom Wort agieren, aber von der Tat reagieren."

Kann ich das so verstehen, dass ein Mann an seinen Taten zu messen ist, weil das Äußerliche beim Mann im Vordergrund stehen sollte. Weil das Reden innerlich, sozusagen sein weiblicher Anteil ist, sollte es nicht im Vordergrund stehen, sondern im Hintergrund und versöhnlich oder weich bleiben? Und bei einer Frau wäre es genau andersherum zu verstehen. Sie sollte an ihren Worten gemessen werden, weil das Innerliche als das Weibliche im Vordergrund steht. Dafür sollten ihre Taten nicht forsch und willentlich sein, da die Taten das Äußerliche und sozusagen ihr männlicher Anteil sind und daher im Hintergrund und versöhnlich, oder auch weich bleiben sollten?

„Ein Mann sollte sich immer um Taten kümmern und das Reden als Beiwerk betrachten.
Und eine Frau sollte sich immer um das Reden kümmern und das Tun als Beiwerk betrachten.
Aus dem Grunde sollte man sich auf das Tun eines Mannes und das Reden einer Frau verlassen können. Das heisst andererseits, dass man sich auf das Reden eines Mannes und das Tun einer Frau nie verlassen soll.
Führen und Folgen ist in der Natur genauestens geregelt: Der Mann führt bei Taten und folgt beim Reden, die Frau führt beim Reden und folgt bei Taten."

„Angesichts dieser Tatsache aber hört die Möglichkeit auf, im strengen Sinne des Wortes von Mann und Weib zu sprechen, sondern man muß sprechen von männlichen und weiblichen Eigenschaften. Die Frau kehrt gewisse Eigenschaften nach außen, entgegengesetzte nach innen. Das Weib hat im Innern männliche Eigenschaften, der Mann weibliche. Wenn also der Mann durch seine äußerliche Körperlichkeit beispielsweise zum Krieger wird, indem diese äußere Tapferkeit gebunden ist an die äußere Organisation

seines Körpers, so hat die Frau die innere Tapferkeit, die Fähigkeit der Aufopferung, der Hingabe. Der Mann geht, wenn er sich zum Schaffen erhebt, in dem auf, was draußen ist. Die Frau wirkt in hingebungsvoller Passivität in der Welt. Unzählige Erscheinungen des Lebens werden uns klar werden, wenn wir die menschliche Wesenheit aus zwei Polen zusammenwirkend denken, den männlichen Pol nach außen, den weiblichen Pol nach innen beim Manne, bei der Frau den weiblichen Pol nach außen, den männlichen nach innen."

Herr Wilk, können Sie nachvollziehen, was Herr Steiner da gesagt hat?

> *„Man bekriegt sich um zufrieden zu sein. Das ist die männliche Einstellung.*
> *Man befriedet, um sich nicht bekriegen zu müssen. Das ist die weibliche Einstellung.*
> *Ohne dieses Wechselspiel von Krieg und Frieden, von Frieden und Krieg, gibt es keine Natur und damit kein Leben."*

Es fällt auf, dass Sie, Herr Wilk sich kurz und prägnant ausdrücken, Herr Steiner aber sehr ausführlich formuliert.

> *„Männer sollten sich bemühen, nur das Wesentliche zu schreiben, aber ausführlich zu reden."*

Ich verstehe. Ihre Zitate stammen aus schriftlichen Aufzeichnungen und Ihre, Herr Steiner, mehrheitlich aus Vorträgen, die Sie gehalten haben und die mitgeschrieben wurden. Lediglich die Leitsätze sind in diesem Gespräch schriftlichen Ursprungs. Sie wirken im Vergleich zu den Vortragsauszügen gestrafft. Das erklärt einiges. Es bleibt eben leider ein fiktives Gespräch. Doch zurück zum Thema.

Es ist höchst erstaunlich, dass Sie beide so ähnliche Positionen beziehen. Herr Steiner ist gestorben als Sie, Herr Wilk, 9 Jahre alt waren. Sie sind sich im Leben nie begegnet und Herr Wilk betont, sich nie mit anderen Psychologen, Philosophen oder Geistforschern beschäftigt zu haben. Nun kommen Sie hier beide fiktiv zusammen und scheinen auf Anhieb den anderen zu verstehen und können erklären, was der andere meint. Sie sind sich beide ganz sicher in den Beschreibungen Ihrer Erkenntnisse und sprechen von Dingen, die Sie wissen und erarbeitet haben, die jedoch mit den physischen Sinnen nicht wahrnehmbar sind. Das ist überaus erstaunlich. Herr Wilk, haben Sie bei Ihren Forschungen noch andere Bereiche des Lebens identifiziert, in denen sich der beschriebene Unterschied zwischen physischer Geschlechtlichkeit und ätherischer Geschlechtlichkeit, wie Herr Steiner es ausdrückt, verdeutlicht?

> *„Der herzliche Mann hat ernste Augen und eine fröhliche Stimme, der geistige Extremist ernste Augen und eine ernste Stimme, der körperliche Extremist eine fröhliche Stimme und fröhliche Augen und der verkehrte Mann fröhliche Augen und eine ernste Stimme.*
> *Die herzliche Frau hat eine ernste Stimme und fröhliche Augen, die geistige Extremistin eine ernste Stimme und ernste Augen, die körperliche Extremistin fröhliche Augen und eine fröhliche Stimme und die verkehrte Frau eine fröhliche Stimme und ernste Augen."*

Verstehe ich Sie richtig, dass es durchaus sein kann, dass Männer und Frauen sozusagen ihre physische Geschlechtlichkeit und ihre ätherische Geschlechtlichkeit vermischen, indem sie die ätherische Seite überbetonen, bzw. die physische Seite vernachlässigen? Können Sie das Gesagte vielleicht noch vertiefen?

„Der männliche Mann hat ernste Augen und eine fröhliche Stimme. Die weibliche Frau hat eine ernste Stimme und fröhliche Augen.
Der verspannte Mann hat sehr ernste Augen und eine harte Stimme. Die verspannte Frau hat eine sehr ernste Stimme und harte Augen.
Der erschlaffte Mann hat weiche Augen und eine sehr fröhliche Stimme. Die erschlaffte Frau hat eine weiche Stimme und sehr fröhliche Augen.
Der verkehrte Mann hat weiche Augen und eine harte Stimme. Die verkehrte Frau hat eine weiche Stimme und harte Augen."

Können Sie die Begriffe Verspannung und Erschlaffung genauer fassen?

„Verspannung ist zuviel Agitation.
Erschlaffung ist zuviel Reaktion.
Also verspannt der Mann durch zuviel Tat (Sehen, Haltung) und erschlafft durch zuviel Sprechen (Laufen, Gestik).
Und die Frau verspannt durch zuviel sprechen (Laufen, Gestik) und erschlafft durch zuviel Tat (Sehen, Haltung)."

Wie kann es denn passieren, dass Menschen ihr Innerliches und ihr Äußerliches vertauschen, beziehungsweise es zu Über- und Unterbetonungen kommt? Und wie ist das zu verhindern?

„Jeder Mann muss äusserlich primär sein, auch, wenn er äusserlich schwächer ist als innerlich.
Jede Frau muss innerlich primär sein, auch, wenn sie äusserlich stärker ist, als innerlich."

Sie meinen also, dass es Menschen gibt, bei denen von Natur aus das physische Geschlecht schwächer ausgeprägt ist als das ätherische Geschlecht, wie Herr Steiner es ausdrücken würde? Das ist interessant. Können Sie zur Veranschaulichung vielleicht noch einen weiteren Bereich beleuchten?

> *„Um Gedanken zu verwirklichen, benutzt der Mann den äusserlichen Weg, und die Frau den innerliche Weg. Um Wahrnehmungen zu erklären, benutzt der Mann den innerlichen Weg, und die Frau den äusserlichen Weg.*
> *Das sind die Vorbereitungen für den Gesamtausdruck des Äusserlichen und Innerlichen.*
> *Denken und Agieren soll beim Manne äusserlich sein, bei der Frau innerlich.*
> *Wahrnehmen und reagieren soll beim Manne innerlich sein, und bei der Frau äusserlich. Erst dann ist bei beiden die Voraussetzung für das Kombinieren gegeben."*

Das, was Sie beide hier ansprechen, scheint mir höchst relevant zu sein für die heutige Zeit. Es wirft ein ganz neues, erhellendes Licht auf brennende Fragen. Herr Steiner, warum besitzt denn jeder Mensch eigentlich überhaupt Anteile beider Geschlechter? Herr Wilk sagt ja, dass es ohne diese Dualität beider Geschlechtsanteile in jedem Menschen, ja in der Natur allgemein, kein Leben gäbe.

> *„Geisteswissenschaft zeigt uns aber auch die tieferen Gründe davon auf, warum in dem Männlichen ein Weibliches sich findet, im Weiblichen ein Männliches. Geisteswissenschaft spricht davon, daß der Mensch durch viele Leben durchgeht zu immer höherer Vollkommenheit. Das gegenwärtige Leben ist immer die Folge der früheren. Und indem der Mensch dergestalt durch viele Leben hindurchschreitet, geht er auch durch männliche und weibliche Verkörperungen."*

Das ist in der Tat eine weittragende Erklärung der geschlechtlichen Organisation des Menschen. Mir scheint, Herr Steiner, Sie haben die geistige Welt und ihre Zusammenhänge mit Ihrem Denken und Empfinden weit durchdrungen. Sie regen mit Ihren Beiträgen jeden Einzelnen an selbsttätig denkend und empfindend mit dieser geistigen Welt bekannt und vertraut zu werden, um so die Erscheinungen unserer Erde mit neuen, geistigen Inhalten wahrnehmend zu durchdringen. Herr Wilk hat kosmische Gesetzmäßigkeiten entdeckt, empfindend ihre Bedeutung für die Erde und alles Leben erkannt und forschend bis ins kleinste Detail, bis in jede Zelle fast und in viele Lebensbereiche hinein die Wirkungen dieser kosmischen Gesetzmäßigkeiten aufgezeigt und möchte ganz praktisch jeden Menschen anregen nach diesen Gesetzen zu leben. Herr Wilk, haben Sie auch Erkenntnisse über mehrere Verkörperungen einer Seele errungen?

„Leben ist von Seele durchdrungene Stofflichkeit. Werden und Vergehen des Lebens ist ein Wechselgeschehen. In einem Wechselgeschehen gibt es aber keinen Stillstand. Die Endpunkte von Werden und Vergehen sind zugleich die Wendepunkte im Lebensgeschehen. Werde um zu Vergehen und Vergehe um zu Werden ist der wahre Zustand in der Natur."

Mit dem Werden und Vergehen, dem Vergehen und Werden meinen Sie den sterblichen physischen Leib?

„Der natürliche Tod ist das Sterben in Gesundheit. Und Gesundheit ist auch das Ausgereiftsein von Seele und Materie. Dass Ausgereiftes sich von einander trennt, ist ein Naturgesetz. So, wie das reife Ei im Mutterleib den Eierstock verlässt, und der ausgereifte Embryo den Mutterleib, so wechselt immer Verbindung mit Trennung, um in neu-

er, anderer Weise eine Verbindung einzugehen. Wenn es also beim Sterben zur Trennung von Ausgereiftem kommt, dann nur, damit Seele und Materie eine neue, andere Verbindung eingehen."

Was passiert denn nach Ihrer Erkenntnis mit der Seele, wenn sie sich von einem Körper trennt?

„Als Ausdruck der Luft bist du Mensch geboren,
als Ausdruck der Luft warst zum Leben du erkoren.
Ein Ausdruck der Luft war dein Kummer, dein Glück,
nicht mehr Himmel nicht mehr Erde kehrst zur Luft du zurück."

Ist die Luft die Heimat der Seele? Hat die Luft etwas mit der Atmung zu tun? Oder meinen Sie die Atmosphäre zwischen Erde und Kosmos? Sprechen Sie mit „du" das eigentliche Sein des Menschen an, das Bleibende, seine Seele?

„Lehrsatz:
Die Luft dient dem Ausgleich des Herzlebens, der Himmel der Unendlichkeit des Geistlebens und die Erde der Endlichkeit des Körperlebens."

Herr Steiner, verstehen Sie, was Herr Wilk mit seinem Gedicht und seinem Lehrsatz meint?

„Der Mensch ist ein Wesen, das in der Mitte zwischen zwei Weltgebieten sein Leben entfaltet. Er ist mit seiner Leibes-Entwicklung in eine ‚untere Welt' eingegliedert; er bildet mit seiner Seelen-Wesenheit eine ‚mittlere Welt', und er strebt mit seinen Geisteskräften nach einer ‚oberen Welt' hin. Seine Leibes-Entwicklung hat er von dem, was ihm die Natur gegeben hat; seine Seelen-Wesenheit trägt er als sei-

nen eigenen Anteil in sich; die Geisteskräfte findet er in sich als die Gaben, die ihn über sich selbst hinaus führen zur Anteilnahme an einer göttlichen Welt."

Ist es das, was Sie mit dem Geistleben, Herzleben und Körperleben meinen, Herr Wilk?

„Die Ur-Polarität lautet: Seele – Materie. Daraus entstehen die anderen Polaritäten: Dynamik – Statik, Männlich – Weiblich usw. Zu gleicher Zeit entsteht aber innerhalb einer Polarität eine Trinität: Herz, Geist, Körper.
Also kann man niemals von Geist, Körper, Seele reden. Denn der Geist ist Seele und Materie und der Körper ist Seele und Materie. Das Herz ist ebenfalls Seele und Materie. Und im Herzlichen haben wir den vollendesten Zustand des Lebens, die absolute Harmonie und Ausgeglichenheit von Geist und Körper."

Es ist wiederum erstaunlich, dass Sie beide, jeder mit seinen eigenen Worten und Ausdrücken von einer Dreigliedrigkeit sprechen. Den schwer fassbare Begriff der Seele benutzen Sie beide unterschiedlich. Allein dieses Thema wäre Gegenstand eines ganzen Gesprächsabendes. Kommen wir jedoch wieder zurück zu unserem Thema. Wie verhält es sich nun mit dem Denken und dem Empfinden der Menschen durch die unterschiedlichen Verkörperungen, mal als Frau, mal als Mann. Hat sich da etwas verändert im Laufe der Zeit?

„Es gab eine Zeit, in der das Empfinden dominierte, weil die Welt die Voraussetzung dazu bot. Jetzt führt uns das Denken, weil die Verhältnisse nur mit Hilfe des Planens zu meistern sind. Dieses Planen hat aber nichts gemein mit dem sogenannten Zentralismus. Es geschieht in Freiheit dezentral, in einzelnen Zellen aufgeteilt und unter Gleichen.

Das ist der Weg für die nächste Zukunft, den jeder gehen muß, der in dieser augenblicklich verworrenen Zeit noch existieren will."

„Heute sieht der Mensch in den Sternen und in seiner Erde rein physische Körper, wandernd durch den Weltenraum. Er wird sagen, daß es eine kindische Vorstellung wäre, zu denken, daß diese andern Weltenkörper für die Geschicke der Menschen etwas bedeuten könnten. Damals fühlte man eben anders, wenn man den Menschen der übrigen Welt gegenüberstellte. Nicht an Knochen, Muskeln und Sinne dachte man dabei, sondern an die Gefühle und Empfindungen, die in ihm lebten. Die Sterne waren ihm die Körper von geistig-göttlichen Wesenheiten, und er fühlte sich durchströmt von ihrem Geist."

„Die Zusammenhänge zwischen dem Weltall, dem Weltraum, der Luft, dem Himmel und der Erde sind empfindbar und, soweit es um die Lebensgesetze geht auch erklärbar."

Im Laufe des Gesprächs werden wir bestimmt auf diese Zusammenhänge zu sprechen kommen. Herr Steiner, können Sie zu der Entwicklung der Menschheit, die mehr vom Empfinden hin zum Denken führte, die Herr Wilk eben kurz angerissen hat, und die auch Sie gerade bestätigt haben, detaillierter Auskunft geben?

„In der Menschheits-Entwicklung steigt das Bewußtsein auf der Leiter der Gedanken-Entfaltung herab. Es gibt eine erste Bewußtseins-Etappe: da erlebt der Mensch die Gedanken im ‚Ich' als durchgeistigte, beseelte, belebte Wesen. Auf einer zweiten Etappe erlebt der Mensch die Gedanken im astralischen Leib; sie stellen da nur mehr die beseelten und belebten Abbilder der Geistwesen dar. Auf einer drit-

ten Etappe erlebt der Mensch die Gedanken im Äther-Leibe; sie stellen nur eine innere Regsamkeit wie einen Nachklang von Seelenhaftem dar. Auf der vierten, gegenwärtigen Etappe erlebt der Mensch die Gedanken im physischen Leibe; sie stellen tote Schatten des Geistigen dar."

Sie können also bestätigen, dass es eine Entwicklung im Menschen gab über die Jahrtausende hin von dem mehr empfindungshaften Verhalten bis zur heutigen Zeit, die ja sehr rational geprägt ist. So rational, wie Sie sagen, dass ein geistiger Ursprung der Gedanken nicht mehr wahrgenommen wird. Nun drängt sich die Frage auf, warum denn das so geschehen ist. Was ist der Grund?

„In demselben Maße, in dem das Geistig-Seelisch-Lebendige im Menschendenken zurücktritt, lebt des Menschen Eigenwille auf; die Freiheit wird möglich."

Sie meinen also, dass diese Entwicklung notwendig ist, um jedem einzelnen Menschen eine individuelle Freiheit zu ermöglichen? Meinen Sie die gleiche Freiheit, von der Erich Wilk vorhin schon sprach? Er sagte, diese Freiheit des Denkens zu entwickeln, sei die Aufgabe der nächsten Zukunft, um sich in dieser verworrenen heutigen Zeit orientieren zu können. Sie sagten eben, Gedanken würden in unserer jetzigen Phase im physischen Körper erlebt. Es wird ja auch in der Tat gesagt und gilt als erwiesen und unumstößliche Tatsache, dass das Gehirn die Gedanken produziere. Es ist kaum vorstellbar, dass diese Vorstellung einmal überwunden werden könnte.

„Der Mensch lebt zwar als denkendes Wesen in dem Bereich der physischen Erde; aber er geht mit dieser keine Gemeinsamkeit ein. Er lebt als Geist-Wesen so, daß er das

Physische wahrnimmt; die Kräfte zum Denken empfängt er aber von der ‚geistigen Erde' auf demselben Wege, auf dem er das Schicksal im Ergebnis voriger Erdenleben erlebt."

Der Weg, den Sie da aufweisen, scheint ein weiter, langer Entwicklungsprozess zu sein.

„Die Gesetze sind erkannt dank der uns von der Natur gegebenen Vernunft, die uns über die Tierwelt hinaushebt. Denken ist göttlich und göttlich soll unser Leben sein, als den Ebenbildern der göttlichen Natur."

Fassen wir zusammen. Die Entwicklungsaufgabe des Menschen führt ihn von einer früheren empfindenden Einheit mit der geistigen Welt hinweg zu einem Individuum, das mit der Zeit lernt, unabhängig und frei zu denken. Somit kann er die Welt um sich herum erforschen, alle Zusammenhänge und Gesetze erkennen und erklären. Im selben Maße jedoch, wie er sich seine Umwelt zu eigen macht, entfernt er sich von seinem geistigen Ursprung, verliert das Empfinden für diese Verbindung. Das Denken tritt an erste Stelle. Nun gilt es mit dem errungenen Wissen und den errungenen Fähigkeiten den Weg zu dem geistigen Urgrund wieder zu entdecken. Man hat ja heute eher den Eindruck, dass es immer mehr in materialistische Erklärungsmuster hineingeht, statt einen Weg heraus zu finden.

„Michael geht die Wege wieder aufwärts, welche die Menschheit abwärts auf den Stufen der Geistesentwicklung bis zur Intelligenzbetätigung gegangen ist. Nur wird Michael den Willen aufwärts die Bahnen führen, welche die Weisheit bis zu ihrer letzten Stufe, der Intelligenz, abwärts gegangen ist."

Wer ist Michael? Kann ich ihn mir als eine Art Gedankenkeimkraft oder Gedankenwesen vorstellen?

„Wie Michael von diesem Zeitpunkte der Weltentwicklung seinen Weg bloß zeigt, sodass ihn der Mensch in Freiheit wandeln kann, das unterscheidet diese Michael-Führung von allen früheren Erzengel-Führungen, ja von allen früheren Michael-Führungen selbst. Diese Führungen wirkten im Menschen; sie zeigten nicht bloß ihr Wirken, sodaß der Mensch in dem seinigen damals nicht frei sein konnte."

Michael ist also ein Erzengel. Kann ich mir diese neue Michaelsführung als eine Art Zeitgeist vorstellen, der die Gesellschaft dazu antreibt, dieses oder jenes zu entwickeln, z.B. die unterschiedlichen Kulturepochen der Jahrhunderte mit ihren Errungenschaften, die Industrialisierung im 19. Jahrhundert und die Digitalisierung, die wir heute erleben? Sie streichen einen wichtigen Unterschied zu früher heraus. Sie sagen, dass in Zukunft das Individuum selbst die Schritte zu gehen hat, selbst den Willen quasi ergreifen muss und auf Ziele zugehen muss und nicht mehr durch eine Gemeinschaft oder Gesellschaft mitgetragen werden kann.

„Dieses einzusehen, ist des Menschen gegenwärtige Aufgabe, damit er mit seiner ganzen Seele seinen Weg des Geistes innerhalb des Michael-Zeitalters finden könne."

Herr Wilk, das waren jetzt interessante Ausführungen durch Herrn Steiner. Können Sie dem etwas hinzufügen?

„Selbständigkeit des Einzelnen, in freier Zusammenwirkung mit den anderen Einzelnen zu einem harmonischen Ganzen, das ist das Weltbild der Zukunft."

Welche allernächsten Schritte in der Menschheitsentwicklung sind zu gehen und gibt es Widerstände gegen die beschriebenen Entwicklungsschritte? Gibt es Kräfte, die sozusagen konservativ wirken und eine Entwicklung hemmen?

„Im Beginne des Bewußtseinszeitalters trat eine Abdämpfung des Zusammengehörigkeitsgefühles des Menschen mit dem außerirdichen Kosmos auf. Im Gegensatz hierzu wurde das Zusammengehörigkeitsgefühl mit dem Irdischen im Erleben der Sinneseindrücke gerade bei den wissenschaftlichen Menschen so stark, daß es eine Betäubung darstellt."

Sie meinen durch das Aufflammen des Bewusstseins des Menschen, kommt es zu einer Abschwächung des Empfindens für kosmische Zusammenhänge. Als eine Art Gegenreaktion kommt es durch das bewusste Denken zu einer starken Bindung an die Sinneseindrücke, die durch die Einseitigkeit so stark werden, dass der Mensch wie betäubt ist. Betäubt im Sinne von wahrnehmungsarm? Oder mehr im Sinne von berauscht?

„Innerhalb dieser Betäubung wirken die ahrimanischen Mächte besonders gefährlich, weil der Mensch in der Illusion lebt, das zu starke, betäubende Erleben der Sinnes-Eindrücke sei das Rechte und ein wahrer Fortschritt in der Entwicklung."

Diese Betäubung der Sinneneindrücke, von der Sie sprechen, drückt sich im Verhalten der Menschen aus, wie berauscht von ihrer Allmacht zu sein, alles zu verstehen, alles beherrschen, alles haben und alles erreichen zu können. Mittlerweile drückt sich diese Berauschung in fast jedem Bereich der Gesellschaft aus. Sie beschreiben hier eigentlich exakt die Entwicklung, die wir im einundzwanzigsten Jahrhundert erleben. Auf der einen Seite erleben wir die betäubenden Allmachtsgefühle so weit, so gut, so schlau zu sein, wie noch nie und alles erreichen zu können. Auf der anderen Seite sind wir wie betäubt durch die rasante technische Entwicklung, sind fast erschlagen durch den Informationskonsum, in dem sich kaum noch jemand orientieren kann. Das geht soweit, dass Lüge von Wahrheit kaum mehr unterschieden werden kann und die Lüge sogar als eine neue Art der Wahrheit angesehen wird. Das ist tatsächlich eine perfekte Betäubung des Menschen. Sind das die Wirkungen der ahrimanische Mächte? Wer ist Ahriman? Ist er eine Art Gegenkraft zu Michael?

> *„Eine frühere Naturanschauung barg noch den Geist in sich, mit dem der Ursprung der menschlichen Entwicklung verbunden ist; allmählich ist dieser Geist aus der Naturanschauung geschwunden, und der rein ahrimanische ist in sie eingezogen, und von ihr in die technische Kultur übergeflossen."*

Ahriman ist also sozusagen das Wesen unserer Zeit, der Ausdruck des rein materialistischen Denkens und Handelns. Also nicht direkt eine Gegenkraft zu Michael, sondern vielleicht eher ein Hindernis, das überwunden werden soll.

> *„Mit dem Aufkommen der materialistischen Weltanschauung ist die physische Welt erst im weitesten Umkreis erobert worden. Wir wollen hier nicht Kritik üben, sondern begreifen, wie sich diese Wandlung vollzog. Angebahnt war sie schon lange, aber gerade im 19. Jahrhundert hat sie wunderbare Fortschritte gemacht."*

Wir sprachen ja schon von der notwendigen Entwicklung hin zu einem Selbstbewusstsein des Menschen. Wie ein

Kleinkind seine Umwelt entdeckt und begreifen lernt, muss der Mensch u.a. auch die materiellen Gesetze der Erde entdecken und erklären. Die wunderbaren Fortschritte, von denen Sie sprechen, kann man unter anderem im gesundheitlichen Sektor feststellen. Die Menschen leben länger als früher und viele Krankheiten sind dank der medizinischen Entwicklung überwunden. Wie sehen Sie die Fortschritte in der Medizin, Herr Wilk?

„Die Menschen müssen ihre Gesundheitsauffassung korrigieren. In einer materiell funktionierenden Welt spielen Bakterien, Viren und Seuchen eine untergeordnete Rolle. Die Fortschritte der Medizin auf dem materiellem Sektor sind fast bis zur Perfektion gediehen. Wenn aber andererseits der Gesundheitszustand der Menschen katastrophale Ausmasse annimmt, dann muss man die Krankheitsursachen dort suchen, wo sie wirklich verborgen sind: auf dem seelischen Sektor. Denn es ist eine Angelegenheit des seelischen Ausdrucks, ob ein Mensch sich typenrichtig verhält. Es ist zwecklos, ihm zu sagen, sich zu entspannen oder anzuspannen, wenn ich ihm nicht sagen kann, worin sein ureigener, besonderer, individueller Weg zu dieser seelischen Einstellung besteht." *

„Sie wollen allen die eine Gesundheit anzüchten. Aber die eine Gesundheit gibt es so wenig wie den einen normalen Menschen. Nicht nur die Krankheiten sind individuell, sondern auch die Gesundheiten."

„Gesund ist nur der beseelte Geist. Und das ist der Geist, der dem Leben dient. Gesund ist nur der beseelte Körper, und das ist der Körper, der dem Leben dient. Also muss das Ziel einer geistigen und körperlichen Entwicklung die Erziehung zum Sekundären sein, um dem Primären, dem

Leben zu dienen. Ohne dieses geistige und körperliche Dienen, gibt es keine Freiheit. Das ist eines der wesentlichsten Naturgesetze, dass es durch Unfreiheit zur Freiheit kommt."

Herr Steiner, meinen Sie auch, dass Gesundheit dem Leben dienen sollte?

„Streben wir nach der Gesundheit, um der Gesundheit willen, so hat sie keine Bedeutung. Streben wir nach der Gesundheit um dessentwillen, was wir mit der Gesundheit erreichen können, dann ist das Streben nach Gesundheit berechtigt."

In der heutigen Zeit ist es ja eher so, dass Gesundheit zu einem absoluten Ziel erhoben wird. Sie dient nicht dem Leben, wie Erich Wilk es ausdrückt, sondern umgekehrt, das Leben dient dem Ziel der Gesundheit. Herr Steiner, Sie sagen Gesundheit habe für sich gesehen keine Bedeutung. Das leuchtet unmittelbar ein. Was soll der Mensch denn dann tun, wenn er gesund ist? Es ist kein weiteres Ziel mehr vorhanden. „Wenn ich gesund bin, dann werde ich ..." Man muss also immer wieder etwas Krankes zu entdecken haben, um das Ziel der Gesundheit aufrechtzuerhalten. Die verfeinerte Technik und Untersuchungsmethoden der heutigen Zeit helfen sehr gut, dieses vermeintliche Ziel „Gesundheit" leben zu lassen. Das ist die materialistische Medizin, von der Erich Wilk spricht. Sie ist zum Ziel erhoben, statt dem Leben zu dienen. Nun ist den Menschen durch das materialistische Denken ganz der Sinn für wirkliche Ziele abhanden gekommen. Wir sind also wieder bei der Michaelskraft angekommen, die der Menschheit den Weg zeigt, wahre Ziele zu entwickeln. Sie entdecken und formulieren müssen die Menschen selbst, so wie ich Sie verstanden habe, Herr Steiner.

Herr Wilk, können Sie ganz praktisch sagen, wie die Menschen unserer Zeit das materialistische Denken überwinden können?

> *„Den Materialismus überwindet man, indem man materiellen Überfluß schafft."*

Mir scheint, dass wir genau in dieser Phase der Entwicklung sind. Nehmen wir als Beispiel die Ernährung. Im Westen leben wir in einem unvorstellbaren Überfluss. Trotzdem – oder vielleicht gerade deswegen – gibt es immer mehr Lebensmittelallergien und andere Schwierigkeiten und Krankheiten, die durch die Ernährung entstehen. Haben Sie eine Erklärung dafür?

> *„Die Nahrungsformel für den Dynamiker lautet: In erster Linie mineralien-, fett- und säurehaltige Nahrung. Für den Statiker lautet sie: In erster Linie kalk-, eiweiß- und zuckerhaltige Nahrung."*

> *„Wertlos ist auch meistens jede Diätvorschrift. Daß mir der andere sagt, das und das ist gut für mich, das macht es nicht aus. Daß ich im Aufnehmen der Nahrung Befriedigung empfinde, darauf kommt es an. Der Mensch muss Verständnis haben für sein Verhältnis zu diesen oder jeden Nahrungsmitteln. Wir sollen wissen, was für ein geistiger Prozeß da vor sich geht zwischen der Natur und uns. Alles zu vergeistigen, das ist das Gesundende."*

Alles zu vergeistigen ist das Gesundende. Das bedeutet, um es mit anderen Worten auszudrücken, der Mensch soll sich bewusst werden, was er da in sich aufnimmt. Wenn man z.B. Fleisch von einem Tier isst, das artfremd und nur wegen profitorientierten Interessen seiner Züchter gelebt hat, dann nimmt der Mensch dieses entstandene, entseelte Wesen in sich auf. Wenn man Gemüse oder Obst isst, das mit Chemikalien künstlich groß und widerstandsfähig gezüchtet wurde, nimmt man dieses künstliche, unechte Wesen in sich auf. Wäre das ein erster Schritt geistige Zusammenhänge zu entdecken?

„Eine Grundgesetzmäßigkeit waltet durch die ganze Natur, durch Körperliches und durch Geistiges. Aber mit unseren Einsichten von den Gesetzen auf niederen Gebieten müssen wir aufsteigen zu Gesetzmäßigkeiten, die auf höheren Gebieten gelten. Diese Steigerung müssen wir unbedingt vollziehen."

Die physikalischen Gesetzmäßigkeiten hat die Menschheit in den letzten Jahrhunderten mittlerweile weitgehend erschlossen. Relativitätstheorie, das Verhältnis von Zeit und Raum. Die materielle Forschung drängt hin zum Kosmos, die Menschheit will den Kosmos erobern. Nun hat Herr Wilk bestimmte kosmische Zusammenhänge entdeckt, die das irdische Leben bestimmen, und wird nicht müde, sie zu beschreiben. Sie sind vielleicht ein Teil der höheren Gesetzmäßigkeiten, von denen Sie sprechen. Wie alle anderen Schlussfolgerungen ist auch Herrn Wilks Ernährungsformel aus seinen kosmischen Erkenntnissen abgeleitet. Meines Wissens haben Sie auch eine Bewegungslehre geschaffen, die auf Ihren kosmischen Erkenntnissen basiert.

„Alle Krankheiten, die durch Verstösse gegen die naturgegebene Eigenart entstanden sind, können nur mit einer dieser Eigenart entsprechenden Lebensweise und den Übungen selbst geheilt werden. Das bedeutet also: Selbstuntersuchung, Selbstlinderung und Selbstheilung." *

„Die Selbstbeobachtung bildet den Anfang der Geistbeobachtung. Und sie kann deshalb den rechten Anfang bilden, weil der Mensch bei wahrer Besinnung nicht bei ihr stehen bleiben kann, sondern von ihr fortschreiten muß zu weiterem geistigen Weltinhalt. Wie der menschliche Körper verkümmert, wenn er nicht physische Nahrung erhält, so wird der im rechten Sinne sich selbst beobachtende Mensch sein Selbst in Verkümmerung empfinden, wenn er nicht sieht, wie in dieses Selbst die Kräfte einer außer ihm tätigen geistigen Welt hineinwirken."

Über diese Kräfte der geistigen Welt wollen wir uns nun unterhalten. Wenn ich Sie richtig verstanden habe, gilt es nun, mit dem errungenen Wissen über alle physischen Zusammenhänge des Lebens den kosmischen Ursprung des Lebens wiederzuentdecken, aber auf einer anderen, individuellen und denkenden Ebene.

„Der Mensch muss die Kraft finden, seine Ideenwelt zu durchleuchten und durchleuchtet zu erleben, auch wenn er sich mit ihr nicht an die betäubende Sinneswelt anlehnt. An diesem Erleben der selbständigen, in ihrer Selbständigkeit durchleuchteten Ideenwelt wird das Zusammengehörigkeitsgefühl mit dem außerirdischen Kosmos erwachen. Die Grundlage für Michael-Feste wird daraus erstehen."

Herr Wilk, können Sie dazu etwas sagen? Sehen Sie eine Möglichkeit dem materialistisch denkenden Menschen von heute mit seinem geistigen Urgrund vertraut zu machen?

„Im All wirken die Faktoren des Beweglichen (Dynamischen) und des Beruhigenden (Statischen). Das konträre Verhalten dieser Gesetze führt zu den Spannungen, die wir Leben nennen. Die Zweiheit von Dynamik und Statik fin-

den wir im Kosmischen (dynamische Monde und statische Sonnen), im Irdischen (dynamisches Wasser und statischer Stein), und im Atmosphärischen (dynamischer Sauerstoff und statischer Stickstoff).
Wenn alle Faktoren sich in selbstverbundenem Zustand befinden, müssen wir von Leben sprechen. Sind aber alle Faktoren getrennt, müssen wir von einem materiellen Zustand sprechen.
Das Beseelte drückt sich im Pflanzlichen, im Tierhaften und Menschlichen aus, und zwar wiederum in dynamischer und statischer Form.
*Im Pflanzlichen ist das Seelische noch im Materiellen gefangen, im Tierhaften ist es körperlich und im Menschlichen geistig. Es wird ewig ein göttliches Geheimnis bleiben, wie sich Seelisches mit Materiellem verbindet oder wie sich verschiedenartigste Materie miteinander verbindet um dem Seelischen die Möglichkeit zu geben, sich auszudrücken." **

„Er ist der Geist, welcher hinter allem steht, die Summe der geistigen Wesenheiten, welche in den Erscheinungen der Welt der Sinne ihr Wesen offenbaren, wie es die Ergebnisse exakter Forschung der Geisteswissenschaft zeigen können. Die Geisteswissenschaft braucht nichts von dem zu verneinen, was die heutige Wissenschaft erforscht hat. Sie gibt deren Ergebnisse restlos zu, insofern diese aus strengem und sachlichem Beobachten, Experimentieren und Denken gewonnen sind. Sie anerkennt die Notwendigkeit solcher, nur auf die Sinneswelt gerichteter Forschungen. Aber sie weiß auch, daß die Zeit gekommen ist, wo die Menschheit darauf hingewiesen werden muß, daß der Geist der Grund aller Materie ist und diese der äußere Ausdruck der geistigen Wesenheiten."

Herr Steiner, Sie meinen also, das göttliche Geheimnis, von dem Erich Wilk spricht ist das Geistige selbst? Die Summe aller geistigen Wesenheiten? Der Geist vermaterialisiert sich, um einen äußeren Ausdruck anzunehmen? Sind dann auch Planeten Vermaterialisierungen des Geistes? Herr Wilk, was sagen Sie dazu?

> *„Alle Erden im All sind Vereinigungen von Monden und Sonnen.*
> *Es gibt im All nur Erden, Monde und Sonnen, und die unzähligen Entwicklungsstadien und -situationen.* [...]
> *Alle Monde haben Dehnungstendenz und werden darin durch den Sonneneinfluss begrenzt.*
> *Alle Sonnen haben Verengungstendenz und werden durch die Monde darin begrenzt.“**

> *„In der Sonne wird der Naturforscher wohl glühende Gasmassen, flutende Bewegung, durcheinanderwogende Metalle, Sonnenflecken und Protuberanzen entdecken, nicht aber den Leib einer geistigen Wesenheit, die Regentin der Vorgänge des Lebens. Das ist ein Kapitel einer neuen Forschung, die erst im Anfange ihrer Entwickelung steht, sich erst Gebiet auf Gebiet erobern muß. Aber diese Dinge sind von höchster Bedeutung.“*

Sie meinen, was Sie und Herr Wilk erkannt und beschrieben haben, müsste von der Wissenschaft und der Forschung Stück für Stück erforscht werden? Fahren Sie fort, Herr Wilk.

> *„Wenn bei Mensch und Tier das Funktionelle innerlich ist, und das Haltungsbetonte äusserlich, die Ursache des Funktionellen aber der Kosmos und die Ursache des Haltungsbetonten die Erde ist, dann müssen die kosmischen Faktoren des Funktionellen, Mond und Sonne, auch funktionell sein,*

und der Faktor des Haltungsbetonten, die Erde, muss haltungsbetont sein.
Und der Umstand, dass die haltungsbetonten Pflanzen die Erde mehr brauchen als den Kosmos kann nur den Schluss zulassen, dass auch die Erde haltungsbetont ist.
Das Zusammenwirken von dynamischem und statischem Kosmos führte zur Entstehung von Monden und Sonnen. In getrenntem Zustand war die Spannung so geartet, dass die Mondenergie die Sonnenenergie in Bewegung zu setzen bestrebt war und die Sonnenenergie die Mondenergie zur Ruhe zu zwingen bestrebt war. Dieses Wechseln der Spannungen mit abwechselndem Mond und Sonnendominieren führte dazu, dass bei Nachlassen einer Energie eine Kollision, mit anschliessender Verschmelzung von Mond und Sonne stattfand. So entstand eine Erde. War die dominierende Energie ein Mond, wurde es eine Mond-Erde. War es eine Sonne, wurde es eine Sonnenerde.
Während im kosmischen Zustand Mond und Sonne in erster Linie Energie, dann Gas und dann Stofflichkeit hatten, haben sie im irdischen, verschmolzenen Zustand, in erster Linie Stofflichkeit, dann Gas und dann Energie.
Unsere Erde steht also aus dem Grunde mit unserem Mond und unserer Sonne in anziehender und abstossender Verbindung. Weil kosmische Mondenergie zur irdischen Mondenergie will, und kosmische Sonnenenergie zur irdischen Sonnenenergie, ist das Bestreben dieser beiden kosmischen Faktoren zur Erde hin da. Weil aber der kosmische Mond und die kosmische Sonne sich abstossen, kommt es nicht zu einer Vereinigung mit der Erde." *

Nach Ihren Beschreibungen, Herr Wilk, kann man die Vorstellung entwickeln, dass die starken kosmischen Kräfte, die alle Planeten des Universums im Gleichgewicht halten, auch in jedem Lebewesen wirksam sind und die lebensnotwendige Spannung erzeugen. So wirken also Sonne und Mond unmittelbar in jedem lebenden Organismus der Erde. Gehen wir doch jetzt mal einzeln die Lebenserscheinungen der Erde durch. Als erstes wären da die Pflanzen.

„Die Pflanze richtet ihre Wurzel nach unten, ihren Stengel nach oben. Wir sehen zwei Kräfte tätig, von denen die eine sich dem Mittelpunkt der Erde zuordnet, die zweite sie ihren Fangarmen zu entreißen sucht. Derjenige, welcher nicht bloß mit dem äußeren Auge die Pflanze betrachtet, wird finden, wie Wurzel und Blüte den Ausdruck dieser beiden Kräfte darstellen. Übersinnliche höhere Anziehungs- und Abstoßungskräfte sind hier tätig. Die ersteren kommen aus der Erde, während die anderen von der Sonne herniederstrahlen. Stände die Pflanze nur den Sonnenkräften allein gegenüber, würde sie sich überstürzen in ihrer Entwickelung, Blatt auf Blatt hervortreiben und verkümmern, fehlte die eine, die aus der Erde wirkende, hemmende Kraft. So wird uns die Pflanze das Resultat, der Ausdruck der Kräfte von Sonne und Erde."

„Die göttliche Natur schafft aus Seele und Materie Kosmos, Erde und Atmosphäre. Und das Ganze teilt sie in die Gegensätze von Dynamik und Statik. Diese Gegensätze wiederum verbindet sie zu nervlicher Härte, substanzieller Weichheit und atmiger Elastizität. Es folgt wieder eine zweiteilige Trennung in das männliche und weibliche Prinzip. Das ist der Abschluss der pflanzlichen Phase. Die nächste Dreiteilung ist die Tierphase mit Wille, Trieb und Empfinden. Die folgende Zweiteilung führt zum Aktiv und Passivprinzip. Damit ist die Tierphase abgeschlossen. Nun folgt die Dreiteilung der menschlichen Phase mit geistiger Vernunft, körperlicher Liebe und herzlicher Güte. Die anschliesssende Zweiteilung schafft Äusserlichkeit und Innerlichkeit."

Betrachten wir nach der Pflanze zunächst das Tier. Herr Wilk führt aus, das Charakteristikum des Tieres, der Tierphase sei Wille, Trieb und Empfinden. Herr Steiner hatte da vorhin den Begriff des Astralleibes eingeführt. Können Sie nochmal wiederholen, wie Sie das beschrieben haben?

> *„Denn das, was man physisch-sinnlich am Menschen sieht, ist der Geisteswissenschaft nur ein Glied der ganzen Wesenheit, der physische Leib. Darüber hinaus unterscheidet Geistwissenschaft den ätherischen Leib oder den Bildekräfteleib, den der Mensch mit Pflanzen und Tieren gemein hat. Als drittes Glied der menschlichen Wesenheit erkennt sie dasjenige, was Träger ist von Lust und Leid, was da lebt in unseren Empfindungen und Gefühlen, den Astralleib oder Seelenleib, den der Mensch mit den Tieren gemein hat. Und als viertes Glied wird erkannt dasjenige, was den Menschen erst zum Menschen macht, das Bewußtsein seiner selbst, das Ich. So beschreibt Geisteswissenschaft den Menschen als aus vier Gliedern bestehend."*

Man könnte also sagen, dass der Astralleib oder Seelenleib bei Tieren und Menschen die Gefühle und Empfindungen beherbergt, Lust und Leid transportieren. Dadurch unterscheiden sie sich von der Pflanzenwelt, welche demnach über kein Gefühlsleben verfügt.

> *„Bei den Menschen sollte sich das Ganze geistig bestimmend, körperlich mitmachend und herzlich entscheidend abspielen.*
> *Denn bei den Tieren ist der Trieb bestimmend, der Wille mitmachend und das Gefühl entscheidend.*
> *In der Pflanzenwelt ist das Aufnehmen bestimmend, das Umsetzen mitmachend und das Reifen entscheidend."*

Wie steht es nun mit dem Menschen? Herr Steiner sagt, dass den Menschen erst sein Bewusstsein, sein Ich, vom Tier unterscheidet. Mit Tier und Pflanze hat er den Ätherleib und den Astralleib gemeinsam. Herr Wilk beschreibt eine menschliche Phase mit der Dominanz geistiger Vernunft oder auch geistig bestimmend.

„Die Pflanze ist elastisch, weil sie hart und weich ist. Also ist das Pflanzliche bei mir elastisch, wenn es hart und weich ist.
Das Tier ist schwungvoll, wenn es Energie und Kraft hat. Also ist das Tier bei mir schwungvoll, wenn es Energie und Kraft hat.
*Der Mensch ist ausdrucksvoll, wenn er empfindet, und er empfindet, wenn er Denken und Wahrnehmen und Wahrnehmen und Denken miteinander verbindet. Also bin ich ein empfindsamer, ausdrucksvoller Mensch, wenn ich Denken und Wahrnehmen und Wahrnehmen und Denken miteinander verbinden kann.“ **

Herr Wilk, da drücken Sie mit Ihren Worten aus, was Herr Steiner eben als den viergliedrigen Menschen beschrieben hat. Können Sie auch bestätigen, dass der Ursprung aller Materie geistig ist?

*„Das Geistige bei mir ist Seele und Materie, Dynamik und Statik, männlich und weiblich. Das Körperliche bei mir ist Seele und Materie, Dynamik und Statik, männlich und weiblich. Herzlich bin ich, wenn ich Geist und Körper miteinander verbinde. Da ich Pflanze, Tier und Mensch bin, ist meine Herzlichkeit pflanzlich, tierhaft und menschlich, geworden aus Seele und Materie, Dynamik und Statik, Männlichkeit und Weiblichkeit.“ **

Das sind wirklich bemerkenswerte Gedanken und Erkenntnisse. Wenn Sie beide unter dem Begriff „Geist“ etwas ähnliches verstehen, besteht doch eine erstaunliche Verwandtschaft zwischen Ihren beiden Erkenntnissen. Bei der Bedeutung des Ausdruckes „Seele“ bin ich mir noch nicht so sicher, ob Sie ähnliche Vorstellungen haben. Herr Wilk bezeichnet die Seele als eine der Ursprungsdualität im Kosmos, die zur Verbindung mit der Materie drängt und diese damit belebt. Sie ist im Lebendigen sozusagen in allen Teilen enthalten. Daher kann man, laut seiner Überzeugung, nicht von einer abgeschlossenen Seele im Menschen sprechen. Sie, Herr Steiner, sprechen von einem Seelenleib, der ungefähr dem Astralleib entspricht. Es wäre interessant Ihre beiden Beschreibungen der „Seele“ noch tiefergehend zu erörtern. Herr Steiner, was können Sie über Ihre Erkenntnisse bezüglich des Menschen im Unterschied zum Tier und zur Pflanze berichten?

„Betrachtet man nun den Menschen, so muß man auf eine Tatsache aufmerksam machen, die tief bedeutsam ist. Als Embryo untersteht der Mensch dem Mondeneinfluß. Zehn Mondenmonate braucht der Menschenkeim zu seiner Entwickelung. Mondenkräfte sind es, die ihn beherrschen, solange er noch nicht als selbständiges Wesen auftritt. Die Pflanzenkräfte, die als schaffende wirken, zur Blüte und Frucht drängen, sind Sonnenkräfte. Der menschliche Körper ist abhängig vom Monde, soweit es die Form betrifft. Diese formgebenden Kräfte treten in einen gewissen Zusammenhang mit den Sonnenkräften. Sonne und Mond stellen sich dar als der zur menschlichen Entwickelung notwendige Gegensatz von Leben und Form. Wären nur die beharrenden Mondenkräfte wirksam, würde jede weitere Entwickelung ausgeschlossen werden und eine Art Verholzung eintreten, während die Sonnenkräfte allein zur

Verbrennung geführt hätten. Das Licht, das vom Monde strahlt, ist nicht nur reflektiertes Sonnenlicht, sondern es sind Kräfte der Formbildung. Das Licht von der Sonne ist nicht nur Licht, sondern Kraft zum Leben, zu überstürzendem Leben, so daß der Mensch schon alt wäre gleich nach seiner Geburt. Die menschliche Form ist das Ergebnis des Mondes, sein Leben das der Sonne."

Das ist doch sehr auffällig und bemerkenswert. Sie sprechen beide von Mond und Sonne als Gegenpole, die zum Leben unabdingbar sind. Bei Herrn Steiner ist der Mond die formgebende Kraft, bei Herrn Wilk bewirkt der Mond den Plus-Magnetismus auf der Erde, die dehnende, dynamische Tendenz alles Lebendigen. Bei Herrn Steiner ist die Sonne die lebensspendende Kraft und bei Herrn Wilk bewirkt sie den Minus-Magnetismus auf der Erde, die zentrierende, beruhigende Tendenz alles Lebendigen.

„In der Natur besteht ein dauerndes, variables Spannungsverhältnis zwischen der horizontalen Mondenergie und der vertikalen Sonnenenergie. Dominiert am Tage der Geburt eines Menschen die Mondenergie, kommt nach meiner Typenlehre ein Dynamiker zur Welt. Das ist ein Bewegungsmensch, der aufgrund einer starken Dehnungstendenz in der Natur am Tage seiner Geburt den Hauptwert auf ein aktives Einatmen legt und passiv ausatmet. Für diesen Atemrhythmus hat ihn die Natur so geschaffen, dass bei ihm Hinterkopf, Oberkörper, Arme und Beine sehr dehnungsfähig sind, aber Vorderkopf, Hals und Becken sich umsomehr verengen.
Dominiert nun am Tage der Geburt eines Menschen die Sonnenenergie, dann kommt ein Statiker zur Welt. Das ist nach meiner Typenlehre ein Beruhigungsmensch, der aufgrund einer starken Verengungstendenz in der Natur am Tage sei-

ner Geburt den Hauptwert auf ein aktives Ausatmen legt und passiv einatmet. Für diesen Atemrhythmus hat ihn die Natur so geschaffen, daß bei ihm Hinterkopf, Oberkörper, Arme und Beine sehr verengungsfähig sind, aber Vorderkopf, Hals und Becken sich umso mehr dehnen." *

Wir haben nun herausgearbeitet, dass Sie beide im Mond und in der Sonne nicht nur lichtspendende und lichtreflektierende Gestirne sehen, sondern diese beiden Kräfte entfalten, die unmittelbar auf alles Leben auf der Erde Einfluss nehmen und das Leben sogar bedingen. Sie beschreiben jeder in Ihrer eigenen Weise, dass diese Kräfte sich polar gegenüberstehen und gegenseitig begrenzend wirken und ein Überschießen der jeweils anderen Kraft somit verhindern. Weiterhin beschreiben Sie beide, dass diese Kräfte nicht nur beim Menschen wirken, sondern auch bei Tier und Pflanze, aber unterschiedlich ausgeprägt sind. Es wäre höchst aufschlussreich gewesen, Sie beide in einem wirklichen Gespräch zusammenzubringen. Vielleicht lässt sich ja durch exakte, detaillierte, vergleichende Forschung Ihrer beider Lebenswerke tiefergehende Erkenntnisse zu diesen und noch weiteren Punkten erringen. Vielleicht wäre es möglich, dem Wesen dieser Kräfte näher zu kommen, sie zu beschreiben und der heutigen Wissenschaft einen Wegweiser zur Erforschung dieser Kräfte zu bereiten.

„Und wenn einst die Zeit reif sein wird, Goethes Farbenlehre richtig zu verstehen, wird man auch einsehen, daß das Licht nicht nur aus sieben Grundfarben, aus materiellen Schwingungen besteht, sondern daß hinter dem, was uns irdisches Licht ist, das von der Sonne herunterströmende Leben liegt. Dann wird man auch verstehen, was Goehte gemeint hat, wenn er von den Farben des Regenbogens sagt, daß sie die Taten des Lichtes sind.

Von den Sternen, von Sonne und Mond strömen nicht nur Lichtstrahlen, sondern geistige Lebensströme auf uns hernieder. Solange man nur das physische Licht sieht, wird man dies nicht verstehen können, denn Geistiges kann nur mit künstlerischer Phantasie erahnt, im sinnlich-übersinnlichen Schauen als Bild erlebt, durch Geistesforschung erfahren werden."

Sie sprechen von geistigen Lebensströmen, die von Sonne und Mond auf die Erde und auf alles Lebende herniederströmen. Das ist eine inspirierende Vorstellung. Goethe scheint nach Ihren Ausführungen auch ein Geistforscher gewesen zu sein. In unserer Zeit wird er ja hauptsächlich als Dichter betrachtet. Seine Naturerforschung wird eher belächelt. Kann man es so formulieren, dass ganze Generationen von Menschen den geistigen Ursprung von Goethes Werk geleugnet haben? Diesen geistigen Ursprung muss man aber als die Basis für seine schöpferische Dichtung begreifen. Wenn dem so wäre, dann hat man J. W. v. Goethe all die Jahre, zwei Jahrhunderte, um seine eigentlichen Errungenschaften gebracht und den Zusammenhang seines Werkes noch nicht vollständig erfasst. Haben Sie da vielleicht ein weiteres Beispiel, das diese Vermutung stützen würde?

„Er sagt uns, wie das harmonisierte menschliche Wesen seinen Weg unbeirrt geht. Goethe ist es, der uns in seinem Gedicht ‚Urworte orphisch' sagt:

Wie an dem Tag, der dich der Welt verliehen,
Die Sonne stand zum Gruße der Planeten,
Bist alsobald und fort und fort gediehen
Nach dem Gesetz, wonach du angetreten.
So mußt du sein, dir kannst du nicht entfliehen –
So sagten schon Sibyllen, so Propheten;

Und keine Zeit und keine Macht zerstückelt
Geprägte Form, die lebend sich entwickelt."

Danke Herr Steiner für dieses wunderschöne Gedicht von Goethe. Er drückt in poetischen Worten die kosmischen Einflüsse auf das Lebendige der Erde aus.

Herr Wilk, kannten Sie dieses Gedicht von Goethe? Möchten Sie dem noch etwas hinzufügen?

„Zum Abschluss möchte ich noch einige seelische Naturgesetze anführen, deren Kenntnis helfen soll keine falschen Wege zu gehen.
Im Augenblick der Geburt entscheidet sich bei einem Menschen nicht nur, ob er Dynamiker oder Statiker ist, sondern ebenfalls, ob er im Empfinden egozentrisch oder altruistisch, objektiv oder subjektiv, also seelisch maskulin oder feminin ist. Ebenfalls entscheidet sich, ob Wille oder Trieb im Äusserlichen und Innerlichen, aktiv oder passiv sind, ob er funktionell oder haltungsbetont ist, und, in welchem Verhältnis Atem- Nerven- und Substanzstärke zueinander stehen, ob der Schwung, die Energie oder die Kraft der Ausgangspunkt aller Unternehmungen sein wird, und, ob das Universelle,das Individuelle oder das Soziale, persönlicher oder sachlicher Natur der Ausgangspunkt zu einem gesunden Leben ist.
Das [sic!] *all diese Charakteranlagen nicht ererbbar, sondern ein göttliches Geschenk sind, beweise ich damit, dass ich diese Anlagen errechnen kann. Erst die Entwicklung dieser göttlichen Anlagen ermöglicht die Bildung von Charaktereigenschaften, die den Menschen gut sein lassen.*
Die Grundlage des Lebens ist die Gesundheit, das Ziel des Lebens ist die Güte. Die Wege dahin sind vielfältig und

variabel, aber gerade diese Vielfalt ist es, die das Leben so lebenswert macht. Das ist die göttliche Ordnung."

Nun haben wir im Laufe dieses fiktiven Dialogs schon drei Menschen ausfindig gemacht, die auf Dinge des Lebens aufmerksam machen, die nicht mit den physischen Sinnen wahrnehmbar sind und interessanterweise wurden und werden diese drei Menschen nicht in ihrer ganzen Tragweite anerkannt, sondern nur in Teilen gesehen, zitiert und wahrgenommen. Da scheint es Widerstände, starke Vorbehalte, auch Angst wahrscheinlich, gegen und vor geistigen Inhalten zu geben. Bei Wissenschaftlern scheinen diese Vorbehalte größer zu sein als beispielsweise bei Künstlern. Herr Wilk, was sagen Sie denn zu den neuesten wissenschaftlichen Forschungen, Mensch und Affe habe gemeinsame Vorfahren? Im Augenblick heißt es ja, der Mensch würde zur Familie der Trockennasenaffen gehören.

„Alles Leben ist eine Verbindung von Seele und Materie, sei es nun pflanzlicher, tierischer oder menschlicher Natur. Während im Pflanzlichen das Materielle dominiert, ist es bei Mensch und Tier das Seelische, nur mit dem entscheidenden Unterschied, dass der herzliche Lebensausdruck beim Menschen in der Folge Geist – Körper entsteht und beim Tier in der Folge Körper – Geist. Es kann also keine Abstammung des Menschen vom Tier, z.B. vom Affen geben. Der Mensch ist eine Neuschöpfung der göttlichen Natur. Seine Geistigkeit ist seelisch und materiell und seine Körperlichkeit ist seelisch und materiell. Sind beide in harmonischer Verbindung, bildet sich seelische und materielle Herzlichkeit, die Voraussetzung für seelischen Schwung und materielle Elastizität."

Sie widersprechen also der modernen Wissenschaft in diesem Punkt. Wenn ich es richtig verstanden habe, steht auch Herr Steiner mit der modernen Wissenschaft in einem kritischen Dialog und möchte durch seine geistigen Erkenntnisse Entwicklungsschritte anregen. Könnten Sie vielleicht ein Beispiel nennen?

> *„Wo besteht nun ein Konflikt zwischen der Naturwissenschaft und der Geisteswissenschaft? Immer wieder wird von seiten der Naturwissenschaft gesagt, die Geisteswissenschaft stünde nicht auf naturwissenschaftlichem Boden. Kann man sich denn mehr auf naturwissenschaftlichen Boden stellen, als wenn man zugibt, daß alles, was die Naturwissenschaft weiß und erkennen kann, auch bei uns Anerkennung findet? Nun gibt es aber Leute, die sagen, sie stehen fest auf dem Boden der naturwissenschaftlichen Tatsachen. Die fordern von dem Geisteswissenschaftler, daß er nichts anderes wissen soll, als was sie selbst wissen. Sie fordern nicht bloß, daß man ihnen zugibt, was sie selbst sagen, sondern sie fordern auch, daß man sich unterwerfe dem Dogma, daß man nicht mehr sagen könne, als sie sagen. Dabei merken diese Menschen gar nicht, daß eine solche innere Intoleranz im Grunde genommen in der ganzen Menschheitsentwicklung niemals da war, auch nicht in den Zeiten, wo die äußere Intoleranz noch so weit gegangen ist“* […] *„Das äußere sinnliche Bild gibt keine Veranlassung zu Streit zwischen der Geisteswissenschaft und der Naturwissenschaft.“*

Herr Steiner, hier sprechen Sie mit der Beschreibung der inneren Intoleranz noch einmal die Betäubung unserer Zeit an, über die wir vorhin schon einmal gesprochen haben.

„Goethe hat den Gedanken auch schon ausgesprochen, er wird oftmals wiederholt:

Wer will was Lebendigs erkennen und beschreiben,
Sucht erst den Geist heraus zu treiben,
Dann hat er die Teile in der Hand,
Fehlt leider! nur das geistige Band.“

Da nimmt Goethe humorvoll eine lange Entwicklung vorweg. Konnte er ahnen, wie weit die Menschheit sich in den Materialismus hineinsteigern, besser gesagt herabsteigen kann?

Sehr geehrter Herr Steiner, sehr geehrter Herr Wilk, sozusagen als Überleitung zu unserem ursprünglichen Thema, der Beziehung der Geschlechter zueinander, möchte ich noch ein interessantes Thema streifen, das Sie beide erforscht haben: die Entwicklung des Menschen vom Kind bis zum Erwachsenenalter. Es scheint ja fast so, als sei die Entwicklung vom Neugeborenen zum Erwachsenen ein Mikro-Spiegelbild zur Makro-Entwicklungsaufgabe der Menschheit, vom unfreien, abhängigen, empfindenden Menschen hin zum freien, denkenden Individuum, das sich mit dem Kosmos verbunden fühlt. Wir sprachen vorhin davon. Sie beschreiben beide, unabhängig voneinander, Phasen der Kindheitsentwicklung und sprechen von Lebensjahrsiebten. Herr Wilk, können Sie Ihre Erkenntnisse schildern?

„Die erste Phase (materiell) ist mit dem siebenten Lebensjahr beendet. Die zweite Phase (körperlich) mit dem vierzehnten Lebensjahr, und die dritte Phase (geistig), mit dem einundzwanzigsten Lebensjahr. Vom 21. Lebensjahr an müssen Materie, Körperlichkeit und Geistigkeit gleichberechtigt behandelt werden. Wurde aber in der Vergangenheit ein Faktor vernachlässigt, dann muss die Entwicklung

dieses Faktors nachgeholt werden. Die materielle Entwicklung ist bei Jungen und Mädchen gleich. Bei der folgenden körperlichen Entwicklung aber sind die Jungen dominierend innerlich und die Mädchen dominierend äusserlich. Bei der geistigen Entwicklung sind die Jungen dominierend äusserlich und die Mädchen dominierend innerlich."

Sie sagen also, dass zwischen dem 7. und vollendeten 14. Lebensjahr Jungen ihre spätere sekundäre Innerlichkeit entwickeln und Mädchen ihre spätere sekundäre Äußerlichkeit. So gelangen beide Geschlechter erst im dritten Lebensjahrsiebt, also vom 14. bis zum 21. Lebensjahr, zum eigentlichen Primären, Jungen zu ihrer äußerlichen Dominanz und Mädchen zu ihrer innerlichen Dominanz. Herr Steiner, wie formulieren Sie Ihre Erkenntnisse in Bezug auf die Entwicklung des Kindes bis zum Erwachsenenalter?

„Bis zum ersten Zahnwechsel des Kindes bildet sich der physische Leib aus. Der Mensch wächst dann freilich noch weiter, aber dieses Wachstum ist nur ein Größerwerden der Gestalt, ein Ausweiten der Form, die er bis zum siebenten Jahre erhalten hat. Darin liegt ein wichtiger Regulator für die Erziehung. Bis zu dieser Zeit soll man vorab die physische Form des Kindes ausbilden. Tut man dies nicht, so hat man etwas für das ganze Leben des betreffenden Menschen versäumt. In der zweiten Periode bis zum Pubertätsalter bildet sich der Ätherleib aus. In der Zeit vorher dieser freilich nicht untätig. Nur ist der Ätherleib bis zum Zahnwechsel in einer Art Mutterhülle eingeschlossen. Erst von dieser Zeit an wird er frei und kann sich entfalten. In der Geschlechtsreife ist der Schlußpunkt der Entwickelung des Ätherleibes erreicht und von jetzt an wird die Entwickelung des astralischen Leibes frei. Noch später beginnt die eigentliche Ausbildung des Ich."

Die Parallelen in Ihren Erkenntnisforschungen sind verblüffend. Vor allem in der Beschreibung des 2. Lebensjahrsiebtes bestätigen Sie sich gegenseitig. Und es wird deutlich wie der Ätherleib sich in weiblich und männlich bzw. Innerlich und Äußerlich herausdifferenziert. Bei der Beschreibung der weiteren Entwicklung werden bei Ihnen unterschiedliche Erkenntnisse erkennbar, die in einem wirklichen Gespräch vielleicht zu erhellenden, weiterführenden Ergebnissen geführt hätten.

Herr Wilk, Sie erwähnten eben in Ihren Ausführungen über die kosmischen Einflüsse zum Zeitpunkt der Geburt, dass sich unter anderem auch das seelisch Maskuline und seelisch Feminine ausprägen würde. Damit meinen Sie, soweit ich Sie verstanden habe, die charakterlichen Eigenschaften egozentrisch – altruistisch und subjektiv – objektiv. Diese seelische Geschlechtlichkeit hat nichts mit der materiellen Dualität der Geschlechter und der innerlichen und äußerlichen Polarität zu tun. Sie sagen ja, ein Mann ist äußerlich primär, also in seinen Taten, seiner Haltung und beim Sehen, während er bei innerlichen Dingen, wie der Bewegung, der Sprache und der Gestik, sekundär ist. Bei einer Frau seien die Verhältnisse entsprechend umgekehrt. Eine Frau ist innerlich primär und äußerlich sekundär. Nun korrespondieren Ihre Aussagen erstaunlich zu denen von Herrn Steiner, der ja äußerte, dass der Mann innerlich weiblich sei und die Frau innerlich männlich. Unter der Voraussetzung, dass Sie beide das Gleiche unter innerlich und äußerlich verstehen. Herr Steiner hat den Begriff des Ätherleibes eingeführt und beschrieben als denjenigen Leib, den alles Lebendige auf der Erde durchwebt, nur in unterschiedlicher Ausformung. Nämlich in der Ausformung des jeweiligen Trägers. Dieser Ätherleib hält quasi das Materielle zusammen und am Leben. Ohne diesen Ätherleib würde es kein Leben geben.

Herr Wilk äußert ähnliches, betrachtet aber die Seele als das Verbindende der Materie. Herr Steiner stellte außerdem fest, dass dieser Ätherleib genau das entgegengesetzte Geschlecht zum materiellen Geschlecht einnehme. Das bedeutet, dass der Ätherleib sowohl männlich als auch weiblich sein kann. Außerdem haben wir erfahren, dass der Ätherleib erst im zweiten Lebensjahrsiebt bei Mädchen und Jungen eine unterschiedliche Prägung annimmt. Das würde bedeuten, dass er vorher sozusagen neutral, übergeschlechtlich ist und erst in Verbindung mit dem physischen Leib ein Geschlecht entwickelt.

> *„So zeigt sich uns, wenn wir den Menschen auch nur schon hinsichtlich seiner zwei niederen Glieder betrachten, daß er in Wahrheit ein Doppelwesen ist. Solange man jedoch nur den physischen Leib anerkennt, kann etwas Vernünftiges nicht herauskommen. Man muß das Geistige anerkennen, das dahinter ist. Durch das Männliche erscheint uns in dem Manne seine innere Weiblichkeit, und durch das Weibliche in der Frau ihre innere Männlichkeit. Nun begreift man auch, wie so viele Beurteiler, die Mann und Weib äußerlich anschauen, in die Irre gehen; es kommt eben ganz darauf an, ob man auf das Innere oder auf das Äußere blickt. Ganz dem Zufall ist derjenige unterworfen, der nur die eine Seite des menschlichen Wesens kennt. Wenn zum Beispiel der eine Forscher als Haupteigenschaft der Frau die Demut findet und ein anderer den Zorn, so hat jeder eben nur eine Seite derselben Wesenheit betrachtet. Um die volle Wahrheit zu erkennen, müssen wir auch den vollen Menschen ansehen.“*

Was Sie da beschreiben kann in vielen Zusammenhängen beobachtet werden. Fast jede Studie in der Wissenschaft widerspricht einer anderen. Es wird nur ein Teil angeschaut und nicht das gesamte Erscheinungsbild. Wissenschaftler schließen bewusst und von vornherein gewisse Dinge aus, um wie sie sagen, eine vergleichbare Studie zu erhalten. Eine Erklärung für das unterschiedlich starke Hervortreten der einen oder anderen Seite des Menschen bietet Herr Wilk, indem er erläutert, bei beiden Geschlechtern könne unter Umständen das jeweils Sekundäre stärker sein als das Primäre. Und schon ergibt eine unendliche Vielfalt an Erscheinungsformen der Verhältnisse von Männlichen zum Weiblichen im Leben. Je nachdem, auf welchen Teil des Menschen man schaut, ergibt sich ein völlig unterschiedliches Bild. Herr Wilk, Sie haben ja zum Männlichen und Weiblichen sehr detailliert geforscht. Können Sie beschreiben, wie jeder Einzelne die dominante Geschlechtsseite stärken kann?

> *„Der Mann wird nur durch gelöste Diskussionen seelisch stark, die Frau nur durch konzentrierte Diskussionen.*
> *Der Mann wird nur durch konzentrierte Tätigkeit materiell stark, die Frau nur durch gelöste Tätigkeit.*
> *Der männliche Weg zur Beseelung geht über die Sprachwahrnehmung, der weibliche Weg über die Sprachvorstellung.*
> *Der männliche Weg zur Materialisierung geht über die Tatvorstellung, der weibliche über die Tatwahrnehmung."* [...]
> *„Der vernünftige Mann bedenkt jede Tat. Die vernünftige Frau bedenkt jedes Wort.*
> *Der vernünftige Mann spricht intuitiv. Die vernünftige Frau betätigt sich intuitiv."*

Wenn man Ihren Ausführungen folgt und dabei an den von Herrn Steiner beschriebenen Ätherleib denkt, könnte man fast auf den Gedanken kommen, dass der Ätherleib sich in den beiden Geschlechtern lediglich unterschiedlich färbt, ausprägt. Diametral zum physischen Leib. Sein Ursprung ist aber anscheinend übergeschlechtlich. Herr Steiner, können Sie dazu etwas sagen?

> *„Hat nun das Geschlechtliche keine Bedeutung in der geistigen Welt? Hat der Gegensatz zwischen physischem Leib und Ätherleib, der die Erscheinung der beiden Geschlechter in dieser Welt hervorbringt, kein Gegenbild in den höheren Welten? Nun, damit verhält es sich so, daß wir zwar das Geschlechtliche nicht mit hinaufnehmen in die höheren Welten, aber den Ursprung der beiden Geschlechter finden wir in der astralischen Welt. So wie das Eis aus dem Wasser, so ist das, was in der physischen Welt als Männliches und Weibliches uns entgegentritt, aus dem Gegensatze höherer Prinzipien gebildet. Dieser Gegensatz stellt sich uns am besten dar, wenn wir ihn charakterisieren als den Gegensatz von Leben und Form. Diese Polarität finden wir auch in der Natur ausgedrückt. Der Baum zeigt sprießende Lebenskraft und zugleich auch das, was in die feste Form drängt, was das Wachstum aufstaut, die sprossende Kraft zum festen Stamme bildet. So müssen in allem Leben und Dasein zusammenwirken Leben und Form. Und wenn wir von diesem Gesichtspunkte aus das Wesen der Geschlechter betrachten, so können wir sagen: Das Abbild des Lebens ist das Männliche, das jedoch, was das Leben in eine gewisse Form bringt, drückt sich aus im Weiblichen."*

Vorhin hatten Sie beschrieben, dass die Sonne die lebensspendende Kraft des Kosmos bilde und der Mond die formende Kraft des Kosmos ausstrahle.

> *„Dergestalt wirken Geistiges und Physisches zusammen durch die Medien des Männlichen und Weiblichen; das ewig werdende Leben im Männlichen und das Leben in der Form gehalten im Weiblichen"* [...]

„Wenn wir also kraft der Erkenntnisse, die Geisteswissenschaft zu geben hat, in Stand gesetzt werden, das Übergeschlechtliche im praktischen Leben wirken zu lassen, dann ist die Geschlechterfrage gelöst. Das aber führt nicht vom Leben hinweg. Denn was uns in den beiden Erscheinungen der menschlichen Wesenheit entgegentritt, können wir in richtiger Weise läutern, wenn wir diese höhere Harmonie bewußt anstreben. So wird die Geschlechterfrage vertieft und der Gegensatz harmonisiert.“ [...]
„Wenn der Mensch das Übergeschlechtliche findet, dann ist für ihn diese Zeitfrage gelöst.“

Die Polaritäten sind überall vorhanden und sorgen für die notwendige Spannung, damit Leben existiert. Sonne und Mond, Kosmos und Erde, Mann und Frau, Geist und Körper, in allen Lebensbereichen finden sich diese Dualitäten. Die große Aufgabe des Lebens ist es, diese Extreme in einen Ausgleich zu bringen, zu einer Harmonisierung zu führen. So, wie ich Sie verstanden habe, Herr Wilk, bezeichnen Sie das Herzliche als die erreichte Harmonie der Dualitäten von Geist und Körper.

„Im Herzlichen haben wir den vollendetsten Zustand des Lebens, die absolute Harmonie und Ausgeglichenheit von Geist und Körper.“
„Es gibt keinen unabhängigen Geist und keine unabhängige Körperlichkeit, weil Geist und Körper aufeinander angewiesen sind. Nur in ihrer Zusammenarbeit erlangen sie die Unabhängigkeit des Organismusses.
Es ist nun nicht der Geist, der zum Körper drängt, oder der Körper, der zum Geiste drängt. Erst, wenn der Geist beseelt ist, drängt er zur Verbindung mit dem Körper. Und erst, wenn der Körper beseelt ist, drängt er zur Verbindung mit dem Geiste. Es ist also die Seele, die zum Verbinden drängt.“ *

Die Betrachtung des Ätherleibes, der sich sowohl männlich als auch weiblich ausbilden kann, dessen Wesen also übergeschlechtlich ist, könnte ein Weg sein, um das Verbindende zwischen Mann und Frau zu finden, den Ausgleich der Geschlechter, das Herzliche zwischen den Geschlechtern zu entdecken.

> *„Und so hat sich uns auch bei dieser Betrachtung gezeigt, was sich immer und immer wieder zeigt: daß wir von dem Sinnenschein die Wesenheit trennen müssen. Wir müssen den ganzen Menschen betrachten, den Menschen nach der Seite der Sinne, den Menschen nach der Seite des Geistes, wenn wir die Rätsel des Lebens lösen wollen. Über dem Sinnengegensatz zeigt sich, daß Mann und Weib nur Kleid sind, Hüllen, die die eigentliche Wesenheit des Menschen verbergen. Suchen müssen wir hinter dem Kleide. Da steht der Geist. Wir dürfen also nicht bloß auf die äußere Seite des Geistes eingehen, wir müssen eingehen auf den Geist selber."*

Meine Herren, haben Sie herzlichen Dank für dieses inspirierende Gespräch. Man kann nur hoffen, dass dieser fiktive Dialog zwischen Ihnen heute lediglich der Beginn eines fruchtbaren Austausches war und noch viele solche oder ähnliche Dialoge, hoffentlich auch mit weiteren Geistforschern der Gegenwart und der Vergangenheit, stattfinden werden.

Schlussbetrachtungen

„Zum Schutze der Gesundheit eines jeden, ist es nicht gestattet, ohne meine Erlaubnis andere Menschen zu analysieren und sie im Sinne meiner Lehre zu beraten oder mit ihnen zu arbeiten. Aus dem Grunde habe ich alle Rechte an meiner Lehre schützen lassen. Mein Ideal ist es, dass alle Staaten von mir die Rechte erhalten, ihre Bürger kostenlos zu analysieren, und von begabten, von mir ausgebildeten Psychologen beraten zu lassen." *

In diesen Sätzen Erich Wilks wird das Dilemma deutlich, in das er sich hineinbegeben hat. Einerseits wollte er möglichst vielen Menschen mit seiner Lehre helfen und sein Wissen der gesamten Welt zur Verfügung stellen. Auf der anderen Seite bestand seiner Überzeugung nach die Notwendigkeit, diejenigen Menschen selbst handzuverlesen, die sein Wissen in die Welt tragen sollten. Er wollte die Fäden in der Hand halten und die Verbreitung seiner Lehre kontrollieren. Seine Lehre kontrollieren zu müssen stand dem Wunsch nach ihrer Verbreitung diametral gegenüber. Erich Wilk fand keinen Weg heraus aus diesem Dilemma. Nichts desto trotz hat er der Menschheit wesentliche Errungenschaften hinterlassen, die früher oder später keimen und fruchten werden. Dr. Christian Hagena formuliert es folgendermaßen: *„Er war seiner Zeit weit voraus, und die Wissenschaft wäre gut beraten, sein Gedankengut zu überprüfen."*

Die Wissenschaft hat sich zwischenzeitlich wahrscheinlich in ihrer Entwicklung eher weiter von Erich Wilk entfernt. Trotz großer Bemühungen und einzelner wissenschaftlicher Ansätze von Seiten Wilks kam es zu keinen wirklichen Forschungen und bis heute haben Wissenschaft und Forschung

Erich Wilk erfolgreich ignoriert. In einer Zeit, in der der Profit herrscht und nur das erhört und gefördert wird, womit man Geld verdienen und der Wirtschaft dienen kann, wird es schwerlich möglich sein Lehren zu fördern, die das Gegenteil bewirken. Lehren, die ohne Profit wirken, die eher dazu geeignet sind die Berufsstände der Ärzte, Juristen und Polizisten zu reduzieren und die Wirtschaft, Wissenschaft und das Geld wieder zu ihrer ursprünglichen Aufgabe zurückführt, nämlich die der dienenden Unterstützung für den Menschen. Es erscheint daher umso wichtiger, die Inhalte der Wilkschen Lehre, so wie er sie entdeckt und errungen hat, zu diskutieren.

Zu den einzelnen Lehren gehören deren Begründer. Ohne die Betrachtung des Menschen, der sie entdeckt hat, ist eine Lehre entkernt, wie eine leere Hülle. Wer war Erich Wilk? Was war sein Anliegen? Kann man ihn nach seinem Tod noch in seinem wirklichen Sein erfassen und erkennen? Mit solchen Fragen ließe sich sein Werk in seiner ganzen Dimension erahnen.

Zu Lebzeiten nannte er sich Psychologe, Natursystematiker, Physiologe, Pädagoge, Wissenschaftler, Forscher, Künstler und einiges mehr. Wer nun aber die vorangegangenen Aussagen Erich Wilks in dieser Biographie überdenkt, sie wirken lässt – ganz unabhängig davon, wie wahrscheinlich oder auch verrückt sie klingen mögen – wird feststellen, dass sie eine starke Wirkung hinterlassen. Entweder empfindet man einen Wahrheitskern in seinen Aussagen, untersucht sie selbständig und beginnt sich mit ihnen auseinanderzusetzen oder man lehnt sie ab. Gleichgültig kann man ihnen gegenüber kaum bleiben. Wie auch immer man sich ihm gegenüber positionieren mag, zwanzig Jahre nach seinem Tod erscheint er eher wie ein Visionär, ein Philosoph, ein Geistforscher. Die Geschichte gibt unzählige Beispiele für das Verkennen, den Verrat, die Verleumdung und Vernichtung von Geistforschern durch ihre Zeitgenossen. Nicht selten wurden sie von der Nachwelt nur teilweise rehabilitiert oder sogar falsch interpretiert und der geistige Kern ihrer Werke entfernt. Ihre Lehren wurden ausgehöhlt, entschärft. Erich Wilk war sich seiner Aufgabe als Geistforscher sehr wahrscheinlich bewusst. Schon frühzeitig entdeckte und formulierte er seine geistigen Erkenntnisse. *„In meiner frühesten Jugend machte ich bereits die Entdeckung, dass es Kräfte gab, die außerhalb des irdischen Bereiches lagen."* Sein Anliegen war aber nicht eine abgehobene Geistlehre zu erschaffen, sich in einem Elfenbeinturm unanfechtbar und unangreifbar zurückzuziehen, sondern er wollte seine geistig errungenen Erkenntnisse so nah und so konkret wie möglich in jeder Zelle des Lebens nachweisen und so ins Bewusstsein der Menschen selbst hineintragen. Diese Tatsache wurde von den meisten seiner Zeitgenossen falsch oder nicht verstanden. Sie sahen lediglich die materiellen Auswirkungen seiner Lehre, soviel er auch den kosmischen Zusammenhang, die kosmische Ursache, erklären mochte. Ohne diesen kosmischen Urgrund des Menschen mit einzubeziehen hielt er seine Lehre für wertlos, ja, kontraproduktiv, da sie den entscheidenden Schlüssel zur Entwicklung des einzelnen Menschen zu einem freien Individuum darstellt. Wie andere Geistforscher auch, erfuhr Erich Wilk schon zu Lebzeiten Widerstand und Unverständnis, dem er mit immer wieder neu durchdachten und erweiterten Ausformulierungen entgegentrat. Allein schon die Tatsache, eine Sprache nutzen zu müssen, deren Worte und Begriffe zunehmend mit materiellen Bedeutungen belegt werden und Geistiges kaum mehr in ihnen erlebbar ist, behindert die Vermittlung solcher Inhalte sehr. Die intensive Beschäftigung mit einzelnen Begriffen einer Sprache, ihre Bedeutung im wortwörtlichen Sinne erfassen und mit dem Selbst in Verbindung bringen kann mit der Zeit zu einem vertieften Verständnis beitragen. Es stellen sich Empfindungen ein und nach und nach erweitern sich die Begriffe und Ausdrücke um Bereiche, die nicht mit den physischen Sinnen wahrgenommen werden können. In diesem Sinne erscheint Erich Wilks eigenwillige Spracherforschung, Sprachauffassung und Wortbehandlung, schließlich auch seine Wortschöpfungen in anderem Licht. Er hat – wie viele andere Geistforscher – Worte und Begriffe erschaffen müssen, die seinen Erkenntnissen und Inhalten Ausdruck verleihen. Diese Wortschöpfungen sind genau am Empfinden ihres Schöpfers orientiert und daher authentisch, aussagestark und empfindungsreich.

> *„Meine Lehre ist wie eine Komposition, bei der kein Ton verändert, hinzugefügt, unterschlagen oder falsch gespielt werden darf. Vollendet gespielt werden kann sie nur von Menschen die natürlich, musikalisch und sportlich sind. Wo diese Begabungen nicht vorhanden sind, gibt es nur ein gemächliches, stückweises Lernen, bei berufenen und befugten Lehrern, die von mir ausgebildet wurden. Meine Lehre ist wissenschaftlich und urheberrechtlich sowie im Copyright geschützt."*

Erich Wilk hat ganz bewusst Wortschöpfungen kreiert, die an der allgemein genutzten Sprache angelehnt sind, um ein Bewusstsein und ein Empfinden für die Präsenz der kosmischen Welt im Alltag eines jeden Einzelnen wie einen Keim in die Sprache zu legen. Auch die Sinnerweiterungen verschiedener von ihm benutzter Begriffe sollen innehalten lassen und den neuen, erweiterten Gehalt des Wortes empfinden lassen. Dadurch entsteht ebenfalls mit der Zeit ein verfeinertes Wahrnehmungsvermögen. Dieser Keim ruht, bis er die passenden Bedingungen vorfindet, um sich zu entfalten und zu gedeihen. Aus vielen Zitaten geht hervor, dass er sich der Unausweichlichkeit menschlicher Entwicklung absolut sicher war.

Um Erich Wilks Wortschöpfungen nachzuspüren und einige der ausgewählten Zitate im Zusammenhang lesen zu können sind im folgenden Kapitel längere, zusammenhängende Texte abgedruckt, aus denen zitiert wurde. Dabei wird in diesem Rahmen keinesfalls Anspruch auf vollständige Erfassung der Wilkschen Sprache erhoben, sondern eher aufgemuntert, seine Formulierungen eigenständig zu überdenken und die beschriebenen Auswirkungen kosmischer Kräfte im täglichen Leben zu prüfen. Wer seine Erkenntnisse und Wortschöpfungen mit denen anderer Geistforscher vergleicht, Unterschiede und Parallelen herausarbeitet und ihre tieferen Bedeutungen weiter nachempfindet, wird in diesem Sinne den geistigen Gehalt einzelner Begriffe in den Sprachen westlicher Kulturen auf- und weiterblühen lassen. Auf diese Weise kann sich jeder Einzelne und dadurch die gesamte Gesellschaft auf höhere Ebenen der Entwicklung begeben und eine geistige Realität wahrnehmen lernen.

> *„Denn der Geist ist Seele und Materie, und der Körper ist Seele und Materie. Erst in der Harmonie von Geist und Körper kann sich das Leben vollkommen ausdrücken. Denn Leben ist beseelte Materie."*

Zum Abschluss dieser Annäherung an den Menschen und das Werk Erich Wilks sei noch eine Betrachtung seines Namens in Erwägung gezogen.

Im Lateinischen gibt es das Sprichwort „nomen est omen", was übersetzt soviel wie „der Name ist bedeutungsvoll" heißt. Eltern überlegen vielfach lange und suchen den Vornamen für ihren Nachwuchs mit Bedacht aus. Oft kann die Entscheidung erst einige Zeit nach der Geburt, mit dem Erleben des Säuglings getroffen werden. Der Name soll zum neuen Erdenbürger passen.

Im Fall von Erich Wilk kann festgestellt werden, dass seine Vornamen beide bedeutungsvoll sind. Erich lässt sich in die beiden Worte „Er“ und „ich“ trennen. Eine Dualität von der Außenwelt auf der einen Seite und dem Selbst auf der anderen Seite tut sich auf. Ein Spannungsbereich entsteht, der zur Beziehungsaufnahme auffordert. Auf einer weiter gefassten Ebene könnte die Dualität „Er“ als das Göttliche und „ich“ als das Menschliche verstanden werden. Diese große Dualität regt dazu an, die persönliche Position, das persönliche Erleben zur außerirdischen Welt, zum Kosmos und damit zum Göttlichen zu erforschen und in das Gedankenleben zu integrieren.

Auch Wilks zweiter Vorname Hermann ist von einer Zweiteilung geprägt, die auf der einen Ebene eine Bestätigung, eine Verstärkung des jeweils anderen Teils vermuten lässt: „Her(r)“ und „mann“. Auf einer zweiten, höheren Ebene lässt sich eine spannungsvolle Beziehung des Geistigen – „der Her(r)“ – zum Körperlichen – „der Mann“ – entdecken, die eine weitere Aufforderung zur Beziehungsaufnahme und Auseinandersetzung mit dem Göttlichen aufzeigt.

Wer den Nachnamen Wilk ausspricht, bemerkt einen einsilbigen, prägnanten Namen, der weich beginnt und stark endet. Der Name beginnt außen mit dem weichen „W“-Klang, begibt sich mit dem „L“ langsam nach innen, um weit innen mit der „K“-Formung zu enden. Eine Bewegung von außen nach innen entsteht durch die Aussprache des Namens „Wilk“. Der Name besitzt nur einen Vokal. Das „I“ ist die

Mitte, das Zentrum und der Ausgangspunkt aller anderen Vokale und in vielen Sprachen der Ausdruck und Beginn des „Ich". Im Englischen „I", im Französischen „Je", im Italienischen „Io", im Spanischen „Yo".

So erlebt man mit dem Namen „Erich Hermann Wilk" eine Persönlichkeit, die sich mit dem geistigen Urgrund des Menschen, mit der Dualität des Kosmischen und des Irdischen beschäftigt und den Menschen in seiner Verbindung zum Göttlichen darstellt.

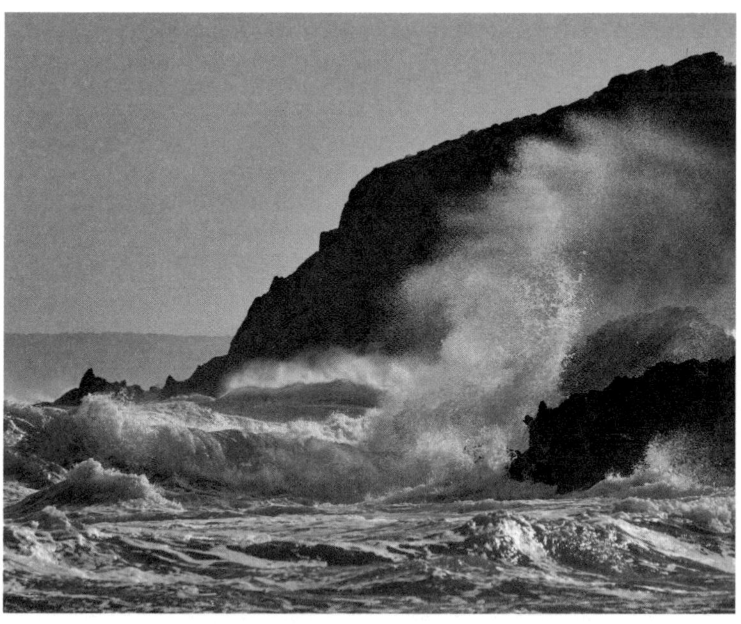

Die irdische Manifestation des dynamischen und statischen Kosmos

Anhang

Heft 1, S. 12-15 (Zur Atmung)

„Zunächst heisst es: weg von allem Sachlichen. Ordnen der seelisch betonten Eigenwelt. Man legt sich lang und atmet.
Der Beweger atmet in der Rückenlage lang ein, leise beginnend mit Anschwellung bis zur Vollbrüstigkeit, wobei der Leib eingezogen bleibt, der Atem wird ein wenig angehalten und bei Bedürfnis, ohne Willen, also triebhaft, kurz und schnell mit einem Abschweller herausgelassen um ohne Pause mit einem unbetonten Verbindungsschlenker wieder zum Einatmungspunkt zu gelangen. Dieses Atmen des Bewegungsmenschen nenne ich das bewegliche Schwungatmen. Es dient dem innerlichen Ordnen.
Für das äusserliche Ordnen gibt es das Haltungsatmen. Der Beweger atmet lang mit Anschwellung ein und hält den Atem solange wie möglich an, mit eingezogenem Leib natürlich. Wenn ein männlicher Atmer das Empfinden hat, keine Willensstärke mehr zum Anhalten zu besitzen und eine weibliche Atmerin das Empfinden hat, keine Triebstärke mehr zum Anhalten des Atems mehr [sic!] *zu haben, dann wird der Atem durch den Mund kurz und schnell mit einem Abschweller willenlos herausgelassen und nun öfter in kurzen Abständen durch die Nase lang ein- und den Mund kurz ausgeatmet bis die Anspannung, die durch das Anhalten entstanden ist, verschwindet. Danach wird wieder mit Schwung geatmet, durch die Nase ein und aus.*
Der Beruhiger atmet in der Bauchlage lang aus, leise beginnend mit Anschwellung bis zur Flachbrüstigkeit, wobei der Leib gelockert wird, der Atem wird einwenig draussen gelassen und bei Bedürfnis ohne Willen, also triebhaft kurz und schnell mit einem Abschweller hereingelassen um nach einer kleinen Unterbrechung wieder zum Ausatmen anzusetzen. Dieses Atmen des Beruhigungsmenschen nenne ich das beruhigende Schwungatmen. Es

dient dem innerlichen Ordnen.
Für das äusserliche Ordnen gibt es das Haltungsatmen. Der Beruhiger atmet lang mit Anschwellung aus und lässt den Atem so lange wie möglich draussen, mit lockerem Leib natürlich. Wenn ein männlicher Atmer das Empfinden hat keine Willensstärke mehr zum Draussenlassen des Atems mehr [sic!] *zu haben und eine weibliche Atmerin das Empfinden hat, keine Triebstärke mehr zum Draussenlassen des Atems mehr* [sic!] *zu haben, dann wird der Atem durch den Mund kurz und schnell mit einem Abschweller willenlos hereingelassen und nun öfter in kurzen Abständen durch die Nase lang ein und den Mund kurz ausgeatmet* [vermutlich muss es heißen: *„lang aus und kurz eingeatmet"*] *bis die Anspannung, die durch das lange Draussenlassen des Atems entstanden ist, verschwindet. Danach wird wieder mit Schwung geatmet, nur durch die Nase aus und ein.*
Ich möchte nun jeden warnen, nach diesem Geschriebenen mit den Atemübungen zu beginnen. Es ist nicht minder gefährlich, als wenn sich jemand ein Buch über das Operieren kauft und nach fleissigem Lesen beginnt, sich selbst oder seine Mitmenschen zu operieren. Diese Schrift ist nur Hinweis und höchstensfalls für Schüler meiner Lehre nach bestandener Prüfung eine Gedächtnisstütze."

Heft 3, S. 10-17 (Zum Sport)

„Beim Fussball- Handball- und Hockeysport ist der Dynamiker der typische Stürmer mit schnellem Antritt, kurzem Schuss, Wurf und Schlag, und fliegenden Positionswechseln, dazu einer Kombinationsfähigkeit auf engstem Raum.
Der Statiker ist in diesen Spielen der typische Abwehrspieler, mit schnellem, hohen Sprung aus dem Stand, langem Schuss, Wurf und Schlag, und klarer Manndeckung, dazu die Fähigkeit der blitzschnellen Mannübergabe.

Beim Kurzstreckenlauf ist der Dynamiker der Schnellstarter, in der Mittelstrecke startet er schnell, hängt sich an und lässt sich ziehen, um dann zum Schluss je nach Verfassung, Witterung und Gegner einen kurzen Endspurt zu machen. Bei der Langstrecke ist die Tempoeinteilung ebenso wie bei der Mittelstrecke. Das Startstandbein des Dynamikers ist das rechte Bein, das zugleich das Absprung- Bergauf- und Galoppierbein ist. Auf hartem Boden geht und galoppiert er schnell, aber trabt langsam, auf weichem Boden geht und galoppiert er langsam, trabt aber schnell, auf elastischem Boden beherrscht er am besten das Mitteltempo. Bergauf geht und galoppiert er langsam, aber trabt schnell, bergab geht und galoppiert er schnell, aber trabt langsam. Sein Leistungswetter ist das Tiefdruckwetter. Veränderlichwetter ist gutes Spielwetter und Hochdruckwetter ist sein Faulheitswetter, also Schonzeit.
Beim Kurzstreckenlauf ist der Statiker der Langsamstarter, in den Mittelstrecken startet er ebenfalls langsam, steigert sich zur zweiten Phase und macht einen langen Endspurt der ebenfalls von seiner Verfassung, der Witterung, und dem Gegner abhängig ist. Bei der Langstrecke ist die Tempoeinstellung ebenso wie bei der Mittelstrecke. Das Startstandbein des Statikers ist das linke Bein, das zugleich das Absprung- Bergauf- und Galoppierbein ist. Auf hartem Boden geht und galoppiert der Statiker langsam, aber trabt schnell, auf weichem Boden geht und galoppiert er schnell, trabt aber langsam, auf elastischem Boden beherrscht er am besten das Mitteltempo. Bergauf geht und galoppiert er schnell, aber trabt langsam, bergab geht und galoppiert er langsam, aber trabt schnell. Sein Leistungswetter ist das Hochdruckwetter. Veränderlichwetter ist gutes Spielwetter und Tiefdruckwetter ist sein Faulheitswetter, also Schonzeit.
Der Dynamiker schwimmt dominierend mit dem linken Bein und dem rechten Arm. Mit beiden Beinen Druckakzent und den Armen Stossakzent. Bei Tempobeschleunigung Bewegungsverkleinerung. Spezíallage ist die Rückenlage, aus dem Grunde Langstrecken nur in Rückenlage und in der Bauchlage nur Kurzstrecken. Der Stati-

ker schwimmt dominierend mit dem rechten Bein und dem linken Arm. Mit den Beinen Stossakzent und mit den Armen Druckakzent. Bei Tempobeschleunigung Bewegungsvergrößerung. Speziallage ist die Bauchlage, aus dem Grunde Langstrecken nur in Bauchlage und in der Rückenlage nur Kurzstrecken.
(Folgt Reiten und Tennis)
So, wie das Schwimmen eine dominierend innerliche (funktionsbetonte) Sportart ist, ist das Reiten eine dominierend äusserliche (haltungsbetonte) Sportart.
Als Reiter habe ich in erster Linie auf die Gesundheit des Pferdes zu achten. Das kann ich nur, wenn ich als Dynamiker nur dynamische (Vorhand) Pferde reite, und allen Statikern rate, nur Hinterhandpferde (Statiker) zu reiten. Über dynamische und statische Pferde habe ich in einer Sonderschrift geschrieben. Hier möchte ich nur auf die Wichtigkeit des typeneigenen Reitens hinweisen, weil bei Verstössen schwerste gesundheitliche Schäden für Pferd und Reiter entstehen.
Der natürliche Dynamiker reitet mit rundem Kreuz, Knieschluss, tiefen Fersen, anliegenden Oberarmen, am langen Zügel mit hängenden Unterarmen, am kurzen Zügel mit getragenen Unterarmen, dazu gebeugte Handgelenke, Zügel in die volle Hand mit Daumenschluss obenauf und flachen Fingergrundgelenken.
Der Oberkörper ist immer hinter der Senkrechten, der Kopf immer im Nacken und das Gewicht immer auf der rechten Seite, weil dynamische Pferde nur rechts stehen, galoppieren, springen, bergauf traben usw. aber links gehen, horizontal und bergab traben usw., alles wie der dynamische Reiter. Auf- und abgesessen wird nur rechts.
Der natürliche Statiker reitet mit hohlem Kreuz, Unterschenkelschluss, tiefen, geöffneten Fussspitzen, abstehenden Oberarmen, am kurzem Zügel tiefe, gestützte Unterarme, am langen Zügel hohe, getragene Unterarme, dazu geknickte Handgelenke, Zügel zwischen den Fingern mit Fingerspitzenschluss und leichtem Daumen auf der Handmitte, und runden Fingergrundgelenken.

Der Oberkörper ist immer vor der Senkrechten, der Kopf immer nach vorn geneigt, und das Gewicht immer auf der linken Seite, weil statische Pferde nur links stehen, galoppieren, springen, bergauf traben usw. usw. aber rechts gehen, horizontal und bergab traben, usw. alles, wie der statische Reiter. Auf und abgesessen wird nur links.
Ich habe nicht nur eine Reitlehre für Dynamiker und Statiker geschaffen, sondern auch eine Lehre zur Züchtung von dynamischen und statischen Pferden und deren Ausbildung für den Reit- Turnier- und Rennsport. Dazu eine Therapie für die Behandlung von Krankheiten, die eine Folge typenwidrigen Verhaltens, meistens durch die Schuld von Menschen, sind. Auch das Pferd ist im Seelischen und Materiellen genauso individuell- sozial, und kommunal von der göttlichen Natur geordnet, wie der Mensch. Und die Menschen, die ihre Heilung von sogenannten unheilbaren Krankheiten meinen Pferdeklienten verdanken, mögen sich bis an ihr Lebensende vor allem dann daran erinnern, wenn sie ein Tier in Not erleben.
Der Tennissport ist eine ideale Verbindung von Äusserlichkeit und Innerlichkeit. Wem es gelingt, diese Harmonie der Verbindung zu erreichen, der kann vollendet Tennis spielen. Darunter verstehe ich, nach langer Winterpause auf den Platz zu gehen, und ohne Training gleich alles so zu können, dass man ohne Störungen des Wohlbefindens zwei Stunden ohne Pause ein scharfes Spiel machen kann. Und dabei sollen Grundlinien- Netz- und Flugballspiel nebst Aufschlägen gleich gut sein.
Warum gibt es so viele Tennisvereine und so wenig gute Tennisspieler? Und, warum gibt es so viele kranke, verspannte und erschlaffte Tennisspieler?"

Heft 9, S. 6-13 (Zum Kosmos)

„Und hier möchte ich dazu überleiten, die Faktoren zu erklären, derer sich die Allmacht bedient, Ordnung in das All zu bringen.

Die Ur-Teilung des Dynamischen und Statischen manifestiert sich auf unserer Erde in der Gegensätzlichkeit von Feuchtigkeit und Trockenheit.
Im Atmosphärischen ist es Dehnung (Sauerstoff) und Verengung (Stickstoff), im Kosmischen ist es Schwingung und Strahlung und im Irdischen ist es Flüssigkeit (Wasser) und Festigkeit (Stein)" [...]
„Der Mond verkörpert das Bewegungsprinzip, und die Sonne das Beruhigungsprinzip. Im Kosmischen sind diese beiden Faktoren getrennt und in stärkster Spannung, im Atmosphärischen sind sie verbunden und in ausgeglichener Spannung. Und im Irdischen sind sie vereinigt, in geringster Spannung. Meine seelischen Charakteranlage Analysen berechne ich aus diesen Spannungsverhältnissen. Mit dem ersten Atemzug entscheidet sich für ein Lebewesen, mit welchen seelischen Charakteranlagen es das Leben meistern kann. Aus dem Grunde brauche ich zum Analysieren das Geburtsdatum, die Geburtszeit und den Geburtsort eines Lebewesens.
Das ist zugleich eine wissenschaftliche Widerlegeung der Astrologie, sowie der Rassen- und Klassentheorien, die Charaktereigenschaften als konstant und vererbbar bezeichnen und damit keinen Unterschied zwischen Charakteranlagen und Charaktereigenschaften zu machen imstande sind, ganz zu schweigen von der Unterscheidung von Seelischem und Materiellem.
Auch die Astronomen muss ich in einem wichtigen Punkt berichtigen: Die absolute Sicherheit meiner Analysen ist nur möglich, weil ich von folgenden Konstellationen der Gestirne ausgehe:
Alle Erden im All sind Vereinigungen von Monden und Sonnen.
Es gibt im All nur Erden, Monde und Sonnen, und die unzähligen Entwicklungsstadien und -situationen.
Alle Erden drehen sich auf der Stelle um sich selbst.
Ein Mond umkreist eine Erde auf runder Bahn, links herum.
Eine Sonne umkreist eine Erde in ovaler Bahn rechts herum.
Alle Monde haben Dehnungstendenz und werden darin durch den Sonneneinfluss begrenzt.

Alle Sonnen haben Verengungstendenz und werden durch die Monde darin begrenzt.
Die Grundstoffe aller Monde sind Dehnungsstoffe (Metall usw.)
Die Grundstoffe aller Sonnen sind Verengungsstoffe (Stein usw.)
Auch bei Tieren und Pflanzen gibt es die Ur-Teilung von Dynamik und Statik.
Bei den Vierfüsslern unterscheide ich Vorhand und Hinterhandtiere.
Bei den Bäumen und Früchten unterscheide ich die Vegetation mit dominierender Rund- und Horizontaltendenz (Mondgewächse) und die Vegetation mit dominierender Oval- und Vertikaltendenz (Sonnengewächse).
Ein krasses Beispiel ist der breitausladende Laubbaum und der hohe, schmale Nadelbaum.
In der übrigen Tierwelt finden wir die ausgesprochene Nachttiere (Mondtiere) und die ausgesprochenen Tagtiere (Sonnentiere).
Die Übereinstimmung von Mensch, Tier, Pflanze und Klima muss in der Zukunft die Hauptaufgabe aller Verantwortlichen in der Kulturpolitik sein.
Die Gesundheitspolitik muss die Grundlage jeder Politik sein. Und die Kulturpolitik muss das wichtigste Ziel einer jeden Politik sein. Begriffe wie Recht und Wahrheit finden ihre Erfüllung von allein, wenn die Menschen frei sind. Und frei können sie nur sein, wenn sie gesund sind und sich darum bemühen, Kultur zu schaffen. Kultur aber ist die Entwicklungsvollendung beseelter Materie. Das ist echter Fortschritt und wahrer Gottesdienst.
Der Mensch hat sich nicht aus dem Tier entwickelt. Er trat in Erscheinung als die Konstellation der All-Faktoren für ihn am günstigsten waren. So war er plötzlich auf dieser Welt, und so wird er diese Welt verlassen, wenn die Konstellationen seine Existenz nicht mehr gestatten.“ [...]
„Da wir in einem dynamischen Zeitalter leben, ist der Anteil der Dynamiker bei der Weltbevölkerung grösser, als der Anteil der

Statiker. Es bleibt jedem Menschen überlassen, sich anhand dieser Schrift selbst zu analysieren und entsprechend zu leben.“ [...]
„Zum Schutze der Gesundheit eines jeden, ist es nicht gestattet, ohne meine Erlaubnis andere Menschen zu analysieren und sie im Sinne meiner Lehre zu beraten oder mit ihnen zu arbeiten. Aus dem Grunde habe ich alle Rechte an meiner Lehre schützen lassen. Mein Ideal ist es, dass alle Staaten von mir die Rechte erhalten, ihre Bürger kostenlos zu analysieren und von begabten, von mir ausgebildeten Psychologen beraten zu lassen.“

Heft 11, S. 1-9

„Im All wirken die Faktoren des Beweglichen (Dynamischen) und des Beruhigenden (Statischen). Das konträre Verhalten dieser Gesetze führt zu den Spannungen, die wir Leben nennen. Die Zweiheit von Dynamik und Statik finden wir im Kosmischen (dynamische Monde und statische Sonnen), im Irdischen (dynamisches Wasser und statischer Stein), und im Atmosphärischen (dynamischer Sauerstoff und statischer Stickstoff).
Wenn alle Faktoren sich in selbstverbundenem Zustand befinden, müssen wir von Leben sprechen. Sind aber alle Faktoren getrennt, müssen wir von einem materiellen Zustand sprechen.
Das Beseelte drückt sich im Pflanzlichen, im Tierhaften und Menschlichen aus, und zwar wiederum in dynamischer und statischer Form.
Im Pflanzlichen ist das Seelische noch im Materiellen gefangen, im Tierhaften ist es körperlich und im Menschlichen geistig.
Es wird ewig ein göttliches Geheimnis bleiben, wie sich Seelisches mit Materiellem verbindet oder wie sich verschiedenartigste Materie miteinander verbindet um dem Seelischen die Möglichkeit zu geben, sich auszudrücken. Welche Version die richtige ist, mag unwichtig sein, entscheidend ist, dass beseeltes Leben Selbstverbindung ist.

Das untrüglichste Zeichen für Beseelung ist das ausdrucksvolle Wirken selbständiger Einzelheiten in einem selbständigen Ganzen. Das Ganze ist also eine Verbindung von Individualitäten und Sozietäten. Besonderes und Allgemeines ergänzt sich in einem beseelten Organismus. Das heisst andererseits, dass ein Organismus in dem das Geistige über das Körperliche, oder das Körperliche über das Geistige herrscht, krank ist und nicht lebensfähig sein kann. Denn nur, wenn Geist und Körper gleichberechtigt beseelt sind, können sie dem Leben dienen. Die vollendetste Form des Lebens ist immer der beseelte Ausdruck.
Wie gelangt man zu diesem Ausdruck, wenn man ihn nicht hat, und wie erhält man ihn, wenn man ihn unbewusst besitzt.
Nach dem Ur-Prinzip in der Natur gibt es bei den Menschen Bewegungstypen (Dynamiker) und Beruhigungstypen (Statiker). Diese beiden Ur-Typen verhalten sich auf allen Lebensgebieten konträr.
Der Dynamiker z.B. ist ein Brustatmer, der aktiv einatmet und passiv aus. Aus diesem Grunde liegt er in gesundem Zustande auf dem Rücken und der rechten Seite, sitzt mit rundem Kreuz, hockt auf den Fersen, steht und springt mit dem rechten Bein, geht (ausser bergauf) mit dem linken Bein, steht mit vorgeschobenem Becken, geht und läuft mit vorgeneigtem Oberkörper, arbeitet langsam und spricht schnell, lebt in feuchtem Klima und ernährt sich in erster Linie von mineral-, fett- und säurehaltiger Nahrung.
Dieses sind nur einige Grundwesenszüge des Dynamikers.
Der Statiker ist ein Leibatmer der aktiv ausatmet und passiv ein. Aus dem Grunde liegt er in gesundem Zustand auf dem Bauche und der linken Seite, sitzt mit hohlem Kreuz, hockt auf den Fußspitzen, steht und springt mit dem linken Bein, geht (ausser bergauf) mit dem rechten Bein, steht mit vorgeneigtem Oberkörper, geht und läuft mit vorgeschobenem Becken, arbeitet schnell und spricht langsam, lebt in trockenem Klima und ernährt sich in erster Linie von kalk-, eiweiß- und zuckerhaltiger Nahrung.
Dieses sind nur einige Grundwesenszüge des Statikers.
Es dürfte nun nicht schwer sein, zu folgern, dass jeder Verstoss ge-

gen das ursprüngliche Selbst, zu Unterbrechungen zwischen den einzelnen, selbstfunktionierenden Teilen des Organismus führt. Die Folge derartiger Unterbrechungen ist eine Vermaterialisierung des beseelten Organismus. Je nach Art der Unterbrechung entstehen entsprechende Krankheiten. Die schwersten Krankheiten dieser Art sind Krebs, Multiple Sklerose, Herz-Kreislaufstörungen und Tuberkulose. Jeder Mensch sollte wissen, dass eine Ausgeglichenheit zwischen Konzentration und Gelöstheit, zwischen Aktivität und Passivität, zwischen Einsatz und Pause ein Grundsatz des Lebens ist. Aber dieser Grundsatz ist nicht durchführbar, wenn man gegen sein Selbst verstösst. Wer unbewusst als Dynamiker oder Statiker richtig lebt, hat Glück gehabt. Damit ist aber nicht dem ganzen Leben gedient. Die Unzähligen, die unbewusst oder bewusst falsch leben, das heisst, ohne Selbst, belasten nicht nur ihr eigenes Leben, sondern auch das ihrer Mitmenschen.

Die Menschen müssen ihre Gesundheitsauffassung korrigieren. In einer materiell funktionierenden Welt spielen Bakterien, Viren und Seuchen eine untergeordnete Rolle.

Die Fortschritte der Medizin auf dem materiellen Sektor sind fast bis zur Perfektion gediehen. Wenn aber andererseits der Gesundheitszustand der Menschen katastrophale Ausmasse annimmt, dann muss man die Krankheitsursachen dort suchen, wo sie wirklich verborgen sind: auf dem seelischen Sektor. Denn es ist eine Angelegenheit des seelischen Ausdrucks, ob ein Mensch sich typenrichtig verhält.

Es ist zwecklos, ihm zu sagen, sich zu entspannen oder anzuspannen, wenn ich ihm nicht sagen kann, worin sein ureigener, besonderer, individueller Weg zu dieser seelischen Einstellung besteht.

Der seelische Ausdruck aller Krebskranken ist die Verkrampfung der Substanz infolge Übersteigerung des Willens auf körperlichem Gebiet. Wer es nun fertig bringt, diesen Fehler der falschen Selbsteinstellung zu beseitigen, und dazu kann man mit Hilfe meiner Lehre jeden Menschen beraten, der kann sich selbst von seiner Krebskrankheit heilen. Geist ist Konzentration bis zur Härte, Kör-

perlichkeit ist Gelöstheit bis zur Weichheit. Also führt Härte auf körperlichem Gebiet zu Krebs.
Und dieser Weg ist bei Männern ein anderer als bei Frauen, weil Männer äusserlich konzentriert und innerlich gelöst sind, Frauen aber innerlich konzentriert und äusserlich gelöst.
Der seelische Ausdruck aller Multiple Sklerosekrankheiten ist die Erschlaffung des Nervigen auf geistigem Gebiet, infolge Beherrschung des Geistigen durch das Körperliche. Auch hier bedarf es nur des Ratschlages, wie sich der Betreffende von seiner falschen seelischen Einstellung lösen kann, zusätzlich des Bestrebens des Kranken, gesund zu werden, und der Betreffende kann sich selbst von seiner Krankheit heilen. Die Verschiedenheit des Weges zwischen Mann und Frau ist auch hier von grundlegender Bedeutung.
Da die wechselhafte Funktion und Haltung jedes Körperteils von Wichtigkeit ist, habe ich für Dynamiker eine Bewegungsgymnastik und für Statiker eine Beruhigungsgymnastik in Haltung und Funktion entwickelt; im Liegen und im Stehen. Diese Gymnastik bewirkt einen Ausgleich zwischen dem Aktiv- und Passiv Prinzip in allen Teilen des Organismus und damit eine Regulierung der Durchblutung. Diese Regulierung des Kreislaufs ist die Vorbedingung für die Gleichberechtigung von Geist und Körper."

Heft 12, S. 2-5 (Zur Knick-Beuge Dualität)

„Die stark durchbluteten Körperteile des Dynamikers sind: Hinterkopf (einschliesslich Ohren), Oberkörper, Arme und Beine. Diese Körperstellen haben Dehnungstendenz und müssen wegen ihrer Empfindlichkeit geschützt werden. Die schwach durchbluteten Körperteile des Dynamikers sind: Vorderkopf, Hals und Becken (Unterleib). Diese Körperstellen haben Verengungstendenz und müssen wegen ihrer Unempfindlichkeit abgehärtet werden.
Die empfindlichen Dehnungsteile des Statikers sind: Vorderkopf, Hals und Becken (Unterleib). Die unempfindlichen Verengungs-

teile sind: Hinterkopf (einschliesslich Ohren), Oberkörper, Arme und Beine.
Eine andere, wichtige Gesetzmässigkeit ist die konträre Knick-Beugestellung der Gelenke bei Dynamikern und Statikern. Bei Dynamikern ist die Aktivstellung des Fingerendgelenkes geknickt, das Mittelgelenk gebeugt, das Grundgelenk geknickt, das Handgelenk gebeugt, das Ellenbogengelenk geknickt, das Schultergelenk gebeugt usw. Auf einen Knick folgt immer eine Beuge. Ein Umstand der für die Gesundheit der Gelenke von größter Bedeutung ist. Alle Menschen mit Gelenkerkrankungen haben typenwidrige Gelenkstellungen.
Bei Statikern sind die Fingerendgelenke gebeugt, die Mittelgelenke geknickt, die Grundgelenke gebeugt, die Handgelenke geknickt, die Ellenbogengelenke gebeugt und die Schultergelenke geknickt.
Diese Gegensätzlichkeit von Knick und Beuge ist auch bei den Beinen, dem Kreuz und dem Genick bei Dynamikern und Statikern vorhanden. Typenwidrige Knick - Beugestellungen in Kreuz und Genick wirken sich noch katastrophaler auf die Gesundheit aus, weil sie die individuelle Atmung behindern. Die Folge ist eine schwere Durchblutungsstörung des Kopfes, sowie der Oberkörper und Unterleibsorgane. Bei diesen falschen Gelenk- und Knick-Beugestellungen sind zu gleicher Zeit die Nerven- und Substanzverbindungen unterbrochen. Es erübrigt sich, sämtliche Krankheiten aufzuzählen, die auf diese Weise entstehen.
Weiterhin erübrigt sich, darauf hinzuweisen, dass bei derartig entstandenen Krankheiten die materiellen Methoden der Medizin machtlos sind. Es gibt keinen anderen Weg als den der persönlichen Beratung und der aktiven Selbstregulierung. Das muss die Aufgabe einer staatlichen Gesundheitserziehung sein, die vor allem in Familie und Schule wirksam ist. Nur der Weg zur Selbstverantwortung lässt die Menschen so stark werden, dass sie auch größte seelische und materielle Notzeiten überstehen. In den guten Zeiten aber garantiert ein selbstverantwortliches Gesundheitsleben eine lebendige, beseelte ausdrucksvolle Kultur. Denn Freiheit,

Liebe und Gerechtigkeit können nur in einer Welt gedeihen, die seelisch und materiell gesund ist."

Heft 17, S. 1-6

„Gesundheit durch Individualität.
Wenn ich einen Ball an der linken Seite anstosse, bekommt er einen Linksdrall. Stosse ich ihn rechts an, bekommt er einen Rechtsdrall. Oben angestossen ergibt es eine Vorwärtsbewegung mit einem Drall zum Boden hin, und unten angestossen hebt er sich vom Boden ab. Das sind rein materielle, allgemeingültige Gesetze. Nun sind viele Menschen in dem Glauben, dass es genüge, diese Gesetze zu kennen, um ein vollendeter Ballkünstler zu werden. Diesem Irrtum verdanken wir die Herrschaftsbestrebungen des Materialismus.
Denn der Materialismus weiss nicht das Entscheidende, welches zur ausdrucksvollen Kunstfertigkeit führt: die individuelle seelische Einstellung in Theorie und Praxis bei Tat und Sprache.
Bleiben wir bei dem Beispiel mit dem Ball. Er soll ja auch schneller oder langsamer rollen, oder sehr hoch oder minder hoch fliegen. Und hier beginnt die Beweisführung des Individuellen. Der eine wird, um dem Ball eine schnelle Fahrt zu geben, mit einem kurzen, ruckartigen Stoss operieren. Ein anderer macht genau das Gegenteil: Er braucht für die gleiche Schnelligkeit und Weite einen langen Stoss mit ziehendem Schwung. Nun würde ein Vertreter des Materialismus sagen, dass das eine Angelegenheit des Erlernens sei. Wenn es so wäre, hätte er recht. Dass es aber nicht so ist, beweisst [sic!] *die Tatsache, dass der Rück-Schwung-Beweger einen Zug-Schwung macht, wenn er den Ball nur langsam bewegen will, und andererseits der Zug-Schwung-Beweger einen Rück-Schwung macht, um eine langsame Bewegung zu erreichen. Diese Fähigkeit, mit konträren Mitteln das gleiche Resultat zu erreichen, ist angeboren. Und diese Anlage ist unabhängig von*

Konstitution, Vererbung und Erziehung. Die Ursache ist ein Naturgesetz, das ich 1945 entdeckt habe.
In der Natur besteht ein dauerndes, variables Spannungsverhältnis zwischen der horizontalen Mondenergie und der vertikalen Sonnenenergie. Dominiert am Tage der Geburt eines Menschen die Mondenergie, kommt nach meiner Typenlehre ein Dynamiker zur Welt. Das ist ein Bewegungsmensch, der aufgrund einer starken Dehnungstendenz in der Natur am Tage seiner Geburt den Hauptwert auf ein aktives Einatmen legt und passiv ausatmet.
Für diesen Atemrhythmus hat ihn die Natur so geschaffen, dass bei ihm Hinterkopf, Oberkörper, Arme und Beine sehr dehnungsfähig sind, aber Vorderkopf, Hals und Becken sich umsomehr verengen.
Dominiert nun am Tage der Geburt eines Menschen die Sonnenenergie, dann kommt ein Statiker zur Welt. Das ist nach meiner Typenlehre ein Beruhigungsmensch, der aufgrund einer starken Verengungstendenz in der Natur am Tage seiner Geburt den Hauptwert auf ein aktives Ausatmen legt und passiv einatmet.
Für diesen Atemrhythmus hat ihn die Natur so geschaffen, dass bei ihm Hinterkopf, Oberkörper, Arme und Beine sehr verengungsfähig sind, aber Vorderkopf, Hals und Becken sich umso mehr dehnen."

Heft 18, S. 5-9 (Zur Entstehung des Kosmos)

„Die atmosphärische Dreiteilung lautet: über den Wolken, im Wolkenbereich, unter den Wolken.
Demnach muss auch die Erde dreigeteilt sein, wo sie lebt. Es gibt dann eine Oberschicht, eine Mittelschicht und eine Innenschicht.
Da im Kosmischen alles entgegengesetzt ist wie im Irdischen, kann man also folgern wie der Kosmos und die Erde beschaffen sind.
Kosmos: innen Energie, Mitte Gas, aussen Stoff.
Erde: innen Stoff, Mitte Gas, aussen Energie Magnetisch. [sic!]
Wenn die Erde innen stofflich, in der Mitte gasig und aussen Energie ist, dann kann sie sich nur auf der Stelle um sich selbst drehen.

(Kreiselprinzip)
Wenn der Kosmos, also auch Mond und Sonne innen Energie in der Mitte gasig und aussen stofflich sind, dann haben sie eine eigene Bahnbewegung. Also umkreisen Mond und Sonne die Erde. Und die Erde dreht sich auf der Stelle um sich selbst." [...]
„Wenn bei Mensch und Tier das Funktionelle innerlich ist, und das Haltungsbetonte äusserlich, die Ursache des Funktionellen aber der Kosmos und die Ursache des Haltungsbetonten die Erde ist, dann müssen die kosmischen Faktoren des Funktionellen, Mond und Sonne, auch funktionell sein, und der Faktor des Haltungsbetonten, die Erde, muss haltungsbetont sein. Und der Umstand, dass die haltungsbetonten Pflanzen die Erde mehr brauchen als den Kosmos kann nur den Schluss zulassen, dass auch die Erde haltungsbetont ist.
Das Zusammenwirken von dynamischem und statischem Kosmos führte zur Entstehung von Monden und Sonnen. In getrenntem Zustand war die Spannung so geartet, dass die Mondenergie die Sonnenenergie in Bewegung zu setzen bestrebt war und die Sonnenenergie die Mondenergie zur Ruhe zu zwingen bestrebt war. Dieses Wechseln der Spannungen mit abwechselndem Mond und Sonnendominieren führte dazu, dass bei Nachlassen einer Energie eine Kollision, mit anschliessender Verschmelzung von Mond und Sonne stattfand. So entstand eine Erde. War die dominierende Energie ein Mond, wurde es eine Mond-Erde. War es eine Sonne, wurde es eine Sonnenerde.
Während im kosmischen Zustand Mond und Sonne in erster Linie Energie, dann Gas und dann Stofflichkeit hatten, haben sie im irdischen, verschmolzenen Zustand, in erster Linie Stofflichkeit, dann Gas und dann Energie.
Unsere Erde steht also aus dem Grunde mit unserem Mond und unserer Sonne in anziehender und abstossender Verbindung. Weil kosmische Mondenergie zur irdischen Mondenergie will, und kosmische Sonnenenergie zur irdischen Sonnenenergie, ist das Bestreben dieser beiden kosmischen Faktoren zur Erde hin da. Weil

aber der kosmische Mond und die kosmische Sonne sich abstossen, kommt es nicht zu einer Vereinigung mit der Erde. Es bestehen für unser Erdsystem nur zwei Möglichkeiten. Entweder kommt es zu einer Kollision von Mond und Sonne und damit zur Entstehung einer neuen Erde – dann hört bei uns alles beseelte Leben auf – oder die Abstossungstendenz von Mond und Sonne wird so gering, dass einer von beiden oder sogar beide auf die Erde stürzen.
Das wäre eine neue Sintflut."

Heft 18, S. 13-14 (Zum Wetter)

„Die Statik macht den Dynamiker äusserlich. Aus dem Grunde sind die Berge für den Dynamiker nur bei feuchter Witterung zu ertragen.
Die Dynamik macht den Statiker äusserlich. Aus dem Grunde ist das Meer für den Statiker nur bei trockener Witterung zu ertragen.
Meere in warmen Gegenden (Klimazonen) sind Seelengebiete, sowie Berge in kühlen Klimazonen.
Meere in kalten Klimazonen und Berge in heißen Klimazonen sind extrem. So sind auch die Menschen in diesen Zonen.
Am günstigsten entwickelt sich beseeltes Leben in Klimazonen warmen Wassers oder kühler, schneereicher Berge.
Statische Gebiete machen den Dynamiker körperlich. Dort ist er am ehesten in Gefahr, seine Beseelung zu verlieren vor allem, in heissen Zeiten. Die einzige Aufenthaltszeit ist die feuchte Zeit.
Dynamische Gebiete machen den Statiker körperlich. Dort ist er am ehesten in Gefahr, seine Beseelung zu verlieren, vor allem in kalten Zeiten. Die einzige Aufenthaltszeit ist die heisse Zeit.
Dynamische Gebiete machen den Dynamiker in kalten Zeiten geistig-seelisch, in heissen Zeiten körperlich-seelisch. In warmen Zeiten absolut seelisch.
Statische Gebiete machen den Statiker in heissen Zeiten geistig-seelisch, in kalten Zeiten körperlich-seelisch und in warmen Zeiten

absolut seelisch.
Dynamiker kommen in statischen Gebieten nie zur absoluten Beseelung. Es reicht in feuchten Zeiten nur zur Körper-Beseelung. In trockenen Zeiten werden sie seelenarm und seelenlos.
Statiker kommen in dynamischen Gegenden nie zur absoluten Beseelung. Es reicht in trockenen Zeiten nur zur Körper-Beseelung. In feuchten Zeiten werden sie seelenarm und seelenlos.
Eine Felseninsel ist ein statischer Platz in einem dynamischen Gebiet.
Ein flacher Talkessel ist ein dynamischer Platz in einem statischen Gebiet."

Heft 23, S. 19-23 (Zur Zeiteinteilung)

„Wenn jemand eine Stunde trainiert, dann hat er nur Erfolg, wenn er diese Stunde im Training persönlich durchführt, das heisst, dass er das Atmungspensum, das Nervenpensum und das Substanzpensum so absolviert, wie es seinen seelischen Anlagen entspricht.
Ob ein Mensch viel oder wenig trainieren muss, richtet sich nach seiner materiellen Konstitution. In einer Stunde müssen also 3 x 20 Minuten zwischen drei Charakteranlagegebieten aufgeteilt werden, wobei der Universelle immer auf Schwung eingestellt sein muss, der Individuelle immer auf Energie, und der Soziale immer auf Kraft. Angenommen, die seelischen Anlagen eines Universalisten wären: 10% Nervenstärke (von möglichen 100% Nervigkeit), 50% Atmungsstärke (von 100% möglicher Atmungsstärke) und 100% Substanzstärke (von 100% möglicher Substanzstärke), dann darf dieser Universelle das Nervige einer Disziplin nicht länger als 2 Minuten durchführen. In einer Stunde aber müssen diese 2 Minuten 10 x erscheinen, damit das 1/3 des Nervigen am Gesamten erreicht wird. Bei 50% Atmungsstärke darf eine Atmungsdisziplin nicht länger als 10 Minuten dauern und

muss innerhalb der Stunde einmal wiederkehren. Bei 100% Substanzstärke muss die Substanzdisziplin ohne Unterbrechung 20 Minuten durchgeführt werden, und erscheint in der Stunde nicht mehr.

Der Mensch sollte 8 Stunden schlafen, 8 Stunden arbeiten und sich 8 Stunden erholen. Auch die Einteilung der Arbeitszeit und Erholungszeit soll persönlich eingeteilt sein. Von 480 Minuten Arbeit sollten 160 Minuten dem Denken, 160 Minuten dem Ausdruck und 160 Minuten der Darstellung dienen. (Der Dialog entspricht dem Ausdruck, der Monolog dem Denken und das Zuhören oder Zusehen der Darstellung). Wer nun in seinen seelischen Anlagen z.B. 100% Nervigkeit (Denken), 50% Atmung (Ausdruck) und 10% Substanz (Darstellung) besitzt, der muss seine Arbeit entsprechend einteilen. Er sollte hintereinander, ohne Unterbrechung 160 Minuten denken. Er sollte aber nicht länger als 80 Minuten in eins diskutieren, oder sich sonstwie (schriftlich) ausdrücken. Danach sollte er erst einmal darstellen, aber nicht mehr als 16 Minuten in eins, um sich wieder 80 Minuten auszudrücken und danach wieder 16 Minuten darzustellen. Da er von seiner 8 stündigen Arbeitszeit erst 32 Minuten an Darstellung erreicht hat, muss er die fehlenden 120 Minuten mit seiner Erholungszeit verbinden, das heisst, dass er noch 8 x in Abständen von 16 Minuten sich mit Darstellungen beschäftigt. Die Pausen werden aber bereits mit Erholung ausgefüllt, wobei die persönlichen, seelischen Anlagen wiederum die Hauptrolle spielen. 160 Minuten in eins dienen der geistigen Erholung, zweimal 80 Minuten mit Unterbrechung dienen der Herzlichen [sic!] Erholung und 10 x 16 Minuten mit Unterbrechung dienen der körperlichen Erholung. Es bietet sich bei diesem Typ also eine Kombination von körperlicher Arbeit und körperlicher Erholung an, oder eine Dreierkombination von körperlicher und Herzlichen [sic!] *Arbeit und körperlicher und Herzlicher* [sic!] *Erholung an.“*

Heft 27, S. 19-22 (Dualität – Trinität)

„Das Erstrebenswerte soll für jeden Menschen die Trinität sein. Das bedeutet im Akustischen – mittelstark, leise und laut. Im Funktionellen bedeutet es langsam, mittel, schnell. Im Visuellen bedeutet es dunkel, dämmerig, hell. Im Physikalischen bedeutet es heiss, warm, kalt. Im Stofflichen (belebte Materie) bedeutet es hart, elastisch, weich. Im Exterieur bedeutet es klein, mittel, gross, und leicht, mittel, schwer, dünn, mittel, dick, schmal, mittel, breit.
In der Meteorologie heisst es feucht, mittel, trocken. In der Soziologie heisst es: Individualität, Sozietät, Kommunität, im Leistungsbereich heisst es: Energie, Schwung, Kraft, im All: Kosmos, Atmosphäre, Erde.
Im Philosophischen: Geist, Herz, Körper. In der Kunst: Wille, Ausdruck, Trieb.
Die Polarität bedeutet: links und rechts, äusserlich und innerlich, männlich und weiblich, objektiv und subjektiv, idealistisch und realistisch, funktionell und haltungsbetont, aktiv und passiv, egozentrisch und altruistisch; impulsiv und intensiv.
Die primitivste Form des Lebens ist das Pflanzliche, bei dem es nur das Prinzip von Spannung und Entspannung gibt.
Bei den Tieren gibt es schon den Dualismus von Aktivität und Passivität.
Aber erst bei den Menschen gibt es die dominierende Trinität: von Ausdruck, Vorstellung und Wahrnehmung. (Herz, Geist, Körper).
Bei jedem Leben (Pflanze, Tier und Mensch) gibt es die Trinität in der Polarität. Nur ist die Anordnung verschieden, und, vor allem, die Dominante.
Bei den Pflanzen gibt es auch ein Äusserliches und Innerliches, aber kein Rechtes und Linkes. Die Trinität heisst: Das Untere (Wurzel), das Mittlere (Stamm) und das Obere (Krone).
Beim Tier aber ist das Äusserliche und Innerliche schon in Rechts- und Linksseitigkeit erweitert. Und die Trinität ist bereits in Trieb,

Empfinden und Wille ausgebildet. Die Dominante liegt beim Tier noch im Triebhaften.
Erst beim Menschen haben wir die Entwicklungsstufe von Herz, Geist und Körper, also von Ausdruck, Vorstellung und Wahrnehmung erreicht, mit der Dominante auf Herz und Ausdruck. Menschsein heisst also Herz und Ausdruck an die erste Stelle zu rücken.
Im All ist Seele und Materie. In Verbindug sind sie Leben, in Trennung Tod. Leben ist also Beseelung der Materie.
Die Ur-formel für das Leben heisst: Polarität in der Trinität."

Heft 34, S. 1-7

„Gesund ist nur der beseelte Geist. Und das ist der Geist, der dem Leben dient. Gesund ist nur der beseelte Körper, und das ist der Körper, der dem Leben dient. Also muss das Ziel einer geistigen und körperlichen Entwicklung die Erziehung zum Sekundären sein, um dem Primären, dem Leben zu dienen. Ohne dieses geistige und körperliche Dienen, gibt es keine Freiheit. Das ist eines der wesentlichsten Naturgesetze, dass es durch Unfreiheit zur Freiheit kommt.
Es gibt keinen unabhängigen Geist und keine unabhängige Körperlichkeit, weil Geist und Körper aufeinander angewiesen sind. Nur in ihrer Zusammenarbeit erlangen sie die Unabhängigkeit des Organismusses.
Es ist nun nicht der Geist, der zum Körper drängt, oder der Körper, der zum Geiste drängt. Erst, wenn der Geist beseelt ist, drängt er zur Verbindung mit dem Körper. Und erst, wenn der Körper beseelt ist, drängt er zur Verbindung mit dem Geiste. Es ist also die Seele, die zum Verbinden drängt.
Bei der Beurteilung von Gedanken und Wahrheiten ist es nicht schwer, festzustellen, ob sie lebendig sind oder nicht. Lebensfremde Gedanken und Wahrheiten sind immer abseitig. Sie lassen sich nicht zu einem organischen Ganzen verbinden.

In der Kunst macht sich das Lebensfeindliche darin bemerkbar, dass Freude am Unnatürlichen und an Entstellungen vorherrscht. Der Weg dorthin beginnt mit dem Übertreiben, entweder des Intellektuellen oder des Triebhaften. Dieses Übertreiben hat zur Folge, dass die Verbindung zu dem Gegenpool [sic!] *unterbrochen wird. Das ist der Beginn der Herrschaft eines Faktors. Mit der Herrschaft verfällt der Respekt vor dem Andersgeartetsein des Anderen. Dieses ‚Nur-So Sein' ohne Beziehung zu dem Anderen ist das Lebensfremde. Das Leben stagniert in dem Augenblick, wo das Ego nicht zum Altru drängt und das Objektive nicht zum Subjektiven. Aus dem Grunde ist die Verbindung des Männlichen und Weiblichen der fruchtbarste Zustand des Lebens. Dort, wo Männer unter Männern sind, oder Frauen unter Frauen, gedeiht zwar immer die Sache an sich. Aber jede Sache führt zur Einseitigkeit und Spannungslosigkeit, weil sie un persönlich* [sic!] *ist. Und mag die spezielle Leistung noch so gross sein, für's Leben ist sie wertlos wenn sie nicht auf das Leben bezogen ist. Nur unter diesem Gesichtspunkt können Männerbünde oder Frauenbünde einen Zweck erfüllen.*
Formel:
Gleiches zu Gleichem stärkt die Sachlichkeit. Aber Sachlichkeit für das Leben stärkt das Leben. Wo Ungleiches aufeinander trifft, erhöht sich das Persönliche.
Den materiellen Geist erkennt man daran, dass er das Körperliche missachtet. Den materiellen Körper erkennt man daran, dass er das Geistige missachtet. Nur wer beseelt ist, hat ein Selbst. Die Materie ist indifferent.
Materie ist existent. Wo Menschen Existenzsorgen haben, fällt es schwer, sich um das Seelische zu kümmern. Nur Persönlichkeiten gelingt es, in materiellen Notzeiten ihr Selbst zu bewahren. Das Selbst und die Existenz sind zwei verschiedene Seiten des Lebens, die in Übereinstimmung gebracht werden müssen.
Kapitalismus und Kommunismus sind materielle Weltanschauungen. Sie sind beide beziehungslos [sic!], *weder zum Leben noch zueinander, trotz ihres Hauptnenners. Die Entstehung des Ka-*

pitalismus ist die Folge einer extremen Ich Einstellung ohne Du Bezüglichkeit.
Und eine Nur Ich Bezüglichkeit ist seelenlos, also materiell.
Kommunismus ist die Folge einer extremen Du Einstellung ohne Ich Bezüglichkeit. Und eine Nur Du Bezüglichkeit ist seelenlos, also materiell.
Das sogenannte Nur entsteht bei Männern, die primär innerlich und sekundär äusserlich sind und bei Frauen, die primär äusserlich und sekundär innerlich sind.
Demnach neigt der innerlich primäre objektive Mann zum Kommunismus, der subjektive zum Kapitalismus.
Bei den Frauen neigt die äusserlich primäre altruistische Frau zum Kommunismus und die egozentrische Frau zum Kapitalismus.
Äusserliche Männer und innerliche Frauen sind immer individuell – sozial, oder sozial – individuell, also niemals extrem. Sie werden weder Kapitalisten noch Kommunisten sein.
Das typische Charakteristikum des Kapitalismus ist die Rücksichtslosigkeit, die des Kommunismus die Hinterlist."

Heft 34, S. 25

„Als erstes muss der Mensch natürlich sein. Natürlich sein, heisst, so zu sein, wie der einzelne Mensch nach göttlichen Gesetzen geschaffen wurde, seelisch und materiell. Nur über die Natürlichkeit kommt der Mensch zur Lebendigkeit, die das zweite Stadium ist. Und nur der lebendige Mensch kommt zur Gesundheit, die das dritte Stadium ist. Und nur der gesunde Mensch kommt zur Freiheit, die das vierte Stadium ist. Und nur der freie Mensch kommt zur Gerechtigkeit, die das fünfte Stadium ist.
Das Ganze ist die Gottheit, das grosse Geheimnis.
Natur, Leben, Gesundheit, Freiheit, Gerechtigkeit.
Der gute Mensch ist natürlich, lebendig, gesund, frei und gerecht. Da gut von göttlich abgewandelt ist, ist der gute Mensch mit den

göttlichen Gesetzen im Einklang. Der böse Mensch ist demnach unnatürlich, lebensfremd, krank, unfrei und ungerecht."

Heft 38, S. 25-28 (Zur Ehe)

„Zwischen Ehepartnern genügt nicht die Freiheit des Sichverstehenkönnens. Es genügt auch nicht die Wahrheit des Sichmögens und es genügt auch nicht die Gleichheit der Leidenschaften. Das Sichkennenlernen geschieht meistens sehr unterschiedlich. Der eine beginnt mit dem Mögen, weiss aber nicht, womit das Gegenüber beginnt. Ein anderer beginnt mit der Leidenschaft und wundert sich, dass der Andere nicht zündet. Und wieder ein Anderer beginnt mit dem Verstehen und ist begeistert, dass er endlich einmal verstanden wird. Dass man sich gleich auf drei verschiedenen Gebieten einig ist, und dazu noch vollherzig, dass [sic!] *wird wohl immer die große Ausnahme sein.*

Und nun beginnt die Streitfrage: Was genügt für eine Ehe, Übereinstimmung in der Leidenschaft, Austausch von Zärtlichkeiten oder Begeisterung für das Verstandenwerden.

Ich bin der Meinung, dass das Unabänderliche, die stoffliche Übereinstimmung als Grundlage der Leidenschaft der Geschlechter zueinander vorhanden sein muss, es sei denn, dass beide Ehegatten darauf keinen Wert legen, weil nichts vorhanden ist. Aber dann braucht man ja nicht zu heiraten. Denn das Andere an Ergänzung, das Bedürfnis an Zärtlichkeiten und das Selbstverständliche des Sichverstehens ist so veränderlich im Körperlichen und so spannungsvoll im Geistigen, dass ein ständiges Zusammensein Vernunft und Liebe zerstören würden. Da Vernunft und Liebe eine Angelegenheit der Selbsterziehung sind, haben die Vertreter der Lustehe, die die Leidenschaft zur Grundlage hat, die Möglichkeit, die seelische Vollkommenheit noch zu erreichen. Ein geteiltes Verhältnis ist unehrlich. Lust in der Ehe, aber Liebe und Vernunft ausserhalb, oder Vernunft und Liebe in der Ehe und Lust aus-

serhalb ist genauso unehrlich. Ich bin sogar der Meinung, noch unehrlicher. Also bleibt dem Gerechten und Guten nichts anderes übrig, als bei Nichterfüllenkönnen der vollendeten Ehe nicht zu heiraten und dafür einen Lebensgefährten für die Lust und einen für die Liebe und Vernunft zu haben."

Heft 44, S. 10-15

„Grundsatz für jeden Menschen: Anspruchsvoll im Seelischen, bescheiden im Materiellen.
Die Natur ist im Seelischen vielfältig und im Materiellen einfältig.
Ein Mann, der im äusserlichen erst denkt, hat mit dem Wahrnehmen keine Schwierigkeiten.
Ein Mann, der beim Innerlichen erst wahrnimmt, hat mit dem Denken keine Schwierigkeiten.
Eine Frau, die beim Innerlichen erst denkt, hat mit dem Wahrnehmen keine Schwierigkeiten.
Eine Frau, die beim Äusserlichen erst wahrnimmt, hat mit dem Denken keine Schwierigkeiten.
Erst derjenige, der sich in der Verbindung von Denken und Wahrnehmen richtig verhält, kann auch empfinden und sich somit äusserlich und innerlich ausdrücken.
Das Wahrnehmen ist das ‚Was und Wo', das Denken ist das ‚Warum – Wohin', und das Ausdrücken das ‚Wie – Wann'.
Wenn ein Mann etwas tun möchte, dann kann er es, wenn er es will.
Wenn ein Mann etwas sagen möchte, dann kann er es, wenn er es muss.
Wenn eine Frau etwas sagen möchte, dann kann sie es, wenn sie es will.
Wenn eine Frau etwas tun möchte, dann kann sie es, wenn sie es muss.

Über das Wollen soll man nachdenken, vor dem Müssen soll man wahrnehmen. Beim Mögen und Können hat man Empfinden.

Die Pflanze ist elastisch, weil sie hart und weich ist. Also ist das Pflanzliche bei mir elastisch, wenn es hart und weich ist.
Das Tier ist schwungvoll, wenn es Energie und Kraft hat. Also ist das Tier bei mir schwungvoll, wenn es Energie und Kraft hat.
Der Mensch ist ausdrucksvoll, wenn er empfindet, und er empfindet, wenn er Denken und Wahrnehmen, und Wahrnehmen und Denken miteinander verbindet. Also bin ich ein empfindsamer, ausdrucksvoller Mensch, wenn ich Denken und Wahrnehmen und Wahrnehmen und Denken miteinander verbinden kann.
Das Geistige bei mir ist Seele und Materie, Dynamik und Statik, männlich und weiblich.
Das Körperliche bei mir ist Seele und Materie, Dynamik und Statik, männlich und weiblich.
Herzlich bin ich, wenn ich Geist und Körper miteinander verbinde. Da ich Pflanze, Tier und Mensch bin, ist meine Herzlichkeit Pflanzlich [sic!], *tierhaft und menschlich, geworden aus Seele und Materie, Dynamik und Statik, Männlichkeit und Weiblichkeit.*
Religion ist die Beschäftigung mit dem Göttlichen. Weil ich das Ursprüngliche in der göttlichen Natur nicht erdenken und nicht wahrnehmen kann, sondern nur den Ausdruck göttlicher Naturgesetze und ihre Wirkungen, kann ich nur glauben. Also ist Religiosität der Glaube an die göttliche Natur. Wer nun versucht, den Ursprung des Göttlichen wahrzunehmen oder gedanklich zu erklären, verlässt den Weg des Glaubens und ist nicht mehr religiös. Das gilt nicht nur für die Atheisten sondern auch für die Gründer und Anhänger von Konfessionen, die vorgeben zu wissen wo das Göttliche ist, weil sie behaupten, es wahrgenommen zu haben.
Wir können nur göttliche Naturgesetze erforschen, wissenschaftlich erklären und künstlerisch ausdrücken, aber niemals das Göttliche selbst.
Wer an das Göttliche glaubt, darf niemals einem Menschen glau-

ben, weil er sonst diese Menschen wie Götter behandelt. Das Verhältnis von Mensch zu Mensch basiert auf Empfindungen, die das Resultat von Denken und Wahrnehmen sind. Wer nicht bereit ist zu beweisen und zu erklären, der sollte darauf verzichten, dass man ihm glaubt."

Heft 50, S. 5-17

„In meiner Naturordnungslehre unterscheide ich Bewegungsatmer, die die Betonung auf die Einatmung legen, und Beruhigungsatmer, die die Betonung auf die Ausatmung legen.
Da das Schreiben etwas Künstliches ist, widerstrebt es mir, eine Angelegenheit, die den Urwert des Lebens ausmacht, schriftlich darzulegen. Meine Erfahrung hat mich gelehrt, die Menschen nicht zu überschätzen, zumal dann nicht, wenn sie sich bereits so weit von der Natur entfernt haben, wie es schon unzählige taten. Natürliches soll man erleben und das geschieht am besten von Mensch zu Mensch. Erst einzeln, dann in Gesellschaft und zuletzt in Gemeinschaft.
Ich möchte nur noch einige Hinweise geben, die verdeutlichen sollen, wie wichtig beim Erlernen meiner Lehre das Erleben ist, um lebensgefährliche Fehler zu vermeiden.
Damit Bewegungsatmer bewusst und lang einatmen, aber unbewusst und kurz aus, liegen sie im gesunden Zustand auf dem Rücken und der rechten Seite, sitzen und hocken mit rundem Kreuz, stehen auf dem rechten Bein, betonen beim waagerechten Gehen, Traben und bergab das linke Bein, beim Bergaufgehen, Springen und Galoppieren das rechte Bein, stehen mit vorgeschobenem Becken, gehen mit vorgeneigtem Oberkörper, sind in der Tätigkeit rechtshändig, beim Schwingen in der Gebärde linkshändig, sind in allem Innerlichen (z.B. Sprechen) treibend, aber lassen sich in allem Äußerlichen (z.B. Tätigkeit) Zeit, bevorzugen in der Ernährung Mineralien, Fett und Saures, trinken entsprechende Obst-

säfte, Mineralwasser, Tee und Weissweine sowie Sekt, schützen Hinterkopf, Ohren, Oberkörper, Arme und Beine, mögen aber Abhärtung und Kühle an Gesicht, Hals und Becken (Unterleib) leben am gesündesten in feuchten, laubbewaldeten Tiefebenen und Tälern, sind ab zwölf Uhr mittags erst richtig wach und werden abends munter um dann nach Mitternacht zu Bett zu gehen.
Bewegungsatmer wohnen am liebsten in niedrigen Holzhäusern, mögen in der Kunst alles was rund und fliessend ist, in der Musik z.B. die Vielfalt der Melodien und im Tanz das schnelle Drehen und kurzschrittige Laufen, sowie im Schauspiel das treibende, gebundene, hauptsilbig betonte Sprechen, im Fußball- Handball- und Hockeyspiel das platzwechselnde, sich lösende, schnelle, kurze Stürmerspiel, beim Schwimmen die Rücken lage [sic!], *beim Reiten den Rundkreuzsitz mit Vorhandpferden, beim Tennis den Rundtreibschlag aus dem Lauf mit Stossbetonung usw. usw.*
Bei den Beruhigungsatmern ist alles entgegengesetzt.
Zur Selbstgesundung habe ich für Bewegungsatmer und Beruhigungsatmer Übungen geschaffen, die nicht nur die Gesundheit stärken, sondern auch Störungen und Behinderungen in einem Beginnen anzeigen, das mit anderen Mitteln nicht feststellbar ist. Alle Krankheiten, die durch Verstösse gegen die naturgegebene Eigenart entstanden sind, können nur mit einer dieser Eigenart entsprechenden Lebensweise und den Übungen selbst geheilt werden. Das bedeutet also: Selbstuntersuchung, Selbstlinderung und Selbstheilung.
Unterstützt wird das Ganze durch eine Wetterordnung der Natur, die alles in den Schatten stellt, was je von Menschen geschaffen wurde.
Der Bewegungsatmer darf sich nur bei Tiefdruckwetter fordern, (je feuchter desto mehr) und muss sich bei Hochdruckwetter schonen (je trockener umso mehr). Bei veränderlichem Wetter soll sein Einsatz entsprechend ausgeglichen sein, also nicht zu forsch und nicht zu zurückhaltend.
Beim Beruhigungsatmer ist alles umgekehrt, bis auf das Veränder-

lichwetter, wo er sich seinen forschen und seinen zurückhaltenden Teil aber auch umgekehrt zum Bewegungsatmer sucht.

Jeder Versuch, dieses Geschriebene abzuschreiben und weiterzugeben ist verbrecherisch, weil damit unermesslicher Schaden angerichtet wird. Auch das Ablesen und Besprechen von Bändern oder Platten richtet bei den Hörern unermesslichen Schaden an. Genauso ist es mit dem Vorführen durch Filme und Fernsehen.

Es bleibt also nur der natürliche Weg des menschlichen Erlebens, wie ich es zu Anfang beschrieben habe.

Anfragen und Anmeldungen sind nur möglich über folgende Anschrift:

Erich Wilk
Psychologe
Postfach (ab 1979) 3231/6 Bis Ende 1978 (8011)
2 Hamburg 37"

Quellennachweis

Coverfoto aus dem Nachlass
Coverfoto Rückseite, Martin Sinzinger
Zitat auf der Cover-Rückseite, Heft 10, S. 1 im Nachlass

Erste Begegnung

S. 8 Foto, ebd.
S. 13 Foto, ebd.

Die ersten Jahre

S. 15 Foto, Eigentum der Autorin
S. 16 Geburtsurkunde, Stadtarchiv Bochum
S. 17 Zeugnis Folkwangschule, Universität der Künste Berlin, Universitätsarchiv, Bestand 1, Nr. 614
S. 18 Brief, ebd.
S. 21 Zitat, Typenlehre, Minden 1949, S. 5
S. 21 Zitat, ebd., S. 3f.
S. 22f. Zitat, ebd., S. 4
S. 25f. Dokument aus dem Nachlass Wilks
S. 26f. Zitat, ebd., S. 3
S. 29 Brief, UDK Berlin, Bestand 1, Nr. 614
S. 30 Foto gemeinfrei
S. 31f. Brief, ebd.
S. 33 Brief, ebd.
S. 33-36 Zitat, Typenlehre, S. 5f.
S. 36 Zitat ebd. S. 70
S. 37 Brief, UDK Berlin, Bestand 1, Nr. 614
S. 38 Bescheinigung, ebd., Nr. 615
S. 39 Brief, BArch R 9361-V/89745

Krieg und Gefangenschaft

S. 41 Zitat, Typenlehre, S. 5
S. 42 Foto, www.suez45-48.de, mit freundlicher Genehmigung vom Betreiber Markus Koch
S. 44 Foto, ebd.
S. 52 Foto, ebd.
S. 46f. Zitat, im Nachlass Wilks, Heft 17, S. 3-6
S. 48 Zitat, ebd., Heft 9, S. 9f
S. 49 Zitat, ebd., Heft 18, S. 8-10
S. 50 Zitat, ebd., Heft 32, S. 22
S. 51 Foto, im Nachlass Wilks

Mindener Jahre

S. 53 Foto, im Nachlass Wilks
S. 54 Zitat, Typenlehre, S.7
S. 55f. Zitat, ebd., S. 8
S. 57 Zitat, ebd., S.11
S. 57f. Zitat, ebd.
S. 58 Zitat, ebd., S. 9
S. 58f. Zitat, ebd.
S. 59 Bescheinigung im Nachlass Wilks
S. 61-63 Bescheinigung, ebd.
S. 64f. Zitat, Typenlehre, S. 9f
S. 65 Skizze, ebd., S. 9
S. 66 Skizze, ebd., S. 10
S. 66 Zitat, ebd., S. 12
S. 67f. Zitat, ebd., S. 21f
S. 68f. Zitat, ebd., S. 22f
S. 69f. Zitat, ebd., S. 8
S. 70 Zitat, ebd.
S. 70 Zitat, ebd., S. 49
S. 71 Foto, im Nachlass Wilks
S. 72 Zitat, Typenlehre, S. 51

S. 74 Zitat, Typenlehre, S. 3
S. 74f. Zitat im Nachlass Wilks, Heft 5, S. 12f
S. 75f. Zitat, ebd., Heft 50, S. 6f
S. 76f. Zitat, ebd., S. 12f
S. 77 Brief. im Nachlass Wilks
S. 78 Referenzenband, ebd.
S. 78 Foto, Staatsarchiv Hamburg,
S. 79 Zitat, im Nachlass Wilks, Heft 1, S. 1f
S. 79f. Zitat, ebd., S. 15
S. 81 Zitat, ebd., Heft 11, S. 9
S. 82 Zitat, ebd., Heft 50, S. 15f
S. 82 Referenzenband im Nachlass Wilks
S. 83 Foto, Guy Dedieu
S. 84 Referenzenband im Nachlass Wilks
S. 84 Foto, Common Media, Deutsches Bundesarchiv
S. 85 Flugblatt im Nachlass Wilks

Hamburger und Berliner Jahre

S. 87 Zitat, im Nachlass Wilks Heft 3, S. 14
S. 88f. Dokumente im Nachlass Wilks
S. 90 Referenzenband im Nachlass Wilks
S. 90 Foto, dpa
S. 91 Skizze, Juliane Fahlbusch
S. 92 Foto, Renato Pejkovic in Spektrum der Wissenschaft, April 2014
S. 93 Skizze, Juliane Fahlbusch
S. 94 Zitat im Nachlass Wilks, Heft 12, S. 4
S. 94 Skizze, Juliane Fahlbusch
S. 95 Zitat, ebd., Heft 3, S. 13
S. 96 Zitat, ebd., Heft 23, S. 19
S. 97 Dokument im Nachlass Wilks
S. 98 Referenzenband im Nachlass Wilks
S. 99 Foto, promotional photo von Angus McBean

S. 99 Referenzenband im Nachlass Wilks
S. 100, ebd.
S. 100 Foto, promotional photo
S. 101 Foto, Fritz Eschen, Deutsche Fotothek
S. 101 Zitat, im Nachlass Wilks, Heft 5, S. 13f
S. 102 Zitat, ebd., Heft 11, S. 21
S. 103 Dokument im Nachlass Wilks
S. 104 Formblatt, ebd.
S. 105f. Zitat, ebd., Heft 16, S. 37-40
S. 107 Zitat, ebd., Heft 6, S. 1f
S. 107 Zitat, ebd., Heft 14, S. 13
S. 108 Zitat, ebd., Heft 50, S. 17
S. 108 Zitat, ebd., Heft 45, S. 32
S. 109 Zitat, ebd., Heft 35, S. 17
S. 109 Zitat, ebd., Heft 4, S.15
S. 109 Zitat, Typenlehre, S. 22
S. 110 Zitat, ebd., S. 51
S. 110 Foto, Eigentum der Autorin
S. 111 Foto, Eigentum der Autorin
S. 111 Zitat im Nachlass Wilks, Heft 9, S. 10
S. 112 Zitat, ebd., Heft 39, S. 27f
S. 113 Heftseite im Nachlass Wilks
S. 115 Noten, ebd., Heft 32, S. 30f
S. 116 Zitat, ebd., Heft 2, S. 12f
S. 116 Zitat, ebd., Heft 7, S. 2f.
S. 117 Referenzenband im Nachlass Wilks
S. 117 Foto, promotional photo
S. 118 Foto im Nachlass Wilks

Bad Pyrmont

S. 119 Zitat, Typenlehre, S.11
S. 121 Zitat, ebd., S. 52
S. 122 Zitat im Nachlass Wilks, Heft 1, S. 9f

S. 123 Zitat, Typenlehre, S. 74
S. 124 Zitat im Nachlass Wilks, Heft 5, S. 7
S. 124 Zitat, ebd., Heft 6, S. 10
S. 125 Zitat, ebd., Heft 12, S. 2f.
S. 126 Zitat, Typenlehre, S. 11
S. 127 Skizze im Nachlass Wilks, Heft 22, S. 18
S. 127 Zitat, ebd.
S. 128 Zitat, ebd., Heft 9, S. 7
S. 129 Foto, Martin Sinzinger
S. 130 Foto, Martin Sinzinger
S. 131 Zitat im Nachlass Wilks, Heft 15, S. 27
S. 131 Zitat, ebd., Heft 1, S. 1
S. 131f. Zitat, ebd., Heft 50, S. 13f
S. 134 Zitat, ebd., Heft 34, S. 1
S. 134 Zitat, ebd., Heft 41, S. 1
S. 137 Zitat, ebd., Heft 16, S. 34f
S. 138 Zitat, ebd., Heft 24, S. 14f
S. 139 Zitat, Typenlehre, S. 51
S. 140f. Zitat, im Nachlass Wilks, Heft 46, S. 19f
S. 141 Zitat, ebd., Heft 16, S. 21f.
S. 142 Zitat, ebd., Heft 23, S. 21f.
S. 143 Zitat, ebd., Heft 6, S. 9
S. 143f. Zitat, ebd., Heft 2, S. 11f
S. 144f. Zitat, ebd., Heft 21, S. 15
S. 145 Zitat, ebd., Heft 11, S. 6f
S. 146 Zitat, ebd., S. 7
S. 147 Zitat, ebd., Heft 4, S. 12
S. 148f. Skizzen, ebd., Heft 34, S. 29f
S. 150 Zitat, ebd., Heft 50, S. 2f.
S. 151 Zitat, ebd., Heft 2, S. 3
S. 151 Zitat, ebd., Heft 6, S. 5
S. 152 Kopie der Veröffentlichung aus dem Nachlass Wilks
S. 152 Zitat, ebd., Heft 5, S. 15

Jahre an der Ostsee

S. 155 Zitat im Nachlass Wilks, Heft 1, S. 5f
S. 156 Zitat, ebd., Heft 3, S. 16
S. 159 Zitat, ebd., Heft 43, S. 6f.
S. 160 Zitat, ebd., S. 7
S. 161 Zitat, ebd., Heft 1, S. 7f.
S. 162 Zitat, Typenlehre, S. 18
S. 162 Zitat, ebd., unnummeriertes Heft, S. 14f
S. 162 Zitat, ebd., Heft 44, S. 3f.
S. 163 Zitat, ebd., Heft 28, S. 1
S. 164 Zitat, ebd., Heft 34, S. 6f.
S. 165 Zitat, ebd., Heft 5, S. 9f
S. 166 Zitat, ebd., Heft 40, S. 24f.
S. 167 Zitat, ebd., Heft 19, S. 3f.
S. 168 Zitat, ebd., S. 5f.
S. 169 Zitat, ebd., Heft 7, S. 1f.
S. 169 Zitat, ebd., Heft 34, S. 25f.
S. 170f. Graphik, ebd., S. 27
S. 171f. Zitat, ebd., Heft 34, S. 19f.
S. 172 Zitat, ebd., Heft 46, S. 24
S. 173 Zitat, ebd., Heft 35, S. 7-9
S. 173f. Zitat, ebd., Heft 32, S. 24
S. 174 Zitat, Typenlehre, S. 56

Die letzten Jahre

S. 178 Zitat, Grundlagen der Terlusollogie, 3. Auflage, S. V
S. 179 Bucheinband Dr. Christian Hagena
S. 179 Zitat, Konstitution und Bipolarität, 4. Auflage, S. V
S. 180 Zitat, Grundlagen der Terlusollogie, 3. Auflage, S. VI
S. 180f. Zitat im Nachlass Wilks, Heft 5, S. 14
S. 181f. Zitat, ebd., Heft 49, S. 1
S. 187 Foto, Eigentum der Autorin
S. 188 Foto, im Nachlass Wilks

Erich Wilk als Dichter

S. 189 Vers im Nachlass Wilks, zusätzliches Heft, S. 34
S. 190 Foto im Nachlass Wilks
S. 191 Zitat, ebd., Heft 42, S. 20
S. 192 Vers, ebd., S. 22
S. 193 Zitat, ebd., S. 10f.
S. 194 Gedicht, ebd., S. 22f.
S. 194f Zitat, ebd., Heft 44, S. 12-14
S. 197 Zitat, ebd., Heft 39, S. 7
S. 197 Gedicht, ebd., S. 8
S. 198 Zitat, ebd., S. 8f.
S. 200 Überschrift, ebd., Heft 47, S. 7
S. 201 Gedichtfragment im Nachlass Wilks
S. 201 Foto ebd.
S. 202 Zitat, ebd., Heft 38, S. 25
S. 202 Zitat, ebd., zusätzliches Heft, S. 9
S. 202f. Zitat, ebd., S. 3f.
S, 203 Foto aus dem Nachlass Wilks

Fiktiver Dialog

S. 204 Foto im Nachlass Wilks
S. 205 Foto, Wikimedia Commons
S. 205 Zitat, Rudolf Steiner Verlag 1985, GA 56, S. 90
S. 206 Zitat, ebd.
S. 206 Zitat, im Nachlass Wilks, Heft 35, S. 14
S. 207 Zitat, ebd., Heft 5, S. 6
S. 207 Zitat, ebd., Heft 34, S. 11
S. 207 Zitat, ebd., Heft 6, S. 5
S. 208f. Zitat, Rudolf Steiner, GA 56, S. 93f.
S. 209 Zitat im Nachlass Wilks, Heft 37, S. 13
S. 209 Zitat, ebd., Heft 45, S. 29f.
S. 210 Zitat, ebd., Heft 32, S. 8f.
S. 210f. Zitat, Rudolf Steiner, GA 56, S. 94

S. 211 Zitat, im Nachlass Wilks, Heft 38, S. 8f.
S. 211 Zitat, ebd., Heft 5, S. 9
S. 212 Zitat, ebd., Heft 32, S. 11f.
S. 213 Zitat, ebd., Heft 21, S. 5
S. 213 Zitat, ebd., Heft 45, S. 31f.
S. 213 Zitat, ebd., S. 25
S. 214 Zitat, ebd., Heft 48, S. 22
S. 214 Zitat, Rudolf Steiner, GA 56, S. 94f.
S. 215 Zitat, im Nachlass Wilks, Heft 19, S. 3f.
S. 215f. Zitat, ebd., Heft 45, S. 14f.
S. 216 Zitat, ebd., Heft 42, S. 22
S. 216 Zitat, ebd., S. 20
S. 216f. Zitat, Rudolf Steiner, Ein Erkenntnisweg in 185 Stationen, Rudolf Steiner Verlag, 2004, 17. Leitsatz
S. 217 Zitat, im Nachlass Wilks, Heft 24, S. 14f.
S. 217f. Zitat, Typenlehre, S. 21
S. 218 Zitat, Rudolf Steiner, GA 56, S. 255
S. 218 Zitat im Nachlass Wilks, Heft 1, S. 2
S. 218f. Zitat, Rudolf Steiner, 103. Leitsatz
S. 219 Zitat, Rudolf Steiner, 104. Leitsatz
S. 219f. Zitat, Rudolf Steiner, 165. Leitsatz
S. 220 Zitat, Typenlehre, S. 34
S. 220 Zitat, Rudolf Steiner, 106. Leitsatz
S. 221 Zitat, Rudolf Steiner, 107. Leitsatz
S. 221 Zitat, Rudolf Steiner, 108. Leitsatz
S. 221 Zitat, Typenlehre, S. 18
S. 222 Zitat, Rudolf Steiner, 168. Leitsatz
S. 222 Zitat, Rudolf Steiner, 169. Leitsatz
S. 223 Zitat, Rudolf Steiner, 185. Leitsatz
S. 223 Zitat, Rudolf Steiner, GA 56, S. 256
S. 224 Zitat im Nachlass Wilks, Heft 11, S. 6f.
S. 224 Zitat, Rudolf Steiner, GA 56, S. 223
S. 224f. Zitat im Nachlass Wilks, Heft 34, S. 1f.

S. 225 Zitat, Rudolf Steiner, GA 56, S. 219
S. 226 Zitat, Typenlehre, S. 74
S. 226 Zitat, im Nachlass Wilks, Heft 7, S. 14
S. 226 Zitat, Rudolf Steiner, GA 56, 224f.
S. 227 Zitat, ebd., S. 159
S. 227 Zitat, im Nachlass Wilks, Heft 50, S. 13
S. 228 Zitat, Rudolf Steiner, 22. Leitsatz
S. 228 Zitat, Rudolf Steiner, 170. Leitsatz
S. 228f. Zitat, im Nachlass Wilks, Heft 11, S. 1f.
S. 229 Zitat, Rudolf Steiner, GA 56, S. 257
S. 230 Zitat, im Nachlass Wilks, Heft 9, S. 9f.
S. 230 Zitat, Rudolf Steiner, GA 56, S. 260
S. 230f. Zitat, im Nachlass Wilks, Heft 18, S. 7-10
S. 232 Zitat, Rudolf Steiner, GA 56, S. 258
S. 232 Zitat, im Nachlass Wilks, Heft 48, S. 20f
S. 233 Zitat, Rudolf Steiner, GA 56, S. 93
S. 233 Zitat, im Nachlass Wilks, Heft 38, S. 9
S. 234 Zitat, ebd., Heft 44, S. 12f.
S. 234 Zitat, ebd., S. 13f.
S. 235f. Zitat, Rudolf Steiner, GA 56, S. 259f.
S. 236f. Zitat, im Nachlass Wilks, Heft 17, S. 4-6
S. 237f. Zitat, Rudolf Steiner, GA 56, S. 261
S. 238f. Zitat, ebd., S. 226
S. 239f. Zitat, im Nachlass Wilks, Heft 16, S. 37-40
S. 240 Zitat, ebd., Heft 3, S.1f.
S. 241 Zitat, Rudolf Steiner, GA 56, S. 269f.
S. 242 Zitat, ebd., S. 341
S. 242f. Zitat, im Nachlass Wilks, Heft 21, S. 2f.
S. 243 Zitat, Rudolf Steiner, GA 56, S. 162
S. 245 Zitat, ebd., S. 95
S. 246 Zitat, im Nachlass Wilks, Heft 26, S. 3f.
S. 247 Zitat, Rudolf Steiner, GA 56, S. 98
S. 247f. Zitat, ebd., S. 100f.

S. 248 Zitat, im Nachlass Wilks, Heft 24, S. 14f.
S. 248 Zitat, ebd., Heft 34, S. 2
S. 249 Zitat, Rudolf Steiner, GA 56, S. 101

Schlussbetrachtungen

S. 250 Zitat, im Nachlass Wilks, Heft 9, S. 12f.
S. 250 Zitat, Grundlagen der Terlusollogie, 3. Auflage, S. VI
S. 252 Zitat, Typenlehre, S. 3
S. 253 Zitat, im Nachlass Wilks, Heft 49, S. 4
S. 254 Zitat, ebda., Heft 6, S. 2
S. 256 Foto Martin Sinzinger